DANIEL FOX

LEBEN MIT EINER BORDERLINE-PERSÖNLICHKEITS-STÖRUNG

DANIEL FOX

LEBEN MIT EINER BORDERLINE-PERSÖNLICHKEITS-STÖRUNG

Schritt für Schritt Gefühle regulieren,
Beziehungen stärken,
negative Muster überwinden

Das Skillstraining für Betroffene

mvgverlag

Bibliografische Information der Deutschen Nationalbibliothek
Die Deutsche Nationalbibliothek verzeichnet diese Publikation in der Deutschen Nationalbibliografie. Detaillierte bibliografische Daten sind im Internet über http://dnb.d-nb.de abrufbar.

Für Fragen und Anregungen
info@mvg-verlag.de

Wichtiger Hinweis
Dieses Buch ist für Lernzwecke gedacht. Es stellt keinen Ersatz für eine individuelle medizinische Beratung dar und sollte auch nicht als solcher benutzt werden. Wenn Sie medizinischen Rat einholen wollen, konsultieren Sie bitte einen qualifizierten Arzt. Der Verlag und der Autor haften für keine nachteiligen Auswirkungen, die in einem direkten oder indirekten Zusammenhang mit den Informationen stehen, die in diesem Buch enthalten sind.

1. Auflage 2022

Türkenstraße 89
80799 München
Tel.: 089 651285-0
Fax: 089 652096

Die amerikanische Originalausgabe erschien 2019 bei New Harbinger Publications, Inc. unter dem Titel The Borderline Personality Disorder Workbook: An Integrative Program to Understand and Manage Your BPD

Übersetzung: Marion Zerbst
Redaktion: Petra Holzmann
Umschlaggestaltung: Karina Braun
Umschlagabbildung: shutterstock/white snow
Satz: Röser MEDIA GmbH & Co. KG, Karlsruhe
Druck: Florjancic Tisk d.o.o., Slowenien
Printed in the EU

ISBN Print 978-3-7474-0351-8
ISBN E-Book (PDF) 978-3-96121-727-4
ISBN E-Book (EPUB, Mobi) 978-3-96121-728-1

Dieses Buch widme ich meinen drei Herzblättern:
meiner Frau Lydia und meinen zwei Kindern Alexandra und Sebastian

INHALT

EINFÜHRUNG

EINE NEUE SICHTWEISE DER BORDERLINE-PERSÖNLICHKEITSSTÖRUNG (BPS)

Früher galt die Borderline-Persönlichkeitsstörung (BPS) als unbehandelbar. Viele Patienten, die alle Kriterien für das Vorliegen dieser Störung erfüllen, und auch Betroffene, die nur bestimmte Merkmale einer BPS aufweisen, neigen auch heute noch zu dieser Ansicht. Aber das stimmt nicht! Eine BPS lässt sich behandeln! Mit der richtigen Therapie, dem Aufbau wichtiger Bewältigungsstrategien, der Verbesserung Ihrer eigenen Einsichtsfähigkeit und vielen anderen Faktoren, die wir in diesem Arbeitsbuch besprechen werden, können Sie die negativen Auswirkungen der BPS auf Ihr Leben eindämmen und diese Persönlichkeitsstörung mit der Zeit sogar völlig überwinden.

Manche Betroffene haben wahrscheinlich gar keinen Mut mehr, auf eine Veränderung zu hoffen. Vielleicht erscheint ihnen die Hoffnung auf Besserung einer Erkrankung, unter der sie nun schon so lange leiden, einfach zu riskant. Ich habe einen großen Teil meiner beruflichen Laufbahn der Aufgabe gewidmet, Psychiater und Psychotherapeuten, aber auch Klienten und deren Freunde, Familienmitglieder und Bezugspersonen darüber aufzuklären, dass sich eine BPS *wirklich* gut behandeln lässt.

Bitte versuchen Sie, sich und Ihre Persönlichkeitsstörung bei der Lektüre dieses Buches mit neuen Augen zu sehen! Fassen Sie den Mut, die BPS als behandelbare psychische Störung zu betrachten – als etwas, das Sie überwinden können. Sie brauchen dazu nur gute Bewältigungsstrategien und die richtige Therapie.

WIE KANN IHNEN DIESES ARBEITSBUCH HELFEN?

Es gibt keine »Heilung« für eine Persönlichkeitsstörung. Denn Heilung würde bedeuten, die Krankheit loszuwerden. – Aber wir können Ihre Persönlichkeit (oder Persönlichkeitsstörung) nun mal nicht einfach über Bord werfen. *Aber halt! Klappen Sie dieses Arbeitsbuch deshalb nicht gleich zu!* Es gibt verschiedene Definitionen für die erfolgreiche Behandlung einer Persönlichkeitsstörung. Und man kann eben *doch* etwas tun: Wir können Ihre Symptome und deren negative Auswirkungen auf Sie selbst und die Menschen und Situationen in Ihrem Leben besser in den Griff bekommen. Dabei wird Ihnen dieses Arbeitsbuch helfen: Es gibt Ihnen die Fähigkeiten und Werkzeuge an die Hand, die Sie brauchen,

- um konstruktiver handeln und auf Ihr Umfeld reagieren zu können,
- um zu lernen, welche Ursachen hinter Ihren negativen Überzeugungen, Denk- und Verhaltensmustern stecken,
- und dafür zu sorgen, dass Ihre Borderline-Symptome sich nicht mehr so negativ auf Ihr Leben auswirken.

ES GIBT KEINE SOFORTLÖSUNG!

In diesem Arbeitsbuch werden Sie viele wertvolle Fähigkeiten, Strategien, Aktivitäten und Übungen kennenlernen und erlernen, um die störenden Auswirkungen Ihrer Persönlichkeitsstörung und der damit einhergehenden negativen Überzeugungen, Denk- und Verhaltensmuster besser in den Griff zu bekommen. Doch diese Strategien müssen immer wieder neu eingeübt und regelmäßig praktiziert werden. Ich sage meinen Klienten oft, dass das Erlernen von Strategien zur Bewältigung einer BPS oder anderer psychischer Probleme so ähnlich ist, wie wenn man Inlineskaten lernt: Am Anfang kommt einem das Ganze vielleicht ziemlich komisch vor und man stolpert dabei immer wieder; doch je öfter und länger man übt, umso besser gelingt es einem.

Vielleicht wird der Platz in diesem Arbeitsbuch nicht immer ausreichen, um alle Fragen ausführlich genug zu beantworten und alle Sätze zu vervollständigen. Aber bitte lassen Sie sich dadurch nicht vom Schreiben und Nachdenken abhalten! Verwenden Sie einfach so viele zusätzliche Blätter Papier, wie Sie brauchen. Viele der hier vorgestellten Übungen und Arbeitsblätter können Sie unter http://www.newharbinger.com/42730 herunterladen, sie sind allerdings in englischer Sprache verfasst. Sie können aber auch alle Übungen und Arbeitsblätter vor Ihrer ersten Bearbeitung kopieren und so die Übungen häufiger durchführen.

Neue Fähigkeiten und Bewältigungsstrategien zu erlernen, kostet Zeit und erfordert viel Übung. Schließlich sollen Sie diese Strategien – und die damit einhergehenden gesunden Überzeugungen, Denk- und Verhaltensmuster – in Ihr Alltagsleben einbauen. Das erfordert eine Menge Arbeit und Engagement, wird aber dazu führen, dass die BPS Ihr Leben in Zukunft nicht mehr so stark beeinträchtigt; und das wiederum wird Ihr Selbstvertrauen stärken und sich rundum positiv auf Ihr Leben auswirken.

WIE IST DIESES ARBEITSBUCH AUFGEBAUT?

Dieses Arbeitsbuch ist in fünf Abschnitte unterteilt. Diese fünf Teile entsprechen meiner therapeutischen Vorgehensweise bei der Behandlung von Menschen, die mit Borderline-Symptomen unterschiedlichen Schweregrads in meine Praxis kommen.

In Teil 1 erfahren Sie, was eine Borderline-Persönlichkeitsstörung ist, wie häufig sie vorkommt, wie sie entsteht und in welchen Symptomen sie sich äußert. Dabei werden wir auch auf Ihre Beziehungen zu anderen Menschen und auf die verschiedenen Formen einer BPS eingehen.

In Teil 2 erfahren Sie, ob Sie innerlich bereit und motiviert dazu sind, Ihre Persönlichkeitsstörung zu überwinden, und an welchem Punkt dieses Veränderungsprozesses Sie gerade stehen. Sie werden auch etwas über häufige Auslöser erfahren, die zur Entstehung von maladaptiven (ungesunden) Überzeugungen und Verhaltensweisen beitragen. Außerdem werde ich Ihnen die Fähigkeiten vermitteln, die Sie brauchen, um zu erkennen, ob Ihre zwischenmenschlichen Beziehungen positiv oder negativ für Sie sind.

In Teil 3 lernen Sie, wie Sie am besten mit Ihren Reaktionen umgehen sollten, wenn Sie getriggert werden. Außerdem erkläre ich Ihnen, wie man Risikosituationen erkennt und Methoden zur adaptiven Bewältigung solcher Situationen einübt. Sie werden die Fähigkeiten erwerben, die Sie brauchen, um Ihre dysfunktionalen Überzeugungen infrage zu stellen und zu verändern, Sie werden Selbstberuhigungstechniken erlernen, um Ihr Verhalten besser in den Griff zu bekommen, und Ihre Konfliktlösungs- und Liebesfähigkeit stärken.

In Teil 4 gehen wir auf die Strategien ein, mit deren Hilfe Sie eine gesündere Sichtweise Ihrer selbst und der Menschen und Situationen entwickeln können, die Sie zu gesunden, adaptiven Reaktionsmustern motivieren. In diesem Teil des Buches werden Sie viele wichtige Ziele erreichen:

Sie kommen Ihren inneren Motivationen und Wahrnehmungsverzerrungen auf die Spur.

Sie lernen, Ihre destruktiven Wünsche, Gefühle und Überzeugungen zu hinterfragen.

Und Sie machen sich die inneren Abwehrmechanismen bewusst, die Ihre Borderline-Symptome aufrechterhalten und Sie daran hindern, sich weiterzuentwickeln.

Sie werden mit Ihrer inneren Hassliebe-Beziehung konfrontiert und dazu aufgefordert, Ihr »altes Ich« hinter sich zu lassen und sich neue, gesunde Reaktionsmuster anzueignen.

In Teil 5 erfahren Sie, welchen Stressfaktoren Sie ausgesetzt sind, und erlernen die besten Bewältigungsstrategien für den Umgang damit. Dadurch können Sie Ihre neu entwickelte Selbstakzeptanz weiter stärken und die Erkenntnisse, Strategien und Fähigkeiten, die Sie durch die Arbeit mit diesem Buch erworben haben – zum Beispiel Ihre neue Sichtweise der Vergangenheit, Gegenwart und Zukunft –, vertiefen.

Zu diesem Buch gibt es umfangreiches Online-Material, das Ihnen bei der Stärkung Ihrer neu erworbenen Fähigkeiten helfen soll. Dort finden Sie zu allen fünf Teilen meines Arbeitsbuchs Online-Zusammenfassungen, die die Erkenntnisse und Strategien aus den betreffenden Kapiteln resümieren. Bitte nutzen Sie dieses Material, denn es trägt zur Festigung des inneren Wachstums bei, das Sie mithilfe dieses Buches erreicht haben! Dieses Material zu meinem Buch können Sie unter http://www.newharbinger.com/42730 herunterladen.

WIE ARBEITET MAN MIT DIESEM BUCH?

Dieses Arbeitsbuch wendet sich an Menschen mit BPS oder bestimmten Zügen einer solchen Persönlichkeitsstörung, die vielleicht nicht alle Kriterien für die Diagnose »BPS« erfüllen, aber mit ähnlichen Problemen zu kämpfen haben. Egal zu welcher Kategorie Sie gehören – dieses Buch eignet sich für alle Menschen, die etwas gegen ihre Probleme im Zusammenhang mit einer Borderline-Persönlichkeitsstörung tun möchten. Sie können das Buch für sich allein durcharbeiten oder als Ergänzung zu einer Therapie nutzen. Es ist immer gut, eine Unterstützungsperson zu haben, bei der Sie sich aussprechen können, zum Beispiel einen Psychotherapeuten. Wenn Sie bisher noch nicht mit einem Therapeuten zusammenarbeiten, empfehle ich Ihnen dringend, diese Möglichkeit ins Auge zu fassen.

In diesem Arbeitsbuch werde ich immer wieder auf Betty und Tony zu sprechen kommen, und wir werden uns gemeinsam anschauen, welche Erfahrungen diese beiden Borderline-Patienten beim Erlernen und Anwenden der in diesem Arbeitsbuch beschriebenen Strategien machen. Diese beiden frei erfundenen Personen und ihre Geschichten beruhen auf meinen Erlebnissen und Erfahrungen mit Klienten, die früher einmal bei mir in Behandlung waren. Sie sollen bestimmte Fähigkeiten und Bewältigungsstrategien veranschaulichen und Konzepte leichter verständlich machen.

Das Gute an solchen Büchern wie diesem ist, dass Sie sie genau in dem für Sie richtigen Tempo durcharbeiten können. Sie können die darin besprochenen Themen und Probleme nach eigenem Ermessen in Angriff nehmen, sobald Sie sich innerlich bereit dazu fühlen. Das Material in diesem Arbeitsbuch soll Ihnen zunächst Ihre Motivationen, dann Ihr Verhalten und schließlich die inneren Antriebe und Bedürfnisse vor Augen halten, die Ihre Persönlichkeitsstörung aufrechterhalten. Und nicht zuletzt will ich Ihnen damit Wege aufzeigen, wie Sie sich die erlernten Strategien und Fähigkeiten bewahren und die Fortschritte, die Sie durch die Arbeit mit diesem Buch gemacht haben, beibehalten können. Arbeiten Sie das Buch der Reihe nach von vorn bis hinten durch – so weit, wie Sie glauben, es verkraften zu können. Sie können zum Beispiel ein paar Fähigkeiten und Strategien erlernen, das Arbeitsbuch dann für eine Weile weglegen und es erst dann wieder zur Hand nehmen, wenn Sie sich für den nächsten Schritt bereit fühlen.

WANN UND WO SOLL MAN SICH HILFE SUCHEN?

Falls Sie sich bei der Arbeit mit diesem Buch getriggert oder überfordert fühlen, können Sie versuchen, diese Situationen mithilfe der Strategien zu meistern, die Sie bis dahin erlernt und eingeübt haben; oder Sie können Hilfe bei einer Person Ihres Vertrauens (beispielsweise einem Psychotherapeuten) suchen.

Bei der Arbeit mit diesem Buch sollten Sie bedenken, dass die Auseinandersetzung mit Ihrer Persönlichkeitsstörung viele Probleme ans Tageslicht bringen kann, die Sie nicht allein bewältigen können. Falls Sie mit dem Gedanken spielen, sich oder andere Menschen zu schädigen oder zu verletzen, legen Sie das Buch bitte weg! Wenden Sie sich an Ihren Psychotherapeuten, rufen Sie eine Suizid-Hotline (in Deutschland zum Beispiel die Telefonnummern 116 123, 0800 1110111 oder 0800 1110222) an oder gehen Sie in die nächste Notaufnahme. Ihre Sicherheit steht an erster Stelle.

Bei der BPS handelt es sich um eine gravierende Persönlichkeitsstörung, und durch die Arbeit mit diesem Buch können sehr belastende Gedanken, Gefühle und Erinnerungen in Ihnen aufsteigen.

Es ist wichtig zu erkennen, wann man Hilfe braucht. Dazu habe ich die HELP-Schritte entwickelt:

H: Wenn Sie intensive Gefühle, Gedanken oder Erinnerungen ***h**aben*,

E: *entfernen* Sie sich aus der betreffenden Situation oder überlegen Sie sich einen anderen Weg zum Umgang damit, statt negativ zu reagieren.

L: *Lassen* Sie sich von jemandem helfen oder helfen Sie sich selbst und entspannen Sie sich.

P: Suchen Sie Hilfe bei einer vertrauenswürdigen, *positiven* Bezugsperson oder einem ***P**sychotherapeuten*, falls die Intensität Ihrer Emotionen, Gedanken oder Erinnerungen nicht nachlässt und Sie den Drang verspüren, sich oder anderen Menschen Schaden zuzufügen.

Immer wenn Ihre Gefühle, Gedanken und Erinnerungen Sie zu überwältigen drohen, denken Sie an diese HELP-Schritte!

TEIL 1

Die erfolgreiche Behandlung einer Borderline-Persönlichkeitsstörung

KAPITEL 1

Was Sie über diese psychische Störung wissen sollten

Viele Menschen haben falsche Vorstellungen davon, was eine Borderline-Persönlichkeitsstörung (BPS) ist und wie sie sich auf das Leben von Menschen auswirkt – nicht nur auf das der Betroffenen selbst, sondern auch ihrer Angehörigen, Freunde, Partner und anderer Kontaktpersonen. Vielleicht haben Sie Ihre Diagnose von einem Psychiater oder Psychotherapeuten erhalten; oder Sie hatten das Gefühl, dass in Ihrem Leben irgendetwas nicht stimmt, haben sich über diese Persönlichkeitsstörung informiert und festgestellt, dass einige der Symptome tatsächlich darauf zuzutreffen scheinen, wie Sie sich selbst und die Menschen und Situationen in Ihrem Leben sehen.

In diesem Kapitel werden wir mit Irrtümern und falschen Vorstellungen in Bezug auf die BPS aufräumen und herausfinden, welche diagnostischen Kriterien auf Sie zutreffen. Eine klare Vorstellung von Ihrer BPS zu bekommen, ist der Beginn eines Selbsterfahrungsprozesses, durch den Sie diese Persönlichkeitsstörung überwinden können.

Wie Sie bereits wissen, zeigt sich die BPS bei jedem Betroffenen etwas anders. Zunächst einmal möchte ich Ihnen Betty vorstellen. Betty litt viele Jahre lang an einer BPS, konnte diese Störung jedoch schließlich überwinden, indem sie sie besser verstehen lernte und die richtigen Strategien und Fähigkeiten entwickelte, um ihre BPS-Symptome und ihr Leben in den Griff zu bekommen. Wir werden in diesem Arbeitsbuch noch öfter auf sie zu sprechen kommen.

Betty

Der 22-jährigen Betty war es schon immer schwergefallen, Freunde zu finden und freundschaftliche Beziehungen auch langfristig aufrechtzuerhalten. Mehrere Beziehungen zu Freunden, Lebensgefährten, Angehörigen und Arbeitskollegen waren aufgrund heftiger, teilweise sogar körperlicher Auseinandersetzungen in die Brüche gegangen. Viele Menschen fanden Bettys starkes Bedürfnis, sie zu beherrschen und ih-

nen vorzuschreiben, was sie zu tun hatten, frustrierend; sie störten sich an ihrer fordernden Art und ihren oft sehr heftigen, dramatischen Reaktionen. In vieler Hinsicht war Betty wie ein Chamäleon: Sie änderte ihre Ansichten und Wertvorstellungen oft sehr schnell, um sich auf unterschiedliche Menschen einzustellen – zum Beispiel auf Personen, die sich für Politik interessierten, zur Gothic-Subkultur gehörten oder auf sexuelle Abenteuer aus waren. Sie passte sich an die verschiedenen Menschen in ihrem Umfeld an, um sich verstanden zu fühlen und nicht abgelehnt zu werden.

Wenn ihre Freunde etwas anderes unternehmen wollten als sie, wurde Betty oft wütend und ließ sie links liegen. Andererseits waren ihre Freunde gern mit ihr zusammen, weil sie normalerweise bei jeder Party die Stimmungskanone war und nie vor einer Herausforderung zurückschreckte. Doch manchmal reagierte Betty längere Zeit nicht auf die SMS oder E-Mails ihrer Freunde und blieb tagelang ohne erkennbaren Grund zu Hause. Sie sagte immer: »Selbst in einem Raum voller Menschen fühle ich mich furchtbar allein.« Wenn sie nicht mit ihren Freunden zusammen war, weinte Betty oft und suchte im Internet nach einem neuen Date.

Als Betty Steven kennenlernte, verliebte sie sich Hals über Kopf in ihn und wollte unbedingt jeden Tag mit ihm Kontakt haben. Als er nicht sofort auf ihre SMS reagierte, in denen sie ihn auf ein Geschenk hinwies, das sie ihm vor die Haustür gelegt hatte, beendete sie die Beziehung und begann, ihn als »den Teufel« zu bezeichnen. Das war eine schwierige Trennung für Betty; und obwohl sie diejenige war, die den Schlussstrich gezogen hatte, fühlte sie sich abgelehnt, einsam, verloren, verwirrt und zwischen widersprüchlichen Gefühlen hin- und hergerissen. Sie wusste nicht mehr, wer sie war und was sie für Steven empfand.

Doch auch außerhalb ihres Beziehungslebens hatte Betty Probleme. Wenn sie unter starkem Stress stand, fühlte sie sich häufig von ihrem Körper und der Welt um sich herum losgelöst. Oder um es in ihren eigenen Worten auszudrücken: Oft kam sie sich wie eine Marionette vor, deren Fäden von jemand anderem gezogen wurden. Sie fuhr sehr unvorsichtig und war schon zweimal mit zu viel Alkohol am Steuer erwischt worden. Außerdem beging sie Ladendiebstahl, wenn ihr das Leben »zu langweilig« wurde. Betty war schon seit ihrem zwölften Lebensjahr bei verschiedenen Psychologen und Psychiatern in Behandlung, und man hatte bei ihr eine zwanghafte Persönlichkeitsstörung, eine Impulskontrollstörung und eine schwere Depression diagnostiziert. Einige dieser psychischen Störungen ließen sich mit Medikamenten gut behandeln – aber nicht alle. Ihre Probleme blieben bestehen, und die Medikamente wechselten ständig, je nachdem, was in ihrem Leben gerade ablief.

Nachdem Betty mit Steven Schluss gemacht hatte, ritzte sie sich in die Arme, und ihre Kollegen sahen die verheilenden Schnittwunden. Das war ihr peinlich, und sie beschloss, sich wieder in Behandlung zu begeben. Diesmal zeigte sich im Verlauf ih-

rer Therapie, dass sie die Kriterien für eine Borderline-Persönlichkeitsstörung erfüllte. Diese Diagnose erschien ihr plausibel, und so konnte sie mithilfe eines erfahrenen Therapeuten endlich mit ihrem Heilungsprozess beginnen.

Viele der Behandlungsmethoden und Bewältigungsstrategien, die Sie in diesem Arbeitsbuch kennenlernen werden, haben Betty geholfen, die destruktiven Denk- und Verhaltensmuster ihrer Persönlichkeitsstörung zu überwinden, die ihr so lange im Weg gestanden hatten. Diese Strategien haben bei ihr gut gewirkt – und sie können auch Ihnen helfen.

Vielleicht kommen Ihnen Bettys Erfahrungen mit der BPS bekannt vor, aber Sie glauben trotzdem nicht daran, diese Persönlichkeitsstörung besiegen zu können. Doch: Bevor Betty das gelang, musste sie sich zunächst einmal darüber klar werden, was eine Borderline-Persönlichkeitsstörung ist und dass sie nicht die Einzige war, die darunter litt. Das Gleiche gilt auch für Sie: Also lassen Sie uns gemeinsam herausfinden, was es mit der BPS auf sich hat und wie häufig sie vorkommt!

BORDERLINE – WAS IST DAS EIGENTLICH?

Die BPS ist eine von zehn Persönlichkeitsstörungen, die in der 5. Ausgabe des *Diagnostic and Statistical Manual of Mental Disorders* (DSM-5; APA 2013) aufgeführt sind. Das DSM-5 ist das Standardwerk, an dem sich Therapeuten aller Fachrichtungen bei der Diagnostik von psychischen Störungen aller Art orientieren. Im weitesten Sinn wird eine Persönlichkeitsstörung durch die Unfähigkeit definiert, das eigene Denken und Verhalten und die eigenen Reaktionsmuster an bestimmte Situationen oder Gefühle (oder beides) anzupassen. Um es mit den Worten des DSM-5 auszudrücken: Bei der Borderline-Persönlichkeitsstörung handelt es sich um ein durchgängiges Muster der Instabilität in zwischenmenschlichen Beziehungen, im Selbstbild und in den Affekten, einhergehend mit starker Impulsivität, das im frühen Erwachsenenalter beginnt und in den verschiedensten Kontexten auftritt (APA 2013, 663). Viele Menschen, die die Kriterien für eine solche Störung erfüllen, können die Anfänge dieser Symptome und Denk- und Verhaltensmuster bis in ihre Kindheit und Jugend zurückverfolgen. Allerdings ist die Diagnose einer BPS bei Kindern und Jugendlichen häufig nicht angebracht, da diese erst noch innerlich wachsen, sich weiterentwickeln und lernen, mit bestimmten Lebensumständen umzugehen und darauf zu reagieren. Damit bei einer Person unter 18 Jahren eine Persönlichkeitsstörung wie beispielsweise eine BPS diagnostiziert werden kann, müssen die Symptome seit mindestens einem Jahr bestehen (APA 2013).

Das DSM-5 führt neun verschiedene Kriterien für eine Borderline-Persönlichkeitsstörung auf. Die Diagnose »BPS« kann gestellt werden, wenn die betroffene Person mindestens fünf davon erfüllt. Vielleicht wurde bei Ihnen von einem Psychiater oder Psychotherapeuten eine Diagnostik durchgeführt, und hoffentlich hat der Behandler die einzelnen Kriterien dabei genau mit Ihnen durchgesprochen, um herauszufinden, welche auf Sie zutreffen. Die unten stehende Übung kann Ihnen ein besseres Verständnis für Ihre Persönlichkeitsstörung vermitteln und Ihnen helfen herauszufinden, welche Kriterien bei Ihnen vorliegen. Zur Veranschaulichung führe ich bei jedem Kriterium ein Beispiel aus Bettys Geschichte an.

UNTER WELCHEN BORDERLINE-SYMPTOMEN LEIDEN SIE?

Bitte kreuzen Sie alle Beschreibungen an, die zu Ihrer Sicht der Welt, Ihrem Verhalten und Ihren Reaktionen passen.

☐ Verzweifelte Versuche, wirkliches oder eingebildetes Verlassenwerden zu vermeiden (APA 2013, 663)
Betty hatte den Eindruck, dass ihr Freund sie verlassen wollte, weil er nicht schnell genug auf ihr Geschenk reagierte. Deshalb machte sie mit ihm Schluss – und fühlte sich hinterher erst recht verlassen. Sie hatte bereits in der Vorgeschichte unangemessenes Verhalten gezeigt, das mit diesem Gefühl des Verlassenwerdens zusammenhing.

☐ Ein Muster instabiler und intensiver zwischenmenschlicher Beziehungen, das durch einen Wechsel zwischen den Extremen »Idealisierung« und »Abwertung« gekennzeichnet ist (APA 2013, 663)
Als Betty Steven kennenlernte, verliebte sie sich Hals über Kopf in ihn und wollte unbedingt jeden Tag mit ihm Kontakt haben; doch als er nicht schnell genug auf ihre SMS wegen eines Geschenks reagierte, das sie ihm vor die Haustür gelegt hatte, beendete sie die Beziehung und begann, ihn als »den Teufel« zu bezeichnen. Zu ähnlichen Zwischenfällen war es auch schon bei ihren drei vorherigen Freunden gekommen.

☐ Störung der Identität: Ausgeprägte und andauernde Instabilität des Selbstbildes oder der Selbstwahrnehmung (APA 2013, 663)
Es fiel Betty schwer, Freunde zu finden und Freundschaften auch langfristig aufrechtzuerhalten, da die Menschentypen, mit denen sie gern zusammen war, bei ihr häufig wechselten und sich dadurch auch ihre Ansichten und Wertvorstellungen änderten.

☐ Impulsivität in mindestens zwei potenziell selbstschädigenden Bereichen (zum Beispiel Geldausgaben, Sexualität, Substanzmissbrauch, rücksichtsloses Fahren, Essanfälle) (APA 2013, 663)

Wenn Betty gerade keine Beziehung hatte, suchte sie zwanghaft im Internet nach neuen Bekanntschaften. Sie fuhr sehr unvorsichtig und war schon zweimal mit zu viel Alkohol am Steuer erwischt worden. Außerdem beging sie Ladendiebstahl, wenn ihr das Leben »zu langweilig« wurde.

- ☐ Wiederholtes suizidales Verhalten, suizidale Gesten bzw. Drohungen oder selbstverletzendes Verhalten (APA 2013, 663)
  Betty hatte auch früher schon selbstverletzendes Verhalten gezeigt: Sie ritzte sich in Arme oder Beine, wenn sie unter Stress stand oder sich einsam fühlte. Auch nach ihrer Trennung von Steven ritzte sie sich in die Arme.

- ☐ Affektive Instabilität aufgrund einer ausgeprägten Reaktivität der Stimmung; zum Beispiel hochgradige episodische Dysphorie (gedrückte Stimmungslage), Reizbarkeit oder Angstzustände, die normalerweise ein paar Stunden und nur selten länger als ein paar Tage andauern (APA 2013, 663)
  Wenn sie nicht mit ihren Freunden zusammen war, rollte sich Betty oft auf ihrem Bett zusammen und weinte oder suchte nach Möglichkeiten, sich zu beruhigen und mit anderen Menschen verbunden zu fühlen, zum Beispiel durch das Schreiben von SMS oder indem sie auf Dating-Webseiten nach dem nächsten geeigneten Partner für eine Liebesaffäre suchte.

- ☐ Chronisches Gefühl der Leere (APA 2013, 663)
  Betty fühlte sich oft einsam, auch wenn sie gerade eine Affäre hatte oder mit anderen Menschen zusammen war. Sie sagte immer: »Selbst in einem Raum voller Menschen fühle ich mich furchtbar allein.«

- ☐ Unangemessene, heftige Wut oder Schwierigkeiten, Gefühle des Zorns unter Kontrolle zu halten (zum Beispiel häufige Temperamentsausbrüche, ständige Wut, wiederholte körperliche Auseinandersetzungen) (APA 2013, 663)
  Betty hatte schon mehrere heftige, teilweise sogar körperliche Auseinandersetzungen mit Freunden, Bekannten, Familienmitgliedern und Arbeitskollegen gehabt.

- ☐ Vorübergehende, in Verbindung mit Stress auftretende paranoide Vorstellungen oder schwere dissoziative Symptome (APA 2013, 663). (Unter *paranoiden Vorstellungen* versteht man die Angst, dass andere Menschen Komplotte gegen einen schmieden könnten; *Dissoziation* ist eine geistig-psychische Loslösung von körperlichen oder emotionalen Erlebnissen oder beidem.)

Wenn Betty unter starkem Stress stand, fühlte sie sich häufig von ihrem Körper und der Welt um sich herum losgelöst. Oder um es in ihren eigenen Worten auszudrücken: Oft kam sie sich wie eine Marionette vor, deren Fäden von jemand anderem gezogen wurden.

Bitte tragen Sie die Anzahl der Kreuze, die Sie gemacht haben, in dieses Kästchen ein:

Haben Sie mindestens fünf der obigen Kriterien angekreuzt? (Bitte umkringeln Sie die zutreffende Antwort.)

JA **NEIN**

Haben Sie nach der obigen Übung das Gefühl, dass die Symptome einer BPS dazu passen, wie Sie Ihre Welt sehen, mit anderen Personen interagieren und auf die Menschen und Situationen in Ihrem Leben reagieren? (Bitte umkringeln Sie die zutreffende Antwort.)

JA **NEIN**

Auch wenn Sie höchstens vier Kriterien angekreuzt, aber trotzdem einige typische Züge einer BPS bei sich erkannt haben, kann dieses Arbeitsbuch für Sie von großem Nutzen sein. Denn damit können Sie lernen, die schädlichen Auswirkungen dieser Persönlichkeitszüge auf Ihr Leben abzumildern.

BEI DER BORDERLINE-PERSÖNLICHKEITSSTÖRUNG HANDELT ES SICH UM EIN SPEKTRUM

Bei der vorigen Übung ist Ihnen vielleicht aufgefallen, dass manche Ihrer Verhaltensweisen, Gedanken und Gefühle nicht so intensiv sind wie die von Betty – oder vielleicht sind sie sogar *noch* intensiver. Das ist völlig normal, denn eine BPS äußert sich bei jedem Menschen anders. Die Kriterien treten in unterschiedlichen *Intensitäten* oder *Schweregraden* auf, ebenso wie die Auswirkungen auf das eigene Leben. Betty zeigt in einigen dieser Kriterien schwerwiegende Symptome oder extreme Verhaltensweisen, die ihr vielleicht großen seelischen Schmerz verursachen und womöglich sogar eine Gefahr für sie darstellen. Auf *Sie* trifft das möglicherweise nicht zu. Anhand solcher Unterschiede im Krankheitsbild können Therapeuten feststellen, in welchem Bereich des

Borderline-Spektrums (das von »leicht« bis »extrem stark ausgeprägt« reicht) ihr Patient liegt.

Wenn sich Betty am extremen Ende des Borderline-Spektrums befindet, in welchen Bereich fallen *Sie* dann? Kreuzen Sie in der nun folgenden Übung bitte bei jedem BPS-Kriterium an, in welchem Bereich des Spektrums Sie Ihrer Meinung nach liegen. Lassen Sie sich Zeit für diese Übung und antworten Sie einfach so, wie Sie es für richtig halten. Es gibt keine richtigen oder falschen Antworten, sondern nur das, was Sie denken – und Ihre eigene Einschätzung reicht völlig aus.

Verzweifelte Versuche, wirkliches oder eingebildetes Verlassenwerden zu vermeiden

Leicht **Mittelschwer** **Schwer** **Extrem**

Ein Muster instabiler und intensiver zwischenmenschlicher Beziehungen, das durch einen Wechsel zwischen den Extremen »Idealisierung« und »Abwertung« gekennzeichnet ist

Leicht **Mittelschwer** **Schwer** **Extrem**

Störung der Identität: Ausgeprägte und andauernde Instabilität des Selbstbildes oder der Selbstwahrnehmung

Leicht **Mittelschwer** **Schwer** **Extrem**

Impulsivität in mindestens zwei potenziell selbstschädigenden Bereichen (zum Beispiel Geldausgaben, Sexualität, Substanzmissbrauch, rücksichtsloses Fahren, Essanfälle)

Leicht **Mittelschwer** **Schwer** **Extrem**

Wiederholtes suizidales Verhalten, suizidale Gesten bzw. Drohungen oder selbstverletzendes Verhalten

Leicht **Mittelschwer** **Schwer** **Extrem**

Affektive Instabilität aufgrund einer ausgeprägten Reaktivität der Stimmung; zum Beispiel hochgradige episodische Dysphorie (gedrückte Stimmungslage), Reizbarkeit oder Angstzustände, die normalerweise ein paar Stunden und nur selten länger als ein paar Tage andauern

Leicht **Mittelschwer** **Schwer** **Extrem**

Chronisches Gefühl innerer Leere

Leicht **Mittelschwer** **Schwer** **Extrem**

Unangemessene, heftige Wut oder Schwierigkeiten, Gefühle des Zorns unter Kontrolle zu halten (zum Beispiel häufige Temperamentsausbrüche, ständige Wut, wiederholte körperliche Auseinandersetzungen)

Leicht **Mittelschwer** **Schwer** **Extrem**

Vorübergehende, in Verbindung mit Stress auftretende paranoide Vorstellungen oder schwere dissoziative Symptome

Leicht **Mittelschwer** **Schwer** **Extrem**

Schauen Sie sich Ihre Antworten nun noch einmal an. Wo würden Sie sich selbst auf dem Borderline-Spektrum einordnen?

Leicht **Mittelschwer** **Schwer** **Extrem**

Nun, da Sie sich darüber klar geworden sind, unter welchen Symptomen Sie am meisten leiden – welche Symptome Ihre Sichtweise von sich selbst, Ihrer Welt und Ihren Mitmenschen am stärksten beeinflussen –, wollen wir herausfinden, was Sie zu Ihren Antworten bewogen hat, und es in die unten stehenden Leerzeilen eintragen.

Warum haben Sie sich gerade so (leicht, mittelschwer, schwer oder extrem) eingestuft? (Sie können bei Ihrer Antwort verschiedene Kriterien berücksichtigen; zum Beispiel bestimmte Symptome, die Sie als besonders gravierend empfinden, aber auch die Anzahl der Symptome, denen Sie einen bestimmten Schweregrad zugeordnet haben, usw.)

____

____

____

In welchem Bereich oder welchen Bereichen Ihres Lebens (zum Beispiel in Ihren Beziehungen zu Familie und Freunden, bei der Arbeit, in Ihrem Selbstbild usw.) bereiten Ihnen diese Symptome am meisten Probleme?

Wenn Sie sich Ihre Antworten auf die obigen Fragen und Ihre Einstufung anschauen, was haben Sie dann über Ihre Persönlichkeitsstörung gelernt?

Wenn Sie mehr über Ihre Persönlichkeitsstörung erfahren und sie besser kennenlernen, können Sie sie leichter überwinden; aber manchmal werden Sie sich dabei auch sehr einsam fühlen. Vielleicht haben Sie das Gefühl, der einzige Mensch zu sein, der diese Gefühle, Gedanken, Erinnerungen und Reaktionen hat; aber es ist wichtig, sich vor Augen zu halten, dass das nicht stimmt! Viele Menschen leiden an einer BPS.

WIE HÄUFIG IST DIE BPS?

Viele Borderline-Patienten fühlen sich einsam – so viele, dass das (ein chronisches Gefühl der Leere) sogar ein Kriterium für diese Störung ist. Aber Sie stehen damit nicht allein da!

Bei 18 Millionen – oder fast 6 Prozent – aller Erwachsenen in den USA wurde eine BPS diagnostiziert (Grant et al. 2008). Früher wurde diese Persönlichkeitsstörung bei Frauen häufiger festgestellt als bei Männern, und zwar im Verhältnis drei zu eins; doch heute erfüllen fast gleich viele Menschen beider Geschlechter (53 Prozent Frauen, 47 Prozent Männer; vgl. Grant et al. 2008) die Kriterien für eine BPS.

In anderen Regionen der Welt liegt die Prävalenz der Borderline-Persönlichkeitsstörung zwischen 1,4 und 5,9 Prozent der Allgemeinbevölkerung (Samuels et al. 2002; Coid et al. 2006; Lenzenweger et al. 2007; Grant et al. 2008; Trull et al. 2010). Wie Sie aus diesen Statistiken ersehen können, haben viele Menschen mit einer BPS zu kämpfen.

DIE WEICHEN FÜR DEN ERFOLG STELLEN

Bitte fassen Sie auf den unten stehenden Leerzeilen zusammen, was Sie in diesem Kapitel gelernt haben, um später darauf aufbauen zu können.

Das Hilfreichste, was ich aus diesem Kapitel gelernt habe, ist:

1. ______________________________

2. ______________________________

3. ______________________________

Beim Lesen dieses Kapitels habe ich gedacht:

____

Dadurch ist mir klar geworden, dass

____

____

Dieses Arbeitsbuch habe ich für und über Männer und Frauen wie Betty und Sie geschrieben, die Probleme im Zusammenhang mit einer BPS haben – egal ob es sich dabei nur um einzelne Persönlichkeitszüge oder um das Vollbild dieser Erkrankung handelt. In diesem Arbeitsbuch verwende ich den Begriff *Borderline-Persönlichkeitsstörung (BPS)* im Zusammenhang mit den Gedanken, Gefühlen, Reaktionen, Wünschen und Überzeugungen von Menschen, die in irgendeinem Bereich des Borderline-Spektrums liegen. Es ist jedoch *nicht* meine Absicht, Menschen aufgrund dieses Begriffs oder dieser Diagnose zu definieren oder in eine bestimmte Schublade zu stecken. Es ist wichtig, sich vor Augen zu halten, dass eine Diagnose nicht zur Selbstdefinition, sondern zur *Behandlung* einer Erkrankung dient. Ich hoffe, dass Sie diese Entdeckungsreise in die Welt der BPS als Heilungs- und Weiterentwicklungsprozess sehen, bei dem Sie Möglichkeiten finden werden, Ihre Persönlichkeitsstörung besser in den Griff zu bekommen und letztendlich zu überwinden.

Nun, da Sie mehr darüber wissen, was Borderline eigentlich ist, wollen wir uns mit den möglichen Ursachen dieser Störung beschäftigen.

KAPITEL 2

Wie entsteht eine Borderline-Persönlichkeitsstörung?

Dieses Kapitel klärt über die verschiedenen Ursachen einer BPS auf. Dazu gehören genetische Faktoren, Unterschiede in der Gehirnfunktion, psychische und soziale Einflüsse und frühkindliche Erfahrungen. Die Übung in diesem Kapitel wird Ihnen helfen, Ihre eigene Geschichte und die Geschichten anderer Menschen in Ihrem Leben, die vielleicht ebenfalls unter Borderline-Symptomen leiden, besser zu verstehen.

DIE URSACHEN EINER BPS

Wenn Borderline-Patienten in sich hineinschauen, überkommt sie oft ein Gefühl des Selbsthasses und der Verwirrung, und sie sehen sich mit einem unentwirrbaren Chaos aus Konflikten und Selbstvorwürfen konfrontiert. Vielleicht empfinden Sie sich als psychisch kaputt oder glauben, unter einem Fluch zu stehen. Oder Sie halten diese Persönlichkeitsstörung für ein unausweichliches Ergebnis Ihrer Erlebnisse und des Menschen, der Sie nun einmal sind. Doch leider halten gerade diese Überzeugungen und Emotionen Ihre BPS aufrecht, sodass Sie sich einsam fühlen, sich schämen und den Eindruck haben, unentrinnbar in dieser psychischen Erkrankung gefangen zu sein.

Die BPS ist die in der Psychologie am gründlichsten erforschte und am häufigsten behandelte Persönlichkeitsstörung (Dingfelder 2004); doch ihre Ursachen sind weder einfach, noch stehen sie hundertprozentig fest. Es gibt nicht nur eine einzige Erklärung dafür, warum Sie unter Symptomen einer BPS leiden und entsprechende Probleme haben; aber vielleicht hilft es Ihnen weiter, sich ein bisschen mit den Aspekten – Genetik, psychische und soziale Einflüsse und Gehirnfunktion – zu beschäftigen, die sich am stärksten auf die Entstehung einer BPS auswirken (Benjamin 1996).

GENETIK

Wissenschaftlichen Untersuchungen zufolge sind 37 bis 69 Prozent aller Borderline-Erkrankungen auf Vererbung zurückzuführen (Ahmad et al. 2014; Distel et al. 2008; Gunderson et al. 2011). Menschen mit einem Verwandten ersten Grades (Elternteil, Geschwister oder Kind), der an einer BPS leidet, haben ein fünfmal höheres Risiko, selbst früher oder später eine solche Diagnose gestellt zu bekommen (APA 2013; Gunderson 1994), als Personen ohne Borderline-Persönlichkeitsstörung in der Verwandtschaft. Die BPS-Symptome – Impulsivität, Ängstlichkeit, Probleme mit der Stimmungskontrolle und mit zwischenmenschlichen Beziehungen (Reichborn-Kjennerud et al. 2013; Zanarini et al. 2004) – kommen oft familiär gehäuft vor. Wenn Ihre Mutter beispielsweise zu impulsivem Verhalten neigte, könnten Sie dieses Problem also auch haben.

Kurz und gut: Wenn ein naher Verwandter von Ihnen an einer BPS leidet, ist die Wahrscheinlichkeit höher, dass Sie ebenfalls Borderline-Symptome aufweisen oder dass bei Ihnen irgendwann eine solche Persönlichkeitsstörung diagnostiziert werden könnte. Aber denken Sie daran: Wir sind nicht nur das Ergebnis unserer genetischen Veranlagung!

PSYCHISCHE UND SOZIALE EINFLÜSSE

Viele Menschen, bei denen eine BPS diagnostiziert wird, haben in ihrer Kindheit traumatische Ereignisse wie beispielsweise Misshandlung, Missbrauch oder Verlassenwerden erlebt (Ball und Links 2009; MacIntosh et al. 2015). Genauer gesagt: 36,5 bis 67 Prozent aller Menschen mit diagnostizierter BPS waren in der Kindheit sexuellem Missbrauch ausgesetzt (Elzy 2011; McGowan et al. 2012). Aber auch viele andere Faktoren wurden mit dem Auftreten einer BPS in Verbindung gebracht (Dahl 1985; Fonagy et al. 2000; Judd und McGlashan 2003; Linehan 1993):

- Vernachlässigung oder sonstige negative Lebensumstände
- Betreuungspersonen mit Alkohol- oder Drogenproblemen
- Viele verschiedene oder unzuverlässige Betreuungspersonen
- Ein chaotisches Familienleben
- Gestörte Bindungen
- Erwachsene im näheren Umfeld des Betroffenen, die ihm eine schlechte Emotionskontrolle vorgelebt haben

Doch nicht jeder Mensch, der traumatische Ereignisse erlebt hat, entwickelt eine Borderline-Persönlichkeitsstörung, und nicht jeder, der darunter leidet, hatte solche Erlebnisse. Außerdem besteht eine Korrelation zwischen der Schwere der Misshandlung oder des Missbrauchs, dem Alter, in dem das begonnen hat, der Häufigkeit solcher Ereignisse, der Art der Misshandlung (zum Beispiel sexuell, emotional, körperlich oder psychisch) und dem späteren Auftreten einer BPS (Chanen und Kaess 2012; Yen et al. 2002; Zanarini et al. 2002).

Ihre frühkindliche Erlebniswelt wurde von psychischen und sozialen Einflüssen geprägt. Wie oft es zu solchen negativen Ereignissen gekommen ist, wie schwerwiegend sie waren und in welchem Alter sie passierten, kann Einfluss auf die Entstehung einer BPS haben. Obwohl bei vielen Menschen, bei denen später eine BPS aufgetreten ist, ein ähnliches Muster oder eine ähnliche Abfolge frühkindlicher Erfahrungen zu beobachten war, gibt es nicht nur *einen* Weg, der zu einer BPS-Diagnose führt. Trotzdem kann es Ihnen helfen, Ihre BPS besser zu verstehen, wenn Sie sich bestimmte typische Erlebnisse bewusst machen, die Sie in Ihrer Kindheit beeinflusst haben.

In ihrem Buch *Interpersonal Diagnosis and Treatment of Personality Disorders* aus dem Jahr 1996 (dt.: *Die interpersonelle Diagnose und Behandlung von Persönlichkeitsstörungen*, 2001) beschreibt Lorna Smith Benjamin eine Abfolge frühkindlicher Erfahrungen, die zur Entwicklung einer BPS beitragen können (siehe Abbildung 1). Doch selbst wenn Sie eine, zwei oder sogar alle dieser frühkindlichen Lebenserfahrungen gemacht haben, bedeutet das noch lange nicht, dass bei Ihnen unbedingt eine solche Persönlichkeitsstörung auftreten muss; allerdings ist es wahrscheinlicher, dass Sie ähnliche Überzeugungen und Denk- und Verhaltensmuster aufweisen wie Borderline-Patienten.

Im Elternhaus des Kindes waren Chaos und Krisen an der Tagesordnung. Wenn zu Hause alles ruhig war, langweilte sich das Kind und litt an einem Gefühl der Lustlosigkeit und inneren Leere.

Das Kind hat Missbrauch oder Misshandlung erlebt oder wurde immer wieder allein gelassen – ohne Schutz, menschliche Gesellschaft oder Aktivitäten, die es innerlich aufbauten. Es war oft stunden- oder tagelang allein, während die Betreuungsperson mit einem Liebespartner bzw. einer Liebespartnerin oder in ihrem Bekanntenkreis aus war oder Drogen oder Alkohol konsumierte, sich nicht um das Kind kümmerte und nicht darauf achtete, was es tat.

Wenn das Kind versuchte, aus diesem Familiensystem auszubrechen, wurde es als »Verräter« betrachtet und man vermittelte ihm die Botschaft, dass es am besten sei, von den kranken Familienverhältnissen abhängig zu bleiben. Geteiltes Leid wurde mit Liebe und Respekt belohnt; doch die Bezugspersonen brachten diese Liebe und diesen Respekt in Form von emotionaler oder körperlicher Misshandlung oder sexuellem Missbrauch zum Ausdruck, und das Kind war seelischen Verletzungen, Schmerzen und Vernachlässigung ausgesetzt.

Wenn das Kind dann schließlich krank und psychisch kaputt genug war und genügend gelitten hatte, zeigte ihm die Familie Liebe und Fürsorge. Da dies der größte Wunsch des Kindes war, lernte es, auch im Erwachsenenalter krank und unglücklich zu bleiben. Das Kind hat mit der Zeit gelernt, sich und seine Mitmenschen zu manipulieren und zu verletzen, damit seine Bedürfnisse und Wünsche (Liebe und Fürsorge) erfüllt werden.

Abbildung 1

Die Art, wie Sie über sich selbst und die Menschen und Situationen in Ihrem Leben gedacht und darauf reagiert haben, hat die Entwicklung und heutige Funktionsweise Ihres Gehirns beeinflusst. Wir wollen uns daher nun mit der Gehirnfunktion – der letzten möglichen Ursache einer BPS – beschäftigen und in der darauffolgenden Übung dann den Ursachen Ihrer BPS auf die Spur kommen.

GEHIRNFUNKTION

Wissenschaftlichen Untersuchungen zufolge haben alle Borderline-Patienten eine ähnliche Gehirnfunktion. Bei Patienten mit diagnostizierter BPS weisen Hirnregionen, die Einfluss auf die Fähigkeit haben,

- Impulse und Aggressionen zu kontrollieren,
- den Ausdruck von Gefühlen bei anderen Menschen richtig zu erkennen,
- sich zu beruhigen, nachdem man sich aufgeregt hat oder wütend geworden ist,
- oder Probleme zu durchdenken, wenn man aufgeregt oder wütend ist,
- oft eine verstärkte Aktivität auf (Goodman et al. 2014; Lenzenweger et al. 2007; Sala et al. 2011; Soloff et al. 2008).

Dass das Gehirn von Borderline-Patienten anders funktioniert als bei Menschen ohne diese Persönlichkeitsstörung, ist vermutlich nicht nur auf eine einzige Ursache zurückzuführen. Man geht davon aus, dass sich genetische Ursachen, psychische und soziale Einflüsse und frühkindliche Erfahrungen auf die Entwicklung und Funktion Ihres Gehirns auswirken und Einfluss darauf haben, wie dieses Gehirn – und Sie selbst – agieren und reagieren, wenn Sie über sich selbst oder die Menschen und Situationen in Ihrem Leben nachdenken, sie wahrnehmen und bewerten. Und eigentlich ist das auch ganz gut so: Denn wenn bestimmte Situationen, Erfahrungen, Aktionen und Reaktionen die Entwicklung und jetzige Funktionsweise Ihres Gehirns beeinflusst haben, können Sie diese Gehirnfunktion auch wieder *verändern*, indem Sie sich anders verhalten, also beispielsweise neue Strategien zur Überwindung Ihrer Persönlichkeitsstörung einsetzen.

UND WELCHE URSACHEN HAT *IHRE* BPS?

Die Faktoren, die bei der Entwicklung Ihrer BPS eine Rolle gespielt haben, sind genauso individuell wie Sie selbst. Die Erkenntnis, wie Ihre Persönlichkeitsstörung entstanden sein könnte, kann Ihnen helfen, sie in den Griff zu bekommen und zu überwinden. Deshalb wollen wir uns nun mit diesen Ursachen beschäftigen, und zwar mithilfe einer Übung, die Ihnen klarmachen soll, ein wie hoher Prozentsatz Ihrer Borderline-Symptome auf genetische

Ursachen, psychische und soziale Einflüsse und auf Ihre Gehirnfunktion zurückzuführen ist.

Bitte tragen Sie in der untenstehenden Tabelle in die linke Spalte Familienmitglieder und enge Verwandte ein, die Ihrer Meinung nach die Kriterien für eine BPS erfüllen. In der rechten Spalte beschreiben Sie deren Verhaltensweisen und Beziehungs-, Stimmungs- und Impulskontrollprobleme, die Sie an Ihre eigenen Symptome erinnern. Das könnte Ihnen schwerfallen, weil Sie diese Personen vielleicht nicht besonders mögen. Vielleicht tut es Ihnen auch weh, sich selbst in einem Zusammenhang mit ihnen zu sehen und das Gefühl zu haben, dass sie sich so ähnlich verhalten oder ähnliche biologische Voraussetzungen mitbringen wie Sie. Doch das ist ein wichtiger Erkenntnisprozess; er wird Ihnen helfen, sich über die Ursprünge Ihres Problems klar zu werden, und dann können Sie auch die Einsicht und innere Kraft entwickeln, Ihre BPS zu überwinden. Es lohnt sich also, sich auf diese Übung einzulassen!

Familienangehörige	**Symptome**

Nachdem Sie sich nun über einige Personen in Ihrer Verwandtschaft klar geworden sind, bei denen möglicherweise eine ähnliche genetische Borderline-Ursache vorliegt wie bei Ihnen, wollen wir als Nächstes die psychischen und sozialen Einflüsse und frühkindlichen Erfahrungen beleuchten, die zur Entwicklung Ihrer BPS beigetragen haben könnten. Bitte kreuzen Sie in der unten stehenden Liste alle Punkte an, die Ihnen relevant erscheinen.

- ☐ Ich bin in meiner Kindheit misshandelt, missbraucht oder oft allein gelassen worden.
- ☐ Der Missbrauch/Die Misshandlung, die ich erlebt habe, kam öfter als zweimal vor und war schwerwiegend.
- ☐ Ich wurde als Kind vernachlässigt.
- ☐ Ich hatte als Kind Probleme in der Schule.
- ☐ Folgende Personen in meinem Leben haben sich inkonsequent und unzuverlässig verhalten:
  - ☐ Mutter
  - ☐ Vater
  - ☐ Bruder/Brüder
  - ☐ Schwester(n)
  - ☐ Andere Familienmitglieder: ________________________________
  - ☐ Freunde
  - ☐ Sonstige: ____
- ☐ In meiner Kindheit waren oft fremde Menschen um mich herum.
- ☐ Wenn ich eine emotionale Bindung zu jemandem aufgebaut hatte, beendete diese Person die Beziehung normalerweise wieder und ließ mich im Stich.

- ☐ Meine Eltern oder Bezugspersonen hatten ein Problem mit Alkohol oder Drogen oder mit beidem.
- ☐ Ich habe miterlebt, wie meine Eltern oder Bezugspersonen sich anderen Menschen gegenüber aggressiv verhielten.
- ☐ Meine Eltern oder Bezugspersonen haben sich mir gegenüber aggressiv verhalten.
- ☐ Chaos und Krisen waren in meinem Elternhaus an der Tagesordnung.
- ☐ Wenn bei mir zu Hause alles ruhig war, langweilte ich mich und litt an einem Gefühl der Lustlosigkeit und inneren Leere.
- ☐ Wenn bei mir zu Hause alles ruhig war, war ich ängstlich und nervös, weil dann normalerweise etwas Schlimmes bevorstand.
- ☐ Ich wurde oft stunden- oder tagelang allein gelassen – ohne Aufsicht, Schutz oder menschliche Gesellschaft.
- ☐ Mein Elternteil oder meine Betreuungsperson war oft mit einem Liebespartner bzw. einer Liebespartnerin unterwegs.
- ☐ Mein Elternteil oder meine Betreuungsperson konsumierte in meiner Gegenwart oft Alkohol oder Drogen oder beides.
- ☐ In meiner Kindheit hatte ich oft das Gefühl, dass sich niemand um mich kümmerte oder darauf achtete, was ich tat. Ich war ganz auf mich allein gestellt.
- ☐ Wenn ich versuchte, aus diesem negativen Familienkreislauf auszubrechen, wurde ich als Verräter bzw. Verräterin angesehen.
- ☐ Ich lernte von meiner Familie, dass ich nur dann geliebt werde, wenn ich von ihr abhängig bin und keine hohe Meinung von mir selbst habe.
- ☐ Liebe und Respekt bedeuteten in meinem Elternhaus normalerweise Verletzung, Schmerz, Vernachlässigung, emotionale oder körperliche Misshandlung, sexueller Missbrauch oder eine Kombination aus alldem.

☐ Immer, wenn ich an einem absoluten Tiefpunkt angelangt war, brachte meine Familie oder Bezugsperson mir eine gewisse Liebe und Fürsorge entgegen – aber nur dann.

☐ Ich lernte, dass andere Menschen mich lieben, wenn ich krank und »kaputt« bleibe.

☐ Von meiner Familie lernte ich, unehrlich und verschlagen zu sein, denn Ehrlichkeit endete immer damit, dass ich verletzt wurde.

Überlegen Sie sich nun anhand Ihrer Erkenntnisse aus dieser Übung, zu welchem Prozentsatz Ihre Persönlichkeitsstörung auf genetische Ursachen und eine veränderte Gehirnfunktion und zu welchem Prozentsatz auf psychische und soziale Einflüsse und frühkindliche Erfahrungen zurückzuführen sein könnte. Schreiben Sie diese Prozentsätze in die leeren Kreise in Abbildung 2; sie sollen zusammen 100 Prozent ergeben. Das ist natürlich keine streng wissenschaftliche Methode, sondern eher eine Möglichkeit, das, was Sie in diesem Kapitel und in dieser Übung gelernt haben, grafisch darzustellen.

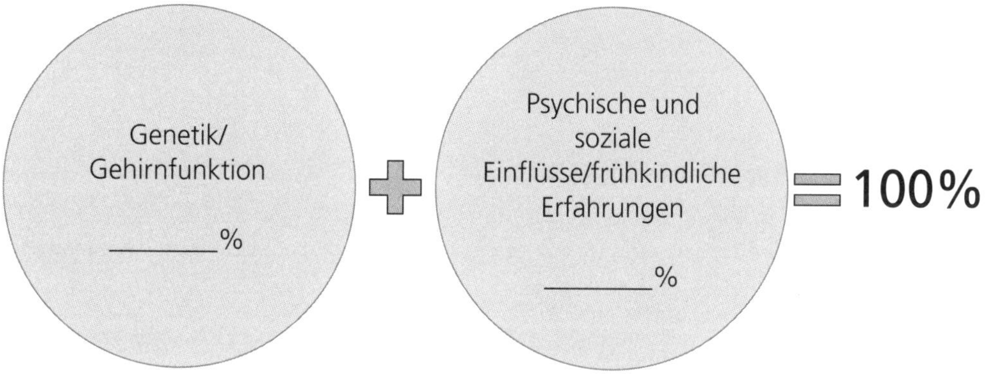

Abbildung 2

Es ist sehr unwahrscheinlich, dass Sie in einen dieser beiden Kreise 100 Prozent eingetragen haben und in den anderen gar nichts, denn im Grunde ist Ihnen klar, dass genetische Ursachen, Hirnfunktion, psychische und soziale Einflüsse und frühkindliche Erfahrungen *alle zusammen* uns zu dem Menschen machen, der wir sind.

Wenn Sie sich an diese Einflüsse erinnern oder sie sich bewusst machen und darüber nachdenken, wie sie – alle zusammen – zur Entstehung Ihrer BPS geführt haben könnten, glauben Sie vielleicht, dass Sie immer unter dieser Persönlichkeitsstörung leiden werden. Doch das muss nicht unbedingt sein – denn wenn es so wäre, würde niemand, dessen Leben unter unglücklichen Vorzeichen begonnen hat, seine früheren seelischen Verletzungen jemals überwinden. An Borderline zu leiden, bedeutet nicht, dass Sie für immer und ewig zu Verlust, Leid und Schmerz verdammt sind. Vielmehr wird Ihnen das Wissen um die Ursachen dieser Störung helfen, ihre negativen Auswirkungen zu überwinden. Man muss wissen, woher man kommt, um zu wissen, wohin man geht!

DIE WEICHEN FÜR DEN ERFOLG STELLEN

Fassen Sie bitte auf den unten stehenden Leerzeilen zusammen, was Sie in diesem Kapitel gelernt haben, um später darauf aufbauen zu können.

Das Hilfreichste, was ich aus diesem Kapitel gelernt habe, ist:

1. ______________________________

2. ______________________________

3. ______________________________

Beim Lesen dieses Kapitels habe ich gedacht:

____

Dadurch ist mir klar geworden, dass

____

____

____

Als Nächstes wollen wir herausfinden, wie sich eine BPS auf die emotionale und körperliche Bindung zu anderen Menschen auswirkt.

KAPITEL 3

Bindungsprobleme bei Borderline-Patienten

Bindung ist ein emotionaler Motivator, den wir alle in uns tragen und der uns mit anderen Menschen verbindet. Jeder Mensch beginnt schon in frühester Kindheit, ein Bindungsmuster oder einen Bindungstyp zu entwickeln, der weitgehend vom Verhalten seiner Bezugspersonen abhängt.

Ihr Bindungsstil hat nicht nur Auswirkungen darauf, wie Sie sich und Ihr Umfeld sehen, sondern auch darauf, wie Sie in bestimmten Situationen handeln und reagieren. In diesem Kapitel erfahren Sie, wie Bindungstypen entstehen und zu welchem Verhalten sie uns motivieren. Außerdem werden Sie Ihrem eigenen Bindungstyp auf die Spur kommen und anfangen, Fähigkeiten zum Aufbau starker, sicherer Beziehungen zu entwickeln.

In Kapitel 1 habe ich Ihnen Betty vorgestellt. In diesem Kapitel werden Sie Tony kennenlernen und lesen, welche Erfahrungen er mit seiner Persönlichkeitsstörung gemacht hat. Im weiteren Verlauf dieses Arbeitsbuchs werden Sie immer mehr über Betty und Tony erfahren und miterleben, welche Probleme diese beiden jungen Menschen bei der Überwindung ihrer BPS hatten. Vielleicht werden Sie bei der Lektüre dieses Buches mit ähnlichen Problemen zu kämpfen haben.

Aber nun will ich Ihnen Tonys Geschichte erzählen.

Tony

Tonys Mutter hielt ihm oft vor, er sei nur eine Last, eine Enttäuschung und ein Versager. Soweit Tony zurückdenken kann, wollte er immer nur, dass seine Mutter ihn liebte und sich um ihn kümmerte; doch je mehr er sich um ihre Liebe bemühte, umso heftiger lehnte sie ihn ab und schimpfte mit ihm. Sie investierte ihre ganze Energie in ihre wechselnden Liebhaber und den Alkohol. Tony sehnte sich immer nach Anerken-

nung von ihr, konnte es ihr aber niemals »recht« machen. Er war sehr fleißig in der Schule und bekam gute Noten, damit sie stolz auf ihn war; doch einmal kam er mit einem Zeugnis voller Einser und Zweier nach Hause, und seine Mutter sagte: »Sei doch nicht so ein Angeber. Niemand mag einen Besserwisser.« Diesen Satz vergaß Tony nie wieder: Nachdem er ihn vernommen hatte, hörte er auf, sich um gute Leistungen zu bemühen. – Eine Einstellung, die ihn bis zu seinem Studium und seiner ersten Arbeitsstelle begleitete.

Nach der abfälligen Bemerkung seiner Mutter über sein Zeugnis begann Tony, sich mit Feuereifer in den Sport zu stürzen. Er war ein hervorragender Baseballspieler und bei seinen Trainern sehr beliebt. Ein Trainer nahm Tony beiseite und erklärte, er könne ihm helfen, noch besser zu werden; aber dazu müsse er mehr und länger trainieren. Tony lehnte diese Hilfe ab, weil er das Gefühl hatte, den Zeitaufwand und die Aufmerksamkeit des Trainers nicht wert zu sein. – Und gelobt zu werden, war ihm unangenehm und ließ ihn an den Motiven des Trainers zweifeln. Tony wollte seine Mutter immer wieder dazu überreden, zu seinen Spielen zu kommen, aber sie weigerte sich – bis auf ein einziges Mal. Bei diesem Spiel traf Tony einmal den Ball nicht, kam aber zweimal auf die Base und schaffte drei Runs. Als er nach Hause kam, beschwerte sich seine Mutter darüber, was für eine Zeitverschwendung dieses Spiel für sie gewesen sei. Es sei ihr peinlich, dass er seine Zeit mit einem Sport vergeude, in dem er nicht einmal gut sei (weil er einmal den Ball verfehlt hatte, was vielen anderen Kindern nicht passiert war). Also gab Tony das Baseballspielen auf.

An seiner ersten Freundin Pam hing Tony sehr. Nach einer Weile wurde ihm klar, dass er in sie verliebt war. Aber er hatte das Gefühl, dass sie ihn niemals so sehr lieben würde wie er sie. Er fragte sie oft, was sie für ihn empfand, und versuchte, ihr zu gefallen, indem er Dinge tat, die sie mochte. Er antwortete immer sofort auf ihre SMS und E-Mails, um ihr zu zeigen, wie wichtig sie ihm war. Tony investierte seine ganze Zeit und Energie in das Ziel, mit Pam zusammen zu sein. Er organisierte dafür sogar seinen Terminplan und seine sonstigen Verpflichtungen um und kümmerte sich nicht mehr um seine Freunde. Wenn Pam etwas anderes zu erledigen hatte, fühlte sich Tony einsam und verloren und vermisste sie schrecklich; doch andererseits war er innerlich hin und her gerissen, weil er das Gefühl hatte, nicht wichtig genug zu sein. – Er meinte, es würde sich für sie nicht lohnen, so viel Zeit mit ihm zu verbringen. Oft stellte er Pam »auf die Probe«, damit sie ihm ihre Liebe bewies. Zum Beispiel postete Tony absichtlich eine negative Nachricht über sich auf Facebook, nur um zu sehen, ob sie ihn verteidigen würde. Nach drei Stunden ständiger Kontrollen hatte sie immer noch nicht darauf reagiert; also trank Tony eine Flasche Wodka. Pam fand ihn bewusstlos in seiner Wohnung. Da er sich nicht aufwecken ließ, rief sie einen Krankenwagen.

Seine Gefühle für Pam verwirrten Tony und stürzten ihn in einen inneren Konflikt. Durch die negative Beziehung zu seiner lieblosen Mutter hatte er einen unsicheren Bindungstyp entwickelt. Daher steckte er nun in einem Zwiespalt der Gefühle: Einerseits wollte er jemandem nah sein und Zuneigung und Wertschätzung erfahren; andererseits zweifelte er daran, dass er es wert war, geliebt oder auch nur geschätzt zu werden. Eigentlich konnte er nicht an die Liebe und Wertschätzung seiner Mitmenschen glauben, weil er nicht davon ausging, ein wertvoller, liebenswerter Mensch zu sein. Dieser unsichere Bindungsstil, der mit seiner Sehnsucht nach Nähe im Widerstreit lag, steckte hinter seinem Verhalten in der Schule, beim Baseball, im Beruf und in seinen Beziehungen.

WIE ENTSTEHT UNSER BINDUNGSTYP?

Für unsere Entwicklung spielt es eine wichtige Rolle, wie sehr wir uns in unserer Kindheit geliebt fühlen. Das wirkt sich auf die Entwicklung unseres Selbstwertgefühls und unserer Selbstakzeptanz aus und prägt die Art und Weise, wie wir später nach Liebe suchen und Beziehungen zu anderen Menschen eingehen. Viele Tiere – vom Kaninchen bis hin zum Menschen – sehnen sich nach Beziehungen zu anderen Wesen. Diesen inneren Trieb bezeichnet man als *Bindung*; er ist beim Menschen vom ersten Lebenstag an vorhanden.

Der Vater der Bindungstheorie, John Bowlby, glaubte, dass Säuglinge sich nach Bindung sehnen, um in einem sicheren Umfeld aufwachsen und sich entwickeln zu können (Bowlby 1971). Wenn Babys von ihren Bezugspersonen Zuwendung, Fürsorge und Schutz erhalten, fühlen sie sich sicher, geborgen, beruhigt und anerkannt. Dadurch können sie ein hohes Maß an Vertrauen und Verständnis für andere Menschen und ihre Umwelt entwickeln. Und diese Fähigkeit übertragen sie später auch auf ihre Beziehungen. Das bezeichnet man als »sicheren Bindungstyp«. Menschen mit diesem Bindungsstil halten sich selbst für wertvoll, haben also das Gefühl, in der Welt einen Wert zu haben; und sie halten auch andere Menschen für ehrlich und liebevoll und können gesunde und stabile Beziehungen aufbauen und aufrechterhalten (Bartholomew und Horowitz 1991).

Wenn die Bezugspersonen eines Babys dessen Bedürfnis, wahrgenommen und umsorgt zu werden, nicht erfüllen, wird dieses Kind in seiner Fähigkeit beeinträchtigt, Vertrauen zu sich selbst und anderen Menschen zu entwickeln. Tonys Kindheitserfahrung ist ein gutes Beispiel dafür: Er versuchte immer wieder, eine liebevolle Beziehung zu seiner Mutter aufzubauen, aber sie war nicht bereit oder in der Lage dazu. Infolgedessen entwickelte Tony einen unsicheren Bindungsstil, der sich auf viele Bereiche seines Lebens negativ ausgewirkt hat.

Vielleicht sind Sie – ebenso wie Tony – nicht in einem sicheren, beruhigenden Umfeld aufgewachsen und waren daher auch nicht in der Lage, einen sicheren Bindungsstil zu entwickeln. Ein unsicherer Bindungstyp erhöht das Risiko, dass die betroffene Person im Lauf der Zeit Probleme mit Angst, Wut, Depressionen, niedrigem Selbstwertgefühl, geringer Selbstachtung, emotionalen Beziehungen und Selbstkontrolle bekommt (Bowlby 1977). Unsichere Bindungsstile kommen bei Borderline-Patienten häufig vor (Agrawal et al. 2004). Dabei unterscheidet man zwischen drei verschiedenen Typen (Bartholomew und Horowitz 1991):

1. *Anklammernd:* Dieser Typus hat eine starke Sehnsucht nach Bindung an andere Menschen.

2. *Abweisend:* Solche Typen ignorieren andere Menschen und deren Gefühle.

3. *Ängstlich-vermeidend:* Dieser Typ möchte einerseits gern mit anderen Menschen zusammen sein; doch andererseits fürchtet er, ihre Liebe und Zuneigung nicht wert zu sein.

UND WAS FÜR EIN BINDUNGSTYP SIND *SIE*?

In dieser Übung werden Sie Ihrem eigenen Bindungstyp auf die Spur kommen. Bitte kreuzen Sie dazu in den unten stehenden Textkästen jeweils die Aussagen an, die Ihrem Selbstbild und Ihren Gefühlen im Hinblick auf Ihre zwischenmenschlichen Beziehungen entsprechen. Sie können ruhig Eigenschaften und Verhaltensweisen in mehreren Kästen ankreuzen. Die meisten Menschen weisen Merkmale verschiedener Bindungstypen auf. Wenn Sie fertig sind, überprüfen Sie, in welchem Kasten Sie die meisten Eigenschaften und Verhaltensweisen angekreuzt haben: Das ist Ihr Bindungsstil.

Kasten 1	**Kasten 2**
☐ Ich habe keine Probleme mit Nähe zu anderen Menschen. ☐ Es macht mir nichts aus, von anderen Menschen abhängig zu sein. ☐ Es macht mir nichts aus, wenn andere Menschen von mir abhängig sind. ☐ Ich mache mir keine Sorgen darüber, keine enge Beziehung zu haben. ☐ Es macht mir nichts aus, wenn andere Menschen mich nicht akzeptieren.	☐ Ich fühle mich unwohl, wenn ich keine enge Beziehung habe. ☐ Ich wünsche mir viel Intimität und Anerkennung in meinen Beziehungen. ☐ Ich mache mir Sorgen darüber, dass andere Menschen mich nicht so sehr zu schätzen wissen, wie ich sie schätze. ☐ Ich sehne mich nach hundertprozentiger emotionaler Intimität mit meinem Partner. ☐ Ich habe das Gefühl, dass andere Menschen mir emotional nicht so nah kommen, wie ich es mir wünsche.

Kasten 3	Kasten 4
☐ Es macht mir nichts aus, keine emotionalen Beziehungen zu haben.	☐ Ich fühle mich unwohl, wenn ich anderen Menschen nahekomme.
☐ Meine Unabhängigkeit ist mir sehr wichtig.	☐ Ich möchte gern jemandem nahestehen, habe aber Angst davor.
☐ Ich brauche keine Hilfe von anderen Menschen, um etwas zu erreichen.	☐ Es ist schwierig, seinem Partner hundertprozentig zu vertrauen.
☐ Ich sehe keinen großen Wert in emotionalen Beziehungen.	☐ Ich habe Angst davor, verletzt zu werden, wenn jemand mir emotional zu nah kommt.
☐ Ich fühle mich anderen Menschen niemals wirklich nah.	☐ Ich habe das Gefühl, die Zeit und Aufmerksamkeit meines Partners nicht wert zu sein.

Zählen Sie die Anzahl der Kreuzchen in jedem der vier obigen Kästen zusammen und schreiben Sie Ihre Punktzahl dann in den dazugehörigen Kasten weiter unten. Wenn Sie zum Beispiel 3 von 5 Aussagen in Kasten 1 angekreuzt haben, tragen Sie in den unten stehenden Kasten 1 eine 3 ein.

Kasten 1	Kasten 2
Kasten 3	**Kasten 4**

Jeder Kasten steht für einen der vier Bindungstypen, und der Kasten mit der höchsten Punktzahl entspricht Ihrem Bindungsstil. Wenn Sie in mehr als einem Kasten die gleiche Punktzahl erreicht haben, weisen Sie Eigenschaften und Verhaltensweisen von mehreren Bindungstypen auf. In den unten stehenden Kästen finden Sie Beschreibungen der vier Bindungstypen. Kreuzen Sie den Typ (oder die Typen) an, der/die am besten zu Ihnen passt bzw. passen.

Das Selbstwertgefühl hängt von der Zustimmung und Akzeptanz anderer Menschen ab; Beziehungen sind so intensiv, dass man zu abhängig von einzelnen Personen wird; Ängste nehmen ab, wenn man mit seinem Partner zusammen ist.

Sicher	**Anklammernd**
Hohes Selbstwertgefühl; hält andere Menschen für zugänglich und liebevoll; hat weder mit Eigenständigkeit noch mit engen Beziehungen Probleme.	Das Selbstwertgefühl hängt von der Zustimmung und Akzeptanz anderer Menschen ab; Beziehungen sind so intensiv, dass man zu abhängig von einzelnen Personen wird; Ängste nehmen ab, wenn man mit seinem Partner zusammen ist.
Abweisend	**Ängstlich-vermeidend**
Positives Selbstbild; strebt nach Unabhängigkeit und scheint Verbindungen mit anderen Menschen völlig aus dem Weg zu gehen; leugnet das Bedürfnis nach engen Beziehungen und sagt, dass Beziehungen unwichtig sind.	Sieht sich selbst negativ; hat kein Vertrauen zu anderen Menschen; hat Angst vor engen Beziehungen, aber gleichzeitig doch ein Bedürfnis danach; fühlt sich in engen Beziehungen unwohl und glaubt die Zuwendung eines Partners nicht wert zu sein.

Borderline-Patienten entwickeln am ehesten einen anklammernden oder ängstlich-vermeidenden Bindungstyp oder beide Bindungstypen. Diese beiden Bindungsstile ähneln sich insofern, als die Betroffenen große Angst davor haben, verlassen zu werden; aber sie unterscheiden sich darin, wie sie zu anderen Menschen in Beziehung treten, um sich sicher zu fühlen: Menschen mit anklammerndem Bindungstyp suchen normalerweise Kontakt zu anderen Menschen, um sich sicher zu fühlen, wenn sie Angst haben oder im Stress sind; Menschen mit ängstlich-vermeidendem Bindungsstil dagegen distanzieren sich von ihren Mitmenschen aus Angst, die Zeit oder Aufmerksamkeit der betreffenden Person nicht wert zu sein. Beide unsicheren Bindungsstile erzeugen viele innere Konflikte. Wenn Sie bei beiden Bindungstypen eine hohe Punktzahl erreicht haben, bedeutet dies, dass Sie sich zwischen widerstreitenden Emotionen hin und her gerissen fühlen: Einerseits sehnen Sie sich nach Nähe zu anderen Menschen; andererseits haben Sie Angst davor, verletzt und verlassen zu werden.

Vielleicht erleben Sie manchmal einen Bindungskonflikt, so wie es Tony ergangen ist: Er wollte, dass seine Mutter ihn liebte, wahrnahm und wegen seiner Taten und Erfolge schätzte; aber sie sah nur seine Fehler und Misserfolge. Durch diese Diskrepanz zwischen der Liebe, die er brauchte und ersehnte, und der Art von Zuwendung, die er von seiner Mutter erhielt, entwickelte er einen ängstlich-vermeidenden Bindungsstil. Dieser Bindungstyp war der Grund für viele Konflikte in seinem Leben: Anfangs waren ihm gute Noten wichtig, später nicht mehr; er war nicht in der Lage, Hilfe von seinem Trainer anzunehmen; er hatte ein starkes Bedürfnis danach, mit Pam zusammen zu sein, gleichzeitig aber auch das Gefühl, sie und ihre Aufmerksamkeit nicht wert zu sein; und er bemühte sich verzweifelt um Anerkennung und Liebe von seiner Mutter, indem er alles Mögliche ausprobierte, um ihr zu gefallen. Sein Bindungsstil brachte sein Leben völlig durcheinander, und dadurch verschlimmerte sich seine Persönlichkeitsstörung.

War Ihnen auch schon einmal so zumute wie Tony? Solch ein Konflikt hat Auswirkungen darauf, wie Sie mit sich selbst umgehen und wie Sie anderen Menschen gegenüber und in Beziehungen empfinden, wie Sie handeln und sich verhalten. Alldem liegt Ihr Bindungstyp zugrunde. Bindung ist der Motivator, der uns dazu antreibt, eine Verbindung zu anderen Menschen zu suchen, ihnen nahestehen zu wollen und uns verletzlich zu zeigen; doch dieser Motivator kann eben leider auch dazu führen, dass diese Verbindungen uns Angst einjagen und dass wir uns einsam und verlassen fühlen. Aber für Tony musste das nicht unbedingt immer so sein, und auch Sie können einen anderen Weg wählen. Denn Bindungsstile können sich mit der Zeit verändern. Mit etwas Mühe können Sie neue Fähigkeiten erlernen, um andere Bindungen einzugehen (Levy et al. 2006).

WIE ÄNDERT MAN SEINEN BINDUNGSSTIL?

Bindung ist ein wichtiger Motivator in unseren Beziehungen und unserem Gefühlsleben. Wenn wir einen unsicheren Bindungsstil haben, erleben wir in vielen Bereichen unseres Lebens größere Schwierigkeiten als andere Menschen – unter anderem bei der Kontrolle unserer Emotionen und der Gestaltung unserer Beziehungen. Aber Sie sind nicht Ihr ganzes Leben lang auf diesen einen Bindungstyp festgelegt, genauso wenig wie Sie für immer und ewig ein Opfer Ihrer Persönlichkeitsstörung sein müssen. Sie können Ihren Bindungstyp so verändern, dass er nicht gegen Sie, sondern für Sie arbeitet.

Wissenschaftliche Untersuchungen zeigen, dass Menschen einen sichereren Bindungsstil entwickeln können, und zwar sowohl durch eine Veränderung ihrer Selbst- und Fremdwahrnehmung als auch durch die Entwicklung neuer, adaptiver Funktionsmuster (Levy et al. 2006). Sie können neue, gesunde Denk- und Verhaltensmuster aufbauen, indem Sie sich mit Ihren negativen Überzeugungen, Funktions- und Verhaltensweisen auseinandersetzen und sie infrage stellen.

Folgendes können Sie zum Beispiel tun:

- sich mit Ihrer Vergangenheit beschäftigen (darum geht es in Teil 1 dieses Arbeitsbuchs),
- Selbstberuhigungstechniken erlernen und einsetzen, um sich selbst besser unter Kontrolle zu bekommen,
- herausfinden, welche Auslöser Sie dazu bringen, in Ihre alten negativen Verhaltensmuster im Umgang mit sich selbst und den Menschen und Situationen in Ihrem Leben zu verfallen.

Nun, da Sie ein bisschen mehr über die Bindungstheorie erfahren und eine Vorstellung von Ihrem Bindungstyp gewonnen haben und wissen, dass Sie ihn verändern können, sollten Sie kurz darüber nachdenken, wie sich dieser Bindungsstil in Ihrem Leben und in Ihren Beziehungen äußert. Betrachten Sie Ihren Bindungstyp einfach als neue Perspektive, aus der Sie über ein paar schmerzhafte Themen im Zusammenhang mit Ihrer Persönlichkeitsstörung nachdenken können. Seien Sie bei dieser Übung ruhig neugierig! Es gibt keine richtigen oder falschen Antworten – hören Sie einfach nur aufmerksam in sich hinein.

Wie wirkt sich Ihr Bindungstyp Ihrer Meinung nach auf Ihre Motivation aus, mit anderen Menschen in Beziehung zu treten? Welchen Einfluss hat er auf Ihre Angst vor Nähe zu anderen Menschen – oder auf Ihre Angst davor, sie zu verlieren?

____

____

____

____

Wie beeinflusst Ihr Bindungstyp Ihrer Meinung nach Ihr Selbstbild? Listen Sie ein paar Wörter auf, mit denen Sie sich in Beziehung zu anderen Menschen beschreiben würden, und versuchen Sie zu erklären, wie diese Begriffe zu Ihrem Bindungsstil passen.

____

Wie wirkt sich Ihr Bindungstyp Ihrer Einschätzung nach auf Ihre Beziehungen aus? Betrachten Sie einige Ihrer wichtigsten und auch ein paar eher lockere Beziehungen aus der Perspektive Ihres Bindungsstils. Verhalten Sie sich in lockeren Beziehungen anders als in engen?

Beschreiben Sie, welchen inneren Zwiespalt Sie aufgrund Ihres Bindungstyps am ehesten empfinden. Sehnen Sie sich beispielsweise nach mehr Nähe, haben aber gleichzeitig auch Angst davor, sodass Sie sich von Ihren Mitmenschen isolieren?

Diese Fragen haben Sie vielleicht verwirrt oder frustriert, sodass Sie nicht wussten, welche Antworten Sie darauf geben sollten. Oder Sie haben angefangen, irgendetwas zu beschreiben, und sind dann auf ein ganz anderes Thema gekommen. Oder die Antworten, die Ihnen auf diese Fragen einfielen, haben Sie entmutigt oder überwältigt. Solche

Reaktionen kommen häufig vor, und es ist nichts Schlimmes daran, wenn Sie eine davon erlebt haben. Schließlich stehen Sie erst ganz am Anfang dieser Entdeckungsreise, und dazu gehört auch, dass Sie sich aus einer neuen Perspektive betrachten und einfach abwarten, was dabei ans Tageslicht kommt. Ihre Persönlichkeitsstörung will nicht, dass Sie sich mit ihr auseinandersetzen; sie möchte, dass Sie für immer und ewig ihr Sklave bleiben. Aber Ihnen ist klar geworden, dass Sie ein Bedürfnis nach Veränderung haben – Sie möchten etwas anders machen als bisher, und die Arbeit an der Veränderung Ihres Bindungstyps ist ein wichtiger Schritt auf diesem Weg. So eine Veränderung ist kein einfacher Prozess. Denn wenn das alles so einfach wäre, gäbe es keine BPS-Arbeitsbücher, und manche Psychologen wären vielleicht schon längst arbeitslos. Aber Sie *können* etwas verändern!

DIE WEICHEN FÜR DEN ERFOLG STELLEN

Fassen Sie bitte auf den unten stehenden Leerzeilen zusammen, was Sie in diesem Kapitel gelernt haben, um später darauf aufbauen zu können.

Das Hilfreichste, was ich aus diesem Kapitel gelernt habe, ist:

1. ______________________________

2. ______________________________

3. ______________________________

Beim Lesen dieses Kapitels habe ich gedacht:

____

Dadurch ist mir klar geworden, dass

____

____

____

Als Sie über die Ursachen Ihrer Persönlichkeitsstörung und Ihren Bindungstyp nachdachten, haben Sie sich wahrscheinlich gefragt, ob sich eine BPS bei allen Menschen auf die gleiche Weise äußert. Das tut sie nicht!

Im nächsten Kapitel werden wir uns mit den vier Borderline-Subtypen beschäftigen und herausfinden, welcher Subtyp (oder welche Subtypen) am ehesten auf Sie zutrifft bzw. zutreffen.

KAPITEL 4

Zu welchem Borderline-Typ gehören Sie?

In den vorigen Kapiteln haben Sie eine Menge über die Borderline-Persönlichkeitsstörung erfahren – unter anderem, wie sie entsteht und in welchen Symptomen sie sich äußert. Es gibt nicht nur eine einzige Ursache für Ihre BPS; und wenn wir uns näher mit dieser Persönlichkeitsstörung auseinandersetzen, werden Sie erfahren, dass sie sich in verschiedenen Formen manifestiert. In diesem Kapitel werden wir uns mit diesen vier Subtypen beschäftigen. Ein *Subtyp* ist eine andere Ausprägung oder Form einer Idee oder eines Konzepts. In unserem Kontext ist »Borderline-Persönlichkeitsstörung« der allgemeine Begriff, den wir für diese Erkrankung verwenden, und die Subtypen sind die verschiedenen Erscheinungsformen der BPS. In diesem Kapitel werden Sie auch einen Selbsttest absolvieren, um sich über den Subtyp (oder die Subtypen) klar zu werden, dem bzw. denen Ihre BPS am ehesten entspricht. Je mehr Sie über Ihren Subtyp erfahren, umso besser können Sie Ihre BPS verstehen und etwas dagegen tun.

DIE VIER BORDERLINE-SUBTYPEN

Es gibt vier verschiedene Borderline-Subtypen: den Typus *entmutigt*, den Typus *impulsiv*, den Typus *launisch* und den Typus *selbstzerstörerisch* (Millon 1996). Wir wollen nun kurz auf jeden dieser Subtypen eingehen und feststellen, welche dieser vier Beschreibungen am besten auf Sie passt.

Typus *entmutigt:* Solchen Menschen fällt es schwer, Entscheidungen zu treffen. Sie haben ein intensives Bedürfnis danach, mit anderen Menschen zusammen zu sein, und spüren eine starke innere Wut, die sich so lange aufbaut, bis sie explodieren, wenn sie sich dazu »gedrängt« fühlen, sich zu verteidigen, oder das Gefühl haben, dass man ihnen nicht zuhört.

Typus *impulsiv:* Diese Menschen sind oft kokett und konzentrieren sich eher auf die Oberflächen der Dinge, statt tiefer in ein Thema einzusteigen. Sie haben viel Energie, verlieren aber leicht das Interesse an Dingen und Personen und handeln gedankenlos. Oft empfinden andere Menschen solche Leute als unberechenbar, weil sie nicht wissen, was sie als Nächstes tun werden.

Typus *launisch*: Solche Menschen bringen ihren Ärger oder ihre Unzufriedenheit normalerweise ziemlich rasch zum Ausdruck. Es fällt ihnen schwer zu warten, bis sie an der Reihe sind; sie reagieren schnell frustriert und empfinden die Welt als verletzend und negativ. Auch solche Typen werden von anderen Menschen oft als unberechenbar empfunden, weil man nie genau weiß, wie sie sich verhalten werden.

Typus *selbstzerstörerisch:* Diesem Borderline-Typ fällt es schwer, Entscheidungen zu treffen. Manchmal verhalten sich solche Menschen nachgiebig und bescheiden, dann wieder unflexibel. Sie sind meistens unentschlossen, handeln, ohne über die Konsequenzen ihres Tuns nachzudenken, verletzen sich manchmal selbst und haben ein sehr negatives Selbstbild: Sie halten sich für abstoßend.

Haben Sie sich beim Lesen dieser Beschreibungen überlegt, welcher Subtyp (oder welche Subtypen) am besten zu Ihnen passt bzw. passen? Im Selbsttest auf der nächsten Seite werden wir genau das tun: Ihrem Subtyp auf die Spur kommen.

ERKENNEN SIE IHREN BPS-SUBTYP!

Bitte umkringeln Sie in dem Selbsttest auf der nächsten Seite, wie oft Sie die beschriebenen Gedanken und Gefühle haben bzw. die geschilderten Verhaltensweisen zeigen. Aber bitte denken Sie dabei nicht zu lange über Ihre Antworten nach, sondern antworten Sie einfach aus dem Bauch heraus! Denken Sie daran, dass die meisten Menschen bei mehr als einem Subtyp hohe Punktzahlen erreichen; also werden wahrscheinlich auch *Ihre* Verhaltenstendenzen nicht nur einem einzigen Subtyp entsprechen.

Diese Informationen sollen übrigens nicht dazu führen, dass Sie sich selbst zu negativ sehen oder zu streng mit sich ins Gericht gehen. Sie sollen Ihnen nur helfen, sich darüber klar zu werden, wie häufig bestimmte Gedanken, Gefühle und Verhaltensweisen bei Ihnen vorkommen. Denken Sie daran: Ihre BPS will nicht, dass Sie sich mit ihr auseinandersetzen und sie überwinden. Falls bei diesem Selbsttest also zu viele Gedanken, Gefühle und Erinnerungen in Ihnen aufsteigen, sollten Sie lieber eine Pause machen, mit einem Psychotherapeuten oder Freund Ihres Vertrauens sprechen und sich erst dann wieder an diesen Test setzen, wenn Sie innerlich bereit dazu sind. Eine Kopie dieses Tests können Sie unter http://www.newharbinger.com/42730 herunterladen.

FESTSTELLUNG DES SUBTYPS IHRER BORDERLINE-PERSÖNLICHKEITSSTÖRUNG*

Nie 0	Selten 1	Manchmal 2	Oft 3

1. Ich gehe leicht emotionale Beziehungen zu anderen Menschen ein.	0	1	2	3
2. Ich kokettiere, um die Aufmerksamkeit anderer Menschen auf mich zu ziehen.	0	1	2	3
3. Oft fällt es meinen Mitmenschen schwer vorauszusehen, was ich als Nächstes tun werde.	0	1	2	3
4. Ich handle oft impulsiv, ohne vorher nachzudenken.	0	1	2	3
5. Es fällt mir schwer, mich an eine Zusage oder Verpflichtung zu halten, ohne dass jemand anders mich dazu drängt.	0	1	2	3
6. Ich mag gern spannende oder aufregende Erlebnisse.	0	1	2	3
7. Ich werde schnell ärgerlich oder wütend.	0	1	2	3
8. Es fällt mir schwer, Entscheidungen zu treffen.	0	1	2	3
9. Ich brauche irgendjemanden oder irgendetwas als finanzielle oder emotionale Unterstützung in meinem Leben (oder irgendeine andere Art von Unterstützung).	0	1	2	3
10. Ich habe sehr viel Energie.	0	1	2	3
11. Es fällt mir schwer, auf andere Menschen zu warten.	0	1	2	3
12. Ich neige dazu, mich zu entschuldigen, wenn sich jemand mir gegenüber aggressiv verhält.	0	1	2	3
13. Wenn ich unter Druck stehe, staut sich meine Wut so lange in mir an, bis ich explodiere.	0	1	2	3
14. Ich langweile mich schnell.	0	1	2	3
15. Normalerweise ändere ich meine Einstellung oder Meinung nicht – selbst dann nicht, wenn es gute Gründe dafür gibt.	0	1	2	3
16. Ich mag mich selbst überhaupt nicht.	0	1	2	3
17. Ich füge mir häufig körperliche Verletzungen zu.	0	1	2	3

18. Wenn ich einmal mit irgendetwas angefangen habe, kann ich nicht mehr aufhören.	0	1	2	3
19. Ich neige dazu, immer in allen Situationen das Schlimmste zu sehen oder mit dem Schlimmsten zu rechnen.	0	1	2	3
20. Ich lasse mich auf gefährliche Aktivitäten ein, auch wenn ich mich dabei wahrscheinlich verletzen werde.	0	1	2	3

* Bitte denken Sie daran, dass dieser Selbsttest Ihnen helfen soll herauszufinden, welcher Subtyp am besten zu Ihrer Weltsicht und Ihrem Umgang mit der Welt passt. Dieser Test dient also nicht der Diagnostik Ihrer BPS, sondern soll Ihnen lediglich ein besseres Verständnis dieser Persönlichkeitsstörung vermitteln.

AUSWERTUNG

Schreiben Sie die Zahl, die Sie bei jeder Frage umkringelt haben, in das Kästchen unter der Nummer der betreffenden Frage. Wenn Sie also zum Beispiel bei Frage 1 eine 3 umkringelt haben, schreiben Sie eine 3 in das Kästchen für Frage 1. Tun Sie das bei allen Fragen und addieren Sie die Zahlen dann pro Zeile, um Ihre Punktzahl für jeden der vier Borderline-Subtypen zu ermitteln. Der Subtyp (oder die Subtypen) mit der höchsten Punktzahl passt bzw. passen am besten zu Ihnen.

Entmutigter Subtyp	1	5	9	13	17	Total
Impulsiver Subtyp	2	6	10	14	18	Total
Launischer Subtyp	3	7	11	15	19	Total
Selbstzerstörerischer Subtyp	4	8	12	16	20	Total

Umkreisen Sie nun bitte Ihren Borderline-Subtyp bzw. Ihre Borderline-Subtypen:

Entmutigt **Impulsiv** **Launisch** **Selbstzerstörerisch**

Sobald Sie sich darüber klar geworden sind, welcher Subtyp (oder welche Subtypen) am besten zu Ihnen passt bzw. passen, lesen Sie sich die obigen Definitionen noch einmal durch. Haben Sie das Gefühl, dass diese Beschreibung auf Sie passt? Mithilfe der unten stehenden Fragen können Sie Ihren Gedanken, Gefühlen und Erinnerungen im Hinblick auf Ihren BPS-Subtyp nachgehen.

Wie denken Sie über sich und Ihr Leben, nachdem Sie Ihren Borderline-Subtyp (oder Ihre Borderline-Subtypen) ermittelt haben?

____

____

____

____

Wie fühlen Sie sich, nachdem Sie sich über Ihren Borderline-Subtyp (oder Ihre Borderline-Subtypen) klar geworden sind?

____

____

____

____

Beschreiben Sie alle Erinnerungen, die mit Ihrem Borderline-Subtyp (oder Ihren Borderline-Subtypen) zusammenhängen, so gut Sie können und soweit es Ihnen möglich ist, ohne sich dabei unwohl zu fühlen.

____

____

____

DIE WEICHEN FÜR DEN ERFOLG STELLEN

Fassen Sie bitte auf den unten stehenden Leerzeilen zusammen, was Sie in diesem Kapitel gelernt haben, um später darauf aufbauen zu können.

Das Hilfreichste, was ich aus diesem Kapitel gelernt habe, ist:

1. ______________________________________

2. ______________________________________

3. ______________________________________

Beim Lesen dieses Kapitels habe ich gedacht:

____

Dadurch ist mir klar geworden, dass ________________________

____

____

Nun, da Sie sich über Ihren Subtyp (oder Ihre Subtypen) klar geworden sind, wollen wir uns als Nächstes mit Ihren Borderline-Symptomen und Ihrer Prognose beschäftigen.

KAPITEL 5

Symptome einer Borderline-Persönlichkeitsstörung

In diesem Kapitel wollen wir uns mit den Symptomen Ihrer BPS befassen und herausfinden, welche dieser Symptome Sie am stärksten belasten. Anschließend werden wir der Frage nachgehen, wie wahrscheinlich es ist, dass Sie Ihre BPS überwinden können. Dieses Wissen wird Ihnen ein besseres Verständnis dafür vermitteln, welche Persönlichkeitsstörung die BPS ist und wie sie sich auf Sie und Ihr Leben auswirkt. Hoffentlich schöpfen Sie daraus Mut, diesen Weg der Selbsterkenntnis und des inneren Wachstums fortzusetzen.

WIE AUSGEPRÄGT SIND IHRE BORDERLINE-SYMPTOME?

Erinnern Sie sich noch an Betty aus Kapitel 1? Insgesamt betrachtet, schienen ihre Probleme mit der BPS unüberwindbar zu sein; doch als ich ihre Symptome der Reihe nach mit ihr durchging und wir herausfanden, welche ihr die größten Probleme bereiteten, sah die Sache schon ganz anders aus. Nun konnte sich Betty in ihrer Therapie auf diese Symptome fokussieren: Sie konnte dafür sorgen, dass sie sich weniger störend auf ihr Leben auswirkten, und schließlich lernen, sie in den Griff zu bekommen. Wenn man die BPS in ihrer Gesamtheit betrachtet, erscheint es einem vielleicht hoffnungslos, sie jemals unter Kontrolle zu bekommen; doch wenn man sie auf ihre einzelnen Symptome herunterbricht, wird einem klar, auf welche Lebensbereiche man sich bei der Bewältigung dieser Persönlichkeitsstörung konzentrieren sollte. Dadurch wird sie beherrschbarer.

Mit *Symptome* sind die mit Ihrer BPS einhergehenden Gefühle, Gedanken und Verhaltensweisen gemeint. Anhand des Formulars zur Bewertung der Ausprägung Ihrer Symptome auf der nächsten Seite können Sie sich darüber klar werden, welche Symptome Ihnen die größten Probleme bereiten. Geben Sie in diesem Formular bitte an, wie intensiv jedes aufgeführte Symptom in den letzten zwei Wochen war. Wenn Sie beispielsweise das Gefühl haben, dass Sie in dieser Zeit zu extrem starken Reaktionen geneigt haben, würden Sie dieses Symptom mit 10 Punkten bewerten; wenn Sie die Heftigkeit Ihrer Reaktionen dagegen als minimal einstufen, würden Sie diesem Symptom nur 2 Punkte geben. Versuchen Sie,

Ihre Symptome so ehrlich wie möglich zu bewerten: von 0 (kein Symptom) bis 10 (extrem schweres Symptom)! Mithilfe dieses Selbsttests können Sie den Symptomen auf die Spur kommen, die Ihnen die größten Probleme bereiten. Borderline-Symptome ändern sich im Lauf der Zeit, machen Sie diesen Test daher häufiger, um Ihre Symptomatik im weiteren Verlauf Ihres Heilungsprozesses immer wieder zu überprüfen. Sie können sich dieses Formular unter http://www.newharbinger.com/42730 herunterladen.

FORMULAR ZUR BEWERTUNG DER AUSPRÄGUNG IHRER SYMPTOME

Symptome	Intensität Keine/leicht/mittelschwer/ schwer/extrem schwer
Ich neige zu starken Reaktionen.	0 1 2 3 4 5 6 7 8 9 10
Ich neige zu intensiven Beziehungen.	0 1 2 3 4 5 6 7 8 9 10
Ich habe zu wenig Einfühlungsvermögen.	0 1 2 3 4 5 6 7 8 9 10
Ich lasse mich schnell auf intime Beziehungen ein.	0 1 2 3 4 5 6 7 8 9 10
Ich lasse mich leicht beeinflussen.	0 1 2 3 4 5 6 7 8 9 10
Ich drücke mich nicht genau genug aus.	0 1 2 3 4 5 6 7 8 9 10
Ich empfinde ein starkes Gefühl innerer Leere.	0 1 2 3 4 5 6 7 8 9 10
Ich empfinde große Wut.	0 1 2 3 4 5 6 7 8 9 10
Unter Stress neige ich zu paranoiden Vorstellungen.	0 1 2 3 4 5 6 7 8 9 10
Ich habe das Gefühl, Privilegien oder eine Sonderbehandlung zu verdienen.	0 1 2 3 4 5 6 7 8 9 10
Ich möchte ständig bewundert werden.	0 1 2 3 4 5 6 7 8 9 10
Ich nutze andere Menschen zu meinem Vorteil aus.	0 1 2 3 4 5 6 7 8 9 10
Ich bin leicht erregbar und zeige meine Gefühle immer sofort.	0 1 2 3 4 5 6 7 8 9 10
Ich fühle mich im Stich gelassen.	0 1 2 3 4 5 6 7 8 9 10

Ich bin mir nicht sicher, wer ich bin.	0 1 2 3 4 5 6 7 8 9 10
Ich komme mir sehr wichtig vor.	0 1 2 3 4 5 6 7 8 9 10
Ich habe Machtfantasien.	0 1 2 3 4 5 6 7 8 9 10
Ich verhalte mich impulsiv.	0 1 2 3 4 5 6 7 8 9 10
Unter Stress fühle ich mich oft wie losgelöst.	0 1 2 3 4 5 6 7 8 9 10
Ich habe das Bedürfnis, im Mittelpunkt der Aufmerksamkeit zu stehen.	0 1 2 3 4 5 6 7 8 9 10
Ich halte mich für absolut einzigartig.	0 1 2 3 4 5 6 7 8 9 10
Ich ziehe durch mein äußeres Erscheinungsbild Aufmerksamkeit auf mich.	0 1 2 3 4 5 6 7 8 9 10
Mein Gefühlsausdruck ist oberflächlich.	0 1 2 3 4 5 6 7 8 9 10
Ich verhalte mich in sexueller Hinsicht unangemessen verführerisch oder provozierend.	0 1 2 3 4 5 6 7 8 9 10
Ich zeige selbstverletzendes Verhalten bzw. Drohungen oder Gesten solchen Verhaltens.	0 1 2 3 4 5 6 7 8 9 10

Nachdem Sie die Intensität Ihrer Symptome beurteilt haben, umkringeln Sie nun bitte die Symptome, die Sie mit 7 oder höher bewertet haben. Das sind Ihre Hauptsymptome – also diejenigen, die sich am stärksten auf Sie und Ihr Umfeld auswirken.

HAUPTSYMPTOME

Ich neige zu starken Reaktionen.	Ich neige zu intensiven Beziehungen.	Ich habe zu wenig Einfühlungsvermögen.
Ich lasse mich schnell auf intime Beziehungen ein.	Ich lasse mich leicht beeinflussen.	Ich drücke mich nicht genau genug aus.
Ich empfinde ein starkes Gefühl innerer Leere.	Ich empfinde große Wut.	Unter Stress neige ich zu paranoiden Vorstellungen.
Ich habe das Gefühl, Privilegien oder eine Sonderbehandlung zu verdienen.	Ich möchte ständig bewundert werden.	Ich nutze andere Menschen zu meinem Vorteil aus.

Ich bin leicht erregbar und zeige meine Gefühle immer sofort.	Ich fühle mich im Stich gelassen.	Ich bin mir nicht sicher, wer ich bin.
Ich komme mir sehr wichtig vor.	Ich habe Machtfantasien.	Ich verhalte mich impulsiv.
Unter Stress fühle ich mich oft wie losgelöst.	Ich habe das Bedürfnis, im Mittelpunkt der Aufmerksamkeit zu stehen.	Ich halte mich für absolut einzigartig.
Ich ziehe durch mein äußeres Erscheinungsbild Aufmerksamkeit auf mich.	Mein Gefühlsausdruck ist oberflächlich.	Ich verhalte mich in sexueller Hinsicht unangemessen verführerisch oder provozierend.
Ich zeige selbstverletzendes Verhalten bzw. Drohungen oder Gesten solchen Verhaltens.		

Wenn Sie sich nun die Hauptsymptome anschauen, die Sie umkringelt haben – wie sehen Sie sich selbst und Ihre Persönlichkeitsstörung dann?

____

____

____

____

Durch welche Situationen und Erinnerungen werden diese Hauptsymptome bei Ihnen ausgelöst?

____

____

____

____

Angesichts dieses Wissens um Ihre Symptome werden Sie vielleicht den Drang verspüren, sich selbst schlechtzumachen und Ihre BPS dadurch noch mehr zu verschlimmern. Was könnten Sie sich in Gedanken sagen, um das zu verhindern?

____

____

____

____

Auch Betty hat dieses Formular zur Bewertung der Ausprägung ihrer Symptome ausgefüllt und ist sich dadurch über ihre Hauptsymptome klar geworden.

BETTYS HAUPTSYMPTOME

Ich neige zu starken Reaktionen.	Ich neige zu intensiven Beziehungen.	Ich habe zu wenig Einfühlungsvermögen.
Ich lasse mich schnell auf intime Beziehungen ein.	Ich lasse mich leicht beeinflussen.	Ich drücke mich nicht genau genug aus.
Ich empfinde ein starkes Gefühl innerer Leere.	Ich empfinde große Wut.	Unter Stress neige ich zu paranoiden Vorstellungen.
Ich habe das Gefühl, Privilegien oder eine Sonderbehandlung zu verdienen.	Ich möchte ständig bewundert werden.	Ich nutze andere Menschen zu meinem Vorteil aus.
Ich bin leicht erregbar und zeige meine Gefühle immer sofort.	Ich fühle mich im Stich gelassen.	Ich bin mir nicht sicher, wer ich bin.
Ich komme mir sehr wichtig vor.	Ich habe Machtfantasien.	Ich verhalte mich impulsiv.
Unter Stress fühle ich mich oft wie losgelöst.	Ich habe das Bedürfnis, im Mittelpunkt der Aufmerksamkeit zu stehen.	Ich halte mich für absolut einzigartig.
Ich ziehe durch mein äußeres Erscheinungsbild Aufmerksamkeit auf mich.	Mein Gefühlsausdruck ist oberflächlich.	Ich verhalte mich in sexueller Hinsicht unangemessen verführerisch oder provozierend.
Ich zeige selbstverletzendes Verhalten bzw. Drohungen oder Gesten solchen Verhaltens.		

Nachdem Sie sich über Ihre Hauptsymptome klar geworden sind, beantworten Sie nun bitte folgende Fragen zu den Gedanken, Gefühlen und Erinnerungen, die bei diesem Selbsterforschungsprozess in Ihnen aufgestiegen sind:

Wie ist Ihnen zumute, wenn Sie Bettys Bewertungsformular sehen und mit Ihrem eigenen vergleichen?

Was denken Sie über Betty, nachdem Sie ihre Hauptsymptome kennengelernt haben?

Lassen Sie sich durch diesen Vergleich nicht dazu verleiten, sich selbst schlechtzumachen! Viele Menschen reden sich nach dem Ausfüllen dieses Formulars ein, besonders viele BPS-Symptome zu haben. Die meisten Borderline-Patienten neigen dazu, sich auf diese Weise selbst schlechtzumachen; doch das ist falsch. Denken Sie daran: Diese Symptombeschreibungen sind nicht dazu da, damit Sie sich selbst verurteilen. Sagen Sie sich stattdessen lieber, dass das eben einfach Ihre BPS-Symptome sind, und denken Sie daran, dass dieses Wissen Ihnen dabei helfen soll, in Zukunft alles anders zu machen. Ich habe Bettys Antworten hier aufgeführt, damit Sie sehen, dass es durchaus Borderline-Patienten gibt, die viele Symptome auf diesem Formular umkringeln. Doch selbst wenn Sie *noch mehr* Symptome markiert haben sollten als Betty, bedeutet das noch lange nicht, dass Sie ein hoffnungsloser Fall sind. Bei der Arbeit mit diesem Buch werden Sie lernen, gegen solche falschen Glaubenssätze anzukämpfen, und sich stattdessen um eine genauere Einschätzung des Menschen bemühen, der Sie sind. So können Sie Ihre Persönlichkeitsstörung überwinden und gesunde, adaptive Reaktionsmuster entwickeln.

PROGNOSE: WIRD SICH MEIN ZUSTAND VERBESSERN ODER VERSCHLECHTERN?

Prognose bedeutet, wie etwas – beispielsweise eine Krankheit, eine Störung oder ein Leiden – fortschreitet oder sich weiterentwickelt. In diesem Arbeitsbuch meine ich damit die Wahrscheinlichkeit, dass man eine BPS überwinden oder darüber hinauswachsen kann. Eine *gute Prognose* bedeutet, dass die Schwere Ihrer Symptome wahrscheinlich zurückgehen oder Ihre Persönlichkeitsstörung sich vielleicht sogar ganz zurückbilden wird; eine *schlechte Prognose* bedeutet, dass es unwahrscheinlich ist, dass die Schwere Ihrer Symptome abnimmt oder dass Sie von Ihrer BPS geheilt werden.

Wahrscheinlich fragen Sie sich jetzt, wie *Ihre* Prognose wohl aussehen mag? Die unten stehenden Fragen und Denkanstöße können Ihnen mehr Klarheit im Hinblick auf Ihre Prognose verschaffen.

Viele Menschen wissen nicht, dass sich die meisten Borderline-Patienten wegen ihrer psychischen Störung in Behandlung befinden. Wissenschaftlichen Untersuchungen zufolge bleiben 88 Prozent aller Borderline-Patienten in Therapie, und eine Heilung ist durchaus möglich (Zanarini et al. 2010). Schon allein die Tatsache, dass Sie dieses Buch zur Hand genommen haben, ist ein gutes Zeichen. Vielleicht nehmen Sie auch an einer Gruppen- oder Einzeltherapie oder an beidem teil. Untersuchungen zeigen, dass sich eine BPS mit der Zeit in den meisten Fällen bessert; in einer wissenschaftlichen Studie sind 50 Prozent aller BPS-Patienten genesen, wobei »Genesung« so definiert war, dass sie bedeutete, dass die Symptome zurückgingen und die Patienten wieder eine gute kognitive, emotionale, soziale und berufliche Funktion hatten (Battle et al. 2004; Zanarini et al. 2005; Zanarini et al. 2016). Sie können also beruhigt sein: Eine BPS ist nicht so etwas wie eine »Tätowierung«, die Sie für den Rest Ihres Lebens behalten werden, sondern eine Störung, die man unter Kontrolle bringen und überwinden kann, indem man ein geschärftes Bewusstsein dafür entwickelt und die richtigen Hilfsmittel und Strategien dagegen einsetzt.

Nehmen Sie sich nun bitte etwas Zeit, um über Ihre eigene Prognose nachzudenken, indem Sie die folgenden Fragen beantworten.

Kreuzen Sie an, welche Prognose hinsichtlich Ihrer BPS Sie heute als wahrscheinlich empfinden:

GUT **SCHLECHT**

Was spricht Ihrer Meinung nach für diese Prognose? Denken Sie bei Ihrer Antwort daran, was Sie bisher aus diesem Arbeitsbuch gelernt haben, oder an Erfahrungen, die Sie in Ihrem Leben gemacht haben.

____

____

____

____

DIE WEICHEN FÜR DEN ERFOLG STELLEN

Fassen Sie bitte auf den unten stehenden Leerzeilen zusammen, was Sie in diesem Kapitel gelernt haben, um später darauf aufbauen zu können.

Das Hilfreichste, was ich aus diesem Kapitel gelernt habe, ist:

1. ____

2. ____

3. ____

Beim Lesen dieses Kapitels habe ich gedacht: ______________________

Dadurch ist mir klar geworden, dass ______________________

____

Herzlichen Glückwunsch: Sie haben es nun bis zum Ende von Teil 1 dieses Arbeitsbuchs geschafft! Wissen und neue Fähigkeiten zu erwerben und Ihr Bewusstsein zu schärfen, ist der erste Schritt zur Überwindung Ihrer BPS. Um das bisher Gelernte zu festigen, können Sie sich unter http://www.newharbinger.com/42730 eine Zusammenfassung herunterladen, die alle Konzepte, Übungen und Arbeitsschritte aus Teil 1 dieses Arbeitsbuchs noch einmal resümiert. Ich empfehle Ihnen dringend, sich ein bisschen Zeit zu nehmen und diese Zusammenfassung durchzuarbeiten, bevor Sie mit Teil 2 weitermachen.

In Teil 2 des Arbeitsbuchs geht es nun um die problematischen Überzeugungen, Denk- und Verhaltensmuster, die sich auf Ihr Selbstbild, Ihre Einstellung und Ihre Interaktionen mit anderen Menschen in verschiedenen Situationen auswirken. Mit diesen Denk- und Verhaltensweisen wollen wir uns beschäftigen und etwas daran verändern.

TEIL 2

Erste Schritte zur Überwindung Ihrer Persönlichkeitsstörung

KAPITEL 6

An welchem Punkt des Veränderungsprozesses stehen Sie gerade?

In diesem Kapitel möchte ich die verschiedenen Stadien eines Veränderungsprozesses beschreiben und erklären, wie sich diese bei Ihrer Persönlichkeitsstörung auswirken können. Anhand eines Selbsttests können Sie feststellen, an welchem Punkt dieses Veränderungsprozesses Sie sich gerade befinden. Außerdem finden Sie Fragen, die Ihnen bei der Überwindung Ihrer Persönlichkeitsstörung weiterhelfen können.

DIE SECHS STADIEN EINER VERÄNDERUNG

Eine Veränderung läuft bei jedem Menschen ein bisschen anders ab; doch alle Veränderungsprozesse weisen gewisse Gemeinsamkeiten auf. Normalerweise bestehen Veränderungen aus sechs verschiedenen Stadien: Präkontemplation, Kontemplation, Vorbereitung, Aktion, Aufrechterhaltung und Rückfall (Prochaska et al. 1992; Prochaska et al. 2013). Anhand dieser Stadien wollen wir nun herausfinden, an welchem Punkt des Veränderungsprozesses Sie gerade stehen, um Ihnen bei der Überwindung Ihrer BPS zu helfen.

Als Betty sich mit diesem Thema beschäftigte, wusste sie zunächst nicht, was sie tun sollte. Sie wog ihre Möglichkeiten gegeneinander ab: Sollte sie diesen Selbsttest machen, um herauszufinden, wo sie stand, und sich selbst und den Menschen, die sie kannte und liebte, dadurch weiterzuhelfen? Oder sollte sie weiterhin schwierige Beziehungen führen, Probleme bei der Arbeit haben und sich innerlich leer und verloren fühlen? Bettys Ängste und Bedenken im Hinblick auf diesen Selbsttest waren völlig normal, und vielleicht haben Sie selbst ähnliche Vorbehalte. Viele Menschen fürchten sich vor einer Veränderung, und wahrscheinlich haben Sie sich im Lauf der Zeit – bis zu einem gewissen Grad – ganz gut auf das Leben mit Ihrer Persönlichkeitsstörung eingestellt und sind relativ zufrieden damit. Bei Betty war das jedenfalls so. Die BPS kann einem vorkommen wie ein altes Kopfkissen – aber eines mit Dornen. Sie haben es inzwischen schon so lange, dass Sie es als bequem empfinden, obwohl es Ihnen wehtut. Der Schmerz, den Sie kennen, jagt Ihnen wahrscheinlich weniger Angst ein als die Sicherheit und die Annehmlichkeiten, die Sie *noch nicht* kennen.

Aber Ihre Persönlichkeitsstörung zu überwinden und gesunde, adaptive Reaktionsmuster im Umgang mit bestimmten Lebenssituationen, Beziehungen und Stress zu entwickeln, ist etwas Gutes; und mehr Kontrolle über Ihr Leben zu gewinnen, ist sogar etwas ganz Wunderbares. Daher wollen wir nun herausfinden, an welchem Punkt des Veränderungsprozesses Sie sich gerade befinden. Das wird Ihnen Mut machen, noch einen Schritt weiterzugehen und auch die restlichen Stadien in Angriff zu nehmen; und es wird Sie in Ihrer Bereitschaft bestärken, auch weiterhin gegen Ihre BPS anzukämpfen. Am Ende entschied sich Betty *für* diesen Test; und hinterher war sie froh darüber.

SELBSTTEST ZU DEN VERSCHIEDENEN STADIEN EINER VERÄNDERUNG

Kreuzen Sie – je nachdem, wie Sie sich heute fühlen – bei jeder Aussage das Kästchen »Stimmt« oder »Stimmt nicht« an. Es gibt keine richtigen oder falschen Antworten. Bitte beantworten Sie alle Fragen nach bestem Wissen und Gewissen.

Aussagen zu Ihrem jetzigen Veränderungsstadium	Stimmt	Stimmt nicht
1. Es gibt Probleme in meinem Leben, an denen ich arbeiten muss.		
2. Ich bin gerade dabei, etwas an meinem Leben zu verändern.		
3. Ich sehe momentan keine Probleme.		
4. Ich weiß, dass ich bessere Strategien brauche, um nicht wieder in meine alten, ungesunden Verhaltensweisen zurückzufallen.		
5. Ich bin bereit, in meinem Leben etwas anders zu machen als bisher.		
6. Ich brauche ein bisschen Hilfe, um weiterhin etwas an meinem Leben zu verändern.		
7. Die anderen Menschen sind das Problem, nicht ich.		
8. Ich arbeite daran, mich vor einem Rückfall in mein altes, ungesundes Verhalten zu schützen.		

9. Ich denke, es ist an der Zeit, mein Verhalten zu ändern.		
10. Es gibt wirklich nichts, was ich an mir oder meiner Lebensweise ändern müsste.		
11. Ich möchte mehr darüber erfahren, wie sich mein Leben verändern würde, wenn ich mich anders verhalten würde als bisher.		
12. Jeder kann über Veränderungen reden; aber ich ändere tatsächlich etwas.		
13. Ich bin mir nicht sicher, was dazu führen könnte, dass ich wieder in meine alten, ungesunden Verhaltensweisen zurückfalle.		
14. Ich bin mir nicht sicher, ob ich bereit bin, etwas an meinem Leben zu verändern.		
15. Ich arbeite daran, Hindernisse zu überwinden, um mein Leben zu verändern.		
16. Ich bin bereit, eine Veränderung in die Wege zu leiten.		
17. Mir ist bewusst, dass ich mir neue, gesunde Verhaltensweisen angeeignet habe; ich versuche, diese Veränderung weiter voranzutreiben, und suche mir bei Bedarf Unterstützung.		
18. Teilweise ist es mir gelungen, etwas anders zu machen; doch dann bin ich wieder in mein altes Verhalten zurückgefallen.		

Werten Sie nun Ihren Selbsttest aus: Für jede »Stimmt«-Antwort geben Sie sich 1 Punkt, für jede »Stimmt nicht«-Antwort 0 Punkte. Schreiben Sie die Punkte für jede der obigen Aussagen in den unten stehenden Bewertungsbogen. Um beispielsweise Ihre Gesamtpunktzahl für das Stadium »Präkontemplation« zu ermitteln, müssten Sie die Punkte für die Fragen 3, 7 und 10 zusammenzählen.

Präkontemplation	3. ____ 7. ____ 10. ____	Total ____
Kontemplation	1. ____ 9. ____ 14. ____	Total ____
Vorbereitung	5. ____ 11. ____ 16. ____	Total ____
Aktion	2. ____ 12. ____ 15. ____	Total ____
Aufrechterhaltung	6. ____ 8. ____ 17. ____	Total ____
Rückfall	4. ____ 13. ____ 18. ____	Total ____

Vielleicht haben Sie bei zwei verschiedenen Stadien die gleiche Punktzahl erreicht. Das bedeutet, dass Sie sich gerade zwischen diesen beiden Stadien befinden; das ist überhaupt kein Problem.

Betty erreichte die höchste Punktzahl in der Vorbereitungsphase. Sie hatte früher schon einiges ausprobiert und auch zu einem Arbeitsbuch gegriffen, weil sie wusste, dass sie neue Fähigkeiten erlernen und einüben musste, um ihre Persönlichkeitsstörung zu überwinden, und sie war auch bereit, damit weiterzumachen. Anhand der erreichten Punktzahl konnte sie sich nun gezielt darauf vorbereiten, in die Aktionsphase zu gehen.

Da auch Sie jetzt genau wissen, an welchem Punkt des Veränderungsprozesses Sie stehen, wollen wir uns die einzelnen Stadien ein bisschen genauer anschauen.

PRÄKONTEMPLATION

In diesem Stadium denken Sie noch nicht daran, in der nächsten Zeit etwas zu verändern. Ihnen ist nicht bewusst, dass Sie ein Problem haben; aber Ihre Familienmitglieder, Freunde und Kollegen wissen es. Wenn Sie in diesem Stadium des Veränderungsprozesses Hilfe suchen, geschieht das aufgrund des Drucks von anderen Menschen.

Falls Sie bei diesem Stadium die höchste Punktzahl erreicht haben, sollten Sie sich folgende Fragen beantworten:

Welche Gedanken und Gefühle steigen in Ihnen auf, wenn Sie an eine Veränderung denken?

____

____

____

____

Worüber sind Sie sich beim Gedanken an eine Veränderung unsicher?

____

____

____

____

Was müsste geschehen, damit Sie den Gedanken ins Auge fassen, Ihr Problem anzugehen und etwas dagegen zu tun?

____

____

____

____

KONTEMPLATION

In diesem Stadium ist Ihnen bewusst, dass es Probleme gibt; aber Sie sind sich noch nicht sicher, ob Sie etwas daran ändern möchten oder wie diese Veränderung aussehen müsste. Vielleicht sind Sie immer noch hin und her gerissen: Soll ich so bleiben, wie ich bin, oder versuchen, etwas anders zu machen als bisher? Und vielleicht haben Sie sich dieses Arbeitsbuch gekauft, weil Sie über eine Veränderung nachdenken und wissen möchten, was das für Sie bedeuten würde.

Falls Sie bei diesem Stadium die höchste Punktzahl erreicht haben, beantworten Sie folgende Fragen:

Was hält Sie von einer Veränderung ab?

____

____

____

____

Sehen Sie Vorteile darin, an dem Punkt stehen zu bleiben, wo Sie gerade sind – trotz all der Probleme, die Sie aufgrund Ihrer Persönlichkeitsstörung haben? Was sind das für Vorteile?

Was könnten Sie gewinnen, wenn Sie etwas an Ihren negativen Überzeugungen, Denk- und Verhaltensmustern ändern?

VORBEREITUNG

In diesem Stadium sondieren Sie das Terrain einer Veränderung. Sie haben sich bereits vorgenommen, etwas anders zu machen, und bereiten sich darauf vor, Ihre Borderline-Symptome und die damit zusammenhängenden Probleme anzugehen. Vielleicht ist das der Grund, warum Sie gerade dieses Arbeitsbuch lesen. Vielleicht haben Sie sich sogar schon überlegt, wie Sie diese Übungen, Strategien und Arbeitsblätter in Ihren Zeitplan einbauen könnten.

Falls Sie bei diesem Stadium die höchste Punktzahl erreicht haben, beantworten Sie folgende Fragen:

Mit welchen Aspekten Ihrer Persönlichkeitsstörung möchten Sie sich unbedingt auseinandersetzen und etwas dagegen tun?

Bei wem könnten Sie sich soziale Unterstützung für diesen Veränderungsprozess holen?

Welche Hindernisse könnten Ihnen bei Ihrer Vorbereitung auf eine Veränderung in die Quere kommen, und was können Sie gegen diese Störfaktoren tun?

AKTION

In dieser Phase sind Sie bereit und entschlossen, die mit Ihrer Persönlichkeitsstörung einhergehenden negativen Überzeugungen, Verhaltensweisen und Reaktionsmuster infrage zu stellen, unter Kontrolle zu bekommen und zu überwinden. Sie arbeiten dieses Buch durch und nutzen die dabei erlernten Kenntnisse und Fähigkeiten, um sie in Ihre Selbstwahrnehmung, Ihre Sichtweise anderer Menschen und den Umgang mit bestimmten Situationen zu integrieren. Sie investieren Zeit und Mühe, um sich zu verändern und weiterzuentwickeln. Während dieses Veränderungsprozesses werden Sie den alten negativen Überzeugungen, Verhaltensweisen und Reaktionsmustern, die Sie jetzt hinter sich lassen, vielleicht manchmal nachtrauern. Denken Sie daran, dass das eine völlig normale Reaktion ist, und arbeiten Sie trotzdem weiter an der Bekämpfung Ihrer Persönlichkeitsstörung!

Falls Sie bei diesem Stadium die höchste Punktzahl erreicht haben, fragen Sie sich:

Welche Probleme im Zusammenhang mit Ihrer BPS möchten Sie zuerst angehen?

____

____

____

____

Wie können Sie es schaffen, Hindernisse zu überwinden, die Ihrem inneren Wachstum im Weg stehen?

____

____

____

____

Was können Sie tun, um die langfristigen Vorteile einer gesunden, adaptiven Veränderung nicht aus den Augen zu verlieren?

____

____

____

____

AUFRECHTERHALTUNG

In dieser Phase haben Sie bereits die nötigen Veränderungen vorgenommen, um gesunde, adaptive Denk-, Reaktions- und Verhaltensmuster zu entwickeln und sich selbst besser in den Griff zu bekommen. Sie haben sich fest vorgenommen, auf gesunde, adaptive Weise mit sich und Ihrem Leben umzugehen.

Falls Sie bei diesem Stadium die höchste Punktzahl erreicht haben, stellen Sie sich folgende Fragen:

Was können Sie tun, um sich Ihre bisherigen Erfolge und Fortschritte immer wieder vor Augen zu halten?

Welchen Menschen können Sie in Ihrem Leben halten, der Ihnen hilft, auf diesem gesunden, adaptiven Kurs zu bleiben?

Was können Sie tun, um nicht in alte Überzeugungen, Denk- und Verhaltensmuster zurückzufallen?

___

___

___

RÜCKFALL

Es ist völlig normal, wieder in alte Gewohnheiten zu verfallen. Das kann zum Beispiel passieren, wenn Sie sich mit wichtigen Auslösern (Drogen, Alkohol, schwierigen Beziehungen) auseinandersetzen oder auf neue Hindernisse stoßen, die einer Veränderung im Weg stehen. Vielleicht werden Sie niemals rückfällig; trotzdem gehört dieses Stadium zu jedem Veränderungsprozess dazu, denn dieser Prozess sieht bei jedem Menschen etwas anders aus – und jeder wird in seinem Leben mit anderen Situationen konfrontiert. Hier das Wichtigste zum Thema Rückfall:

Im Rahmen Ihres Veränderungsprozesses kann es zwar zu Rückfällen kommen; aber Sie können diesen Prozess immer wieder neu in Angriff nehmen!

Einer wissenschaftlichen Untersuchung zufolge fallen von den Menschen, die einen Rückfall erleiden, nur 15 Prozent wieder in die Präkontemplationsphase und 85 Prozent in die Kontemplationsphase zurück (Prochaska et al. 2013). Die meisten Menschen, die wieder in alte negative Denk- und Verhaltensmuster verfallen, kehren also ins Stadium der Kontemplation zurück und treten dann erneut in den Veränderungsprozess ein. Wenn Sie bei der Bekämpfung Ihrer BPS rückfällig werden, vertrauen Sie also ruhig darauf, dass das zu erwarten war und nichts Schlimmes daran ist. Letztendlich können und werden Sie wieder in Ihren Veränderungsprozess einsteigen und in Zukunft alles anders und besser machen.

Falls Sie bei diesem Stadium die höchste Punktzahl erreicht haben, bitte fragen Sie sich:

Welche Auslöser und Hindernisse haben Ihrer Meinung nach zu dem Rückfall geführt?

___

___

___

Was hat Ihnen geholfen, Ihre Auslöser in den Griff zu bekommen und die Hindernisse zu überwinden?

Gibt es irgendetwas – ein Mantra oder Zitat oder einen Spruch –, das Sie zu einer Veränderung motiviert? Falls ja, speichern Sie diesen Satz bitte in Ihrem Smartphone oder heften Sie ihn zu Hause an Ihren Kühlschrank oder irgendeinen anderen Ort, an dem Sie ihn immer wieder zu sehen bekommen.

Die Grenzen dieser sechs Stadien sind fließend, und man bewegt sich auch nicht geradlinig durch diesen Prozess hindurch. Veränderung ist nichts Statisches, sondern etwas Fließendes – wie Wasser in einem Fluss. Ihr Veränderungsprozess wird ein fließender Prozess sein; also nehmen Sie sich den Selbsttest in diesem Kapitel bei Ihrer Arbeit mit diesem Buch ruhig immer wieder vor, um sich darüber klar zu werden, an welchem Punkt Ihres Veränderungsprozesses Sie gerade stehen. Den Test können Sie unter http://www.newharbinger.com/42730 herunterladen.

SCHRITTE ZU INNEREM WACHSTUM

Fassen Sie bitte auf den unten stehenden Leerzeilen zusammen, was Sie in diesem Kapitel gelernt haben, um später darauf aufbauen zu können.

Das Hilfreichste, was ich aus diesem Kapitel gelernt habe, ist:

1. ______________________________

2. ______________________________

3. ______________________________

In folgenden Fähigkeiten möchte ich mich gern üben:

1. ______________________________

2. ______________________________

3. ______________________________

Beim Lesen dieses Kapitels habe ich gedacht:

____

Dadurch ist mir klar geworden, dass

____

____

____

Als Nächstes werden wir uns mit den negativen Überzeugungen und Verhaltensweisen, aber auch mit den Vorteilen beschäftigen, die Ihre Persönlichkeitsstörung so lange aufrechterhalten haben.

KAPITEL 7

Welche negativen Überzeugungen, Verhaltensweisen und Vorteile halten Sie in Ihrer Persönlichkeitsstörung gefangen?

In diesem Kapitel werden Sie den Überzeugungen auf die Spur kommen, die hinter Ihrem Verhalten stecken, und erfahren, wie aus dem Zusammenspiel dieser beiden Faktoren (Überzeugungen und Verhalten) negative Reaktionsmuster entstehen. Außerdem werden wir uns mit den kurzfristigen Vorteilen beschäftigen, die dazu führen, dass Sie an diesen negativen Mustern festhalten. Diese Vorteile sind das eigentliche Ziel, das Sie mit Ihrem negativen Verhalten verfolgen; doch langfristig müssen Sie dafür einen hohen Preis bezahlen. Wenn Sie diese negativen Reaktionsmuster kennenlernen und herausfinden, wie man sie in den Griff bekommt, werden Sie sich im Kampf gegen Ihre BPS gleich sehr viel stärker fühlen; und dann werden Ihnen sowohl die kurzfristigen als auch die langfristigen Vorteile, die Sie brauchen oder nach denen Sie sich sehnen, viel öfter zuteilwerden – und zwar auch *ohne* BPS.

WELCHE VORTEILE BRINGEN NEGATIVE ÜBERZEUGUNGEN?

Wir hätten keine negativen Überzeugungen, Denk- und Verhaltensmuster, wenn sie uns keine Vorteile bringen würden. Zum Beispiel, dass wir uns dadurch sicher, gehört, verstanden, geliebt, geschätzt, respektiert usw. fühlen. Doch nur, weil Ihnen etwas Vorteile bietet, bedeutet das noch lange nicht, dass es auch gut und gesund für Sie ist. Sehen wir uns wieder einmal die Geschichte von Tony an.

Tony sehnte sich nach Liebe, Wertschätzung und Anerkennung von seiner Mutter. Immer wieder versuchte er, ihr zu gefallen, zum Beispiel durch gute schulische Leistungen oder sportliche Aktivitäten. Er bemühte sich, die Aufmerksamkeit seiner Mutter mit irgendwelchen Leistungen oder Pluspunkten seines Charakters auf sich zu ziehen; doch es half alles nichts. Er bemühte sich auch um die Zuneigung seiner Freundin Pam, aber seine Vorstellungen von seinem Liebesbedürfnis und sein geringes Selbstwertgefühl führten zu Problemen in dieser Beziehung. Er begann, sich so zu verhalten, dass sie sich von ihm zurückzog und meinte, er »klammere« zu sehr – was ihn wiederum zu Verzweiflungstaten veranlasste, mit denen er versuchte, die Beziehung aufrechtzuerhalten. Mit seinem Verhalten bewirkte er aber genau das Gegenteil von dem, was er wollte und zu brauchen glaubte.

Tonys Überzeugungen trieben ihn zu Verhaltensweisen, von denen er sich das Gefühl erhoffte, wahrgenommen, gehört und geliebt zu werden. Diese Verhaltensweisen wirkten wie automatische Reaktionen, und er hatte das Gefühl, kaum Kontrolle darüber zu haben, was in seinen Beziehungen immer wieder passierte. Zum Beispiel lernte er kurz nach dem Ende seiner Beziehung mit Pam Meg kennen, und der Teufelskreis wiederholte sich: Er hatte die gleichen negativen Überzeugungen wie bei Pam und verhielt sich ihr gegenüber auch genauso wie bei seiner ersten Freundin. Natürlich war dieses negative Reaktionsmuster auf seine Beziehung zu seiner Mutter zurückzuführen; und obwohl diese Partnerschaften stets damit endeten, dass Tony die Objekte seiner Zuneigung verlor, brachten sie ihm doch kurzfristige Vorteile: Sowohl Pam als auch Meg gaben ihm das Gefühl, wahrgenommen, gehört und geliebt zu werden, und beide boten ihm körperliche Zuneigung und verbale Anerkennung (zum Beispiel: »Ich vermisse dich auch«, »Für mich bist du auch etwas ganz Besonderes«) – bis sie sich von ihm trennten.

Um etwas an seinen negativen Reaktionsmustern ändern zu können, musste Tony zunächst einmal den Überzeugungen auf die Spur kommen, die zu seinem Verhalten führten und sich zu einem typischen Muster zusammenfügten, das ihm kurzfristige Vorteile brachte, sodass er diesen Teufelskreis immer weiter fortsetzte.

Wahrscheinlich gibt es auch bei Ihnen ein solches typisches Verhaltensmuster; daher wollen wir nun versuchen, es zu durchschauen. Doch dazu müssen Sie sich zunächst einmal über Ihre Überzeugungen klar werden.

ÜBERZEUGUNGEN

Eine Überzeugung ist eine Idee oder ein Prinzip, das wir für wahr halten. Überzeugungen entwickeln sich im Lauf der Zeit aus Erfahrungen, Gedanken, Gefühlen und Erinnerungen. Vielleicht glauben Sie, dass ein Ferrari ein schnelles Auto ist oder dass alle Menschen unzuverlässig sind. Das könnte zum Beispiel darauf zurückzuführen sein, dass Sie bei einem Autorennen einmal einen Ferrari gesehen haben oder dass es Menschen in Ihrem Leben gab, die Ihr Vertrauen missbraucht haben. Solche Vorstellungen und Überzeugungen haben Sie in allen Lebensbereichen – auch dabei, wie Sie sich selbst, Ihre Mitmenschen und Ihre Vergangenheit, Gegenwart und Zukunft sehen –; diese Vorstellungen und Überzeugungen hängen unmittelbar mit Ihrer BPS zusammen. Um etwas an dieser Persönlichkeitsstörung zu ändern, müssen Sie herausfinden, welche Faktoren sich auf Ihre Sichtweise und Ihre Interpretation des Lebens auswirken; dabei spielen Ihre Überzeugungen eine wichtige Rolle.

Bitte vervollständigen Sie nun die unten stehenden Sätze, um diese Vorstellungen und Überzeugungen genauer kennenzulernen. Seien Sie dabei ganz offen und ehrlich und bewerten Sie Ihre Antworten nicht. Schreiben Sie einfach nur Ihre ehrlichen Überzeugungen auf.

Ich glaube, ich bin …

Ich glaube, andere Menschen sind …

Ich glaube, meine Vergangenheit ist …

Ich glaube, meine Gegenwart ist …

____

____

____

____

Ich glaube, meine Zukunft ist …

____

____

____

____

Dadurch, dass Sie Ihre Überzeugungen schriftlich formulieren, wird Ihnen klarer, wie Sie die Welt und Ihre eigene Rolle darin sehen. Ihre Persönlichkeitsstörung will nicht, dass Sie das tun; ihr wäre es lieber, wenn Sie sich nicht so genau mit Ihren Überzeugungen beschäftigen. Denn solche ungeklärten Glaubenssätze versetzen Sie in einen Zustand der Verwirrung und Unsicherheit, sodass Sie bei den negativen Reaktionsmustern bleiben, die Ihre Persönlichkeitsstörung aufrechterhalten.

Sie haben nun den ersten Schritt getan (sich über Ihre Überzeugungen klar zu werden), also lassen Sie uns nun noch einen Schritt weiter gehen und Ihre Verhaltensmuster erforschen.

VERHALTENSWEISEN

Verhaltensweisen sind Aktivitäten, hinter denen unsere Vorstellungen und Überzeugungen stecken. Ihre Borderline-Überzeugungen führen normalerweise zu wiederkehrendem ungesundem Verhalten.

Nehmen Sie sich nun bitte ein bisschen Zeit, um den Verhaltensmustern nachzuspüren, mit denen Sie auf Ihre Vorstellungen von sich selbst, anderen Menschen, der Vergangenheit, Gegenwart oder Zukunft reagieren und die Sie in der vorigen Übung aufgelistet haben. Unter http://www.newharbinger.com/42730 können Sie einen Vordruck dieser Übung herunterladen und Ihre oben beschriebenen Überzeugungen und deren Einfluss auf Ihr Verhalten so oft analysieren, wie Sie möchten. Je öfter Sie das tun, umso klarer werden Ihnen die Zusammenhänge zwischen Ihren Überzeugungen und Ihrem Verhalten.

Ich glaube, ich bin ______________________________,

und das bringt mich dazu (bitte beschreiben Sie Ihr Verhalten so genau wie möglich) …

____

____

____

____

Ich glaube, andere Menschen sind ______________________________,

und das bringt mich dazu (bitte beschreiben Sie Ihr Verhalten so genau wie möglich) …

____

____

____

____

Ich glaube, meine Vergangenheit ist ______________________________,

und das bringt mich dazu (bitte beschreiben Sie Ihr Verhalten so genau wie möglich) …

Ich glaube, meine Gegenwart ist ______________________________,

und das bringt mich dazu (bitte beschreiben Sie Ihr Verhalten so genau wie möglich) …

Ich glaube, meine Zukunft ist ______________________________,

und das bringt mich dazu (bitte beschreiben Sie Ihr Verhalten so genau wie möglich) …

Diese Übung zeigt Ihnen den Einfluss Ihrer Überzeugungen auf Ihr Verhalten. Wenn ungesunde Überzeugungen und Verhaltensweisen zusammenkommen, entstehen negative Reaktionsmuster. Diese Muster verursachen immer wieder Probleme, da sie normalerweise schmerzhaft sind – sowohl für Sie selbst als auch für Ihre Mitmenschen.

NEGATIVE REAKTIONSMUSTER

Muster sind Cluster von Verhaltensweisen, die im Lauf der Zeit zu automatischen Standardreaktionen auf Ihre Überzeugungen und die Menschen und Situationen in Ihrem Leben geworden sind. Solche Muster entstehen durch Erfahrungen, Gedanken, Gefühle oder Erinnerungen, die zu bestimmten Überzeugungen führen, welche wiederum Ihr Verhalten prägen. Da diese Muster normalerweise automatisch ablaufen, ist Ihnen vielleicht gar nicht bewusst, dass Sie in einem solchen Muster gefangen sind – bis Sie mit den kurz- oder langfristigen Konsequenzen Ihres Verhaltens konfrontiert werden.

Es wäre sehr schwierig und anstrengend, jedes Mal, wenn Ihnen ein negatives Reaktionsmuster bei sich selbst auffällt, alle Schritte zu durchlaufen, die notwendig sind, um sich über die dahinterstehenden Überzeugungen und Verhaltensweisen klar zu werden. Daher werden Sie Ihrem Reaktionsmuster in der nächsten Übung einen Namen geben, damit Sie es in Zukunft so schnell wie möglich identifizieren können.

Bevor wir mit dieser Übung beginnen, wollen wir zunächst einen Blick auf die Überzeugungen und Verhaltensweisen werfen, die zu einem von Tonys Reaktionsmustern gehören (Abbildung 3). Tony ist klar geworden, dass seine Überzeugung »Ich bin nicht wichtig genug, um geliebt zu werden« ihn dazu trieb, Pam ständig anzurufen und auch noch andere Verhaltensweisen zu zeigen, mit denen er feststellen wollte, ob er ihr wirklich etwas bedeutete. Er nannte dieses Muster: »Ich zeige dir, wie sehr ich dich liebe, damit du mich auch liebst.«

Überzeugung
»Ich bin nicht wichtig genug, um geliebt zu werden.«
↓
Verhalten 1
Ich rufe sie dauernd an, um festzustellen, ob ich ihr auch wirklich etwas bedeute.
↓
Verhalten 2
Ich hinterlasse Nachrichten, um ihr zu zeigen, wie sehr ich sie liebe.
↓
Verhalten 3
Ich bringe ihr ein Geschenk mit, das meine Liebe zeigt.
↓
Verhalten 4
Ich tue immer wieder etwas für sie, um ihr zu zeigen, wie wertvoll ich für sie bin.
↓
Ich nenne dieses Muster:
»Ich zeige dir, wie sehr ich dich liebe, damit du mich auch liebst.«

Abbildung 3

Um dieses Muster in den Griff zu bekommen und zu verändern, musste Tony sich zunächst einmal seine Gedanken und Verhaltensweisen bewusst machen.

Und jetzt sind Sie dran: Versuchen Sie, Ihre eigenen Muster zu durchschauen! In diesem Arbeitsbuch werden wir uns dabei nur auf ein einziges Muster beschränken; doch die meisten Menschen haben mehrere solcher Reaktionsmuster, die sie tagtäglich wiederholen. Je mehr Mustern Sie auf die Spur kommen, umso bewusster wird Ihnen, was hinter Ihrer Persönlichkeitsstörung steckt. Sie können dieses Arbeitsblatt mit der Überschrift »Negative Reaktionsmuster erkennen« unter http://www.newharbinger.com/42730 herunterladen, um noch mehr negative Muster bei sich selbst zu entdecken. Und das sollten Sie auch unbedingt tun! Nehmen Sie sich genügend Zeit, um alle Teile Ihres Reaktionsmuster-Puzzles zusammenzusetzen. Machen Sie sich keine Gedanken über die Namen. Sie können diese Muster nennen, wie Sie wollen, denn die Namen sind nur für Sie bestimmt. Die meisten Menschen geben solchen Reaktionsmustern sehr persönliche Namen.

NEGATIVE REAKTIONSMUSTER ERKENNEN

Überzeugung
↓
Verhalten 1
↓
Verhalten 2
↓
Verhalten 3
↓
Verhalten 4
↓
Ich nenne dieses Muster:

Abbildung 4

Wir alle verfallen immer wieder in bestimmte Verhaltensmuster, die uns Vorteile bringen. Manche dieser Muster sind gesund und adaptiv, mit anderen schaden oder verletzen wir uns selbst oder andere Menschen. Welche Vorteile wir daraus ziehen, hängt häufig davon ab, ob unsere Verhaltensmuster gesund sind oder nicht. Borderline-Patienten neigen zu bestimmten Standard-Verhaltensmustern, die ihnen schaden und sie aufgrund des Sogs kurzfristiger Vorteile in Ihrer Persönlichkeitsstörung gefangen halten.

Um diese Muster und Ihre BPS zu überwinden, müssen Sie sich zunächst einmal darüber klar werden, welche Vorteile Sie dazu verleiten, immer wieder in diese negativen Reaktionsmuster zu verfallen.

VORTEILE

Vielleicht möchten Sie gar nicht so genau wissen, welche Vorteile Ihre negativen Reaktionsmuster Ihnen bringen, weil Sie Angst davor haben, diese »Belohnungen« dann womöglich zu verlieren. Aber um diese Muster überwinden und gesündere, adaptivere Verhaltensweisen zur Erreichung der gewünschten Vorteile entwickeln zu können, *müssen* Sie sich auf diesen Prozess der Selbsterforschung einlassen.

Tony wurde klar, dass sein negatives Reaktionsmuster »Ich zeige dir, wie sehr ich dich liebe, damit du mich auch liebst« ihm drei große, kurzfristige Vorteile brachte (siehe Abbildung 5), die langfristig jedoch mit negativen Konsequenzen einhergingen – denn er trieb dadurch die Menschen, die ihm wichtig waren, von sich weg. Dieser Teufelskreis wiederholte sich immer wieder aufs Neue und gab ihm das Gefühl, einsam und wertlos zu sein, ein unerfülltes Leben zu führen und von niemandem wahrgenommen zu werden.

Muster:
»Ich zeige dir, wie sehr ich dich liebe, damit du mich auch liebst«

Vorteil:	Vorteil:	Vorteil:
Ich darf sie sehen.	Sie wird sagen: »Ich liebe dich auch.«	Ich fühle mich gehört und anerkannt.

Langfristige Konsequenzen:
Sie fühlt sich durch meine Liebe bedrängt und erdrückt und macht mit mir Schluss. Daraufhin fühle ich mich wertlos und nicht wahrgenommen und habe das Gefühl, niemanden finden zu können, dem ich etwas bedeute. Das treibt mich wiederum dazu, mir so schnell wie möglich jemand Neues zu suchen und zu viel zu trinken.

Abbildung 5

Nachdem Sie Tonys kurzfristige Vorteile und die langfristigen negativen Konsequenzen seines Reaktionsmusters kennengelernt haben, sind jetzt *Sie* an der Reihe, sich über die Vor- und Nachteile eines Ihrer typischen Muster klar zu werden. Seien Sie dabei so ehrlich wie möglich. Denken Sie daran: Es geht darum zu verstehen, warum Sie immer wieder in bestimmte negative Überzeugungen, Denk- und Verhaltensmuster verfallen. Sie können dieses Arbeitsblatt mit der Überschrift »Kurzfristige Vorteile negativer Verhaltensmuster erkennen« unter http://www.newharbinger.com/42730 herunterladen und diese Übung für alle negativen Reaktionsmuster durchführen, die Sie bei sich beobachtet haben.

Muster:

____

Vorteil:

____

____

____

Vorteil:

____

____

____

Vorteil:

____

____

____

Langfristige Konsequenzen:

____

____

____

Verstehen Sie nun, da Sie die Wechselwirkung zwischen negativen Überzeugungen, Verhaltensweisen, Reaktionsmustern und Vorteilen durchschaut haben, warum Sie immer noch an Ihren negativen Reaktionsmustern festhalten? Ist Ihnen jetzt klarer geworden, welche langfristigen Konsequenzen das hat?

Wenn Sie sich das nächste Mal in einer Situation befinden, in der Sie versuchen, sich bestimmte Vorteile zu verschaffen, halten Sie bitte erst einmal kurz inne und arbeiten Sie sich rückwärts durch den Prozess hindurch, den wir in diesem Kapitel besprochen haben: Benennen Sie Ihr Reaktionsmuster (falls Sie ihm bereits einen Namen gegeben haben), beschreiben Sie Ihr Verhalten und versuchen Sie herauszufinden, welche innere Überzeugung Sie zu diesem Verhalten veranlasst hat. Zum Schluss fragen Sie sich, ob es nicht auch einen anderen Weg gibt, diese Vorteile zu erreichen.

Falls es Ihnen schwerfallen sollte, diese Frage zu beantworten, machen Sie sich nichts daraus! Mit diesem Problem stehen Sie nicht allein da. Dieses Arbeitsbuch will Ihnen helfen, gesunde, adaptive Wege zur Überwindung Ihrer Persönlichkeitsstörung zu finden. Ihre

Überzeugungen, Verhaltensweisen und negativen Reaktionsmuster und die damit einhergehenden kurzfristigen Vorteile und langfristigen Konsequenzen zu durchschauen, ist ein wichtiger Schritt in diesem Prozess.

SCHRITTE ZU INNEREM WACHSTUM

Fassen Sie bitte auf den unten stehenden Leerzeilen zusammen, was Sie in diesem Kapitel gelernt haben, um später darauf aufbauen zu können.

Das Hilfreichste, was ich aus diesem Kapitel gelernt habe, ist:

1. ______________________________

2. ______________________________

3. ______________________________

In folgenden Fähigkeiten möchte ich mich gern üben:

1. ______________________________

2. ______________________________

3. ______________________________

Beim Lesen dieses Kapitels habe ich gedacht:

____

Dadurch ist mir klar geworden, dass

____

____

____

Im nächsten Kapitel werden Sie die Auslöser in Ihrer eigenen Psyche und in der Außenwelt erkennen, die Ihr Verhalten und Ihre Überzeugungen am stärksten beeinflussen. Außerdem werden Sie Strategien zu einem besseren Umgang mit diesen Triggern erlernen, damit sie Ihr Leben nicht mehr so stark beeinflussen.

KAPITEL 8

Acht verschiedene Auslöser-Kategorien

In diesem Kapitel wollen wir acht verschiedene Kategorien von Auslösern besprechen und herausfinden, welche davon Ihr Leben am stärksten beeinflussen. Als Nächstes werden wir Ihre Auslöser analysieren und Techniken und Strategien zum Umgang damit kennenlernen.

WAS SIND AUSLÖSER?

Ein Auslöser (Trigger) ist eine Person, Situation oder Erinnerung, ein Ereignis, Gefühl oder Gedanke, der/die/das zu einer inneren oder äußeren Reaktion führt. Auslöser verursachen starke emotionale Reaktionen und bringen uns dazu, sofort zwanghaft in bestimmte Standardreaktionsmuster zu verfallen. Solche Trigger können mit jedem unserer fünf Sinne – Sehen, Hören, Schmecken, Fühlen und Tasten – assoziiert sein und hängen mit früheren Erlebnissen und Erfahrungen zusammen.

Borderline-Patienten haben oft eine enge emotionale Beziehung zu ihren Auslösern und fühlen sich zwanghaft dazu getrieben, mit negativen Überzeugungen, Denk- und Verhaltensmustern darauf zu reagieren, um starke Emotionen abzuschwächen und sich kurzfristige Vorteile zu verschaffen. (Auf dieses Thema sind wir bereits im vorigen Kapitel eingegangen.) Trigger können eine destruktive Kettenreaktion auslösen, wenn man sie nicht erkennt und richtig damit umgeht.

Nun wollen wir diese Definitionen veranschaulichen, indem wir uns zwei von Bettys Auslösern ansehen: nämlich 1) das Gefühl, einsam zu sein; und 2) das Gefühl, verlassen zu sein. Immer wenn Betty mit diesen beiden Gefühlen emotional getriggert wurde, verfiel sie in selbstschädigendes Verhalten, zum Beispiel, indem sie sich ritzte oder mit häufig wechselnden Partnern ins Bett ging. All das tat sie, ohne darüber nachzudenken, weil sie glaubte, sofort auf ihre Auslöser reagieren zu müssen, um den Stress und die Gefühle der Angst, Wut, Trostlosigkeit, Anspannung und inneren Leere abzubauen, die sie empfand und die ihrer Meinung nach sonst für immer anhalten würden.

Kommt Ihnen das irgendwie bekannt vor? Wenn Sie getriggert werden, haben Sie vielleicht auch das Gefühl, sofort auf diese Auslöser reagieren zu müssen, um sich nicht so sehr von ihnen überwältigt zu fühlen und etwas gegen Ihr inneres Unbehagen zu tun. Das Gute an solchen Triggern ist, dass sie etwas Erlerntes sind; also können wir unsere Reaktionen darauf auch wieder *ver*lernen und durch gesündere Verhaltensweisen ersetzen.

Damit Sie sich über Ihre eigenen Auslöser klar werden können, sollten Sie zunächst einmal wissen, welche Auslöser es gibt.

Auslöser (Trigger) sind allgegenwärtig und haben Einfluss darauf, wie wir innerlich (auf uns selbst) und äußerlich (auf andere Menschen) reagieren. Man unterteilt sie in acht verschiedene Kategorien. Zum Beispiel haben wir uns in Kapitel 7 mit Ihren Vorstellungen und Überzeugungen beschäftigt – einem Auslöser, der in die Kategorie »Gedanken und Erinnerungen« fällt.

Setzen Sie in der unten stehenden Tabelle bitte bei allen Auslöser-Kategorien, die Ihrer Meinung nach am meisten oder gar nicht auf Sie zutreffen, jeweils ein Kreuz in das jeweilige Auslöser- oder KEIN-Auslöser-Kästchen.

Ist ein Auslöser	**Ist KEIN Auslöser**	**Auslöser-Kategorie**	**Definition**
		Emotionaler Zustand	Emotionen wie die bei einer Depression, innere Anspannung, Wut, Angst, Gefühl der Peinlichkeit
		Körperlicher Zustand	Körperliche Empfindungen wie Unruhe, Langeweile, Müdigkeit, Hunger
		Andere Personen	Menschen in Ihrem Leben, die einen schlechten oder guten Einfluss auf Sie haben
		Verfügbarkeit	Vorhandensein von Substanzen und Werkzeugen für destruktives Verhalten, beispielsweise Drogen oder Alkohol im Haus, Rasierklingen, mit denen man sich ritzen kann, usw.
		Physisches Umfeld	Orte wie beispielsweise das Zuhause, der Arbeitsplatz, die Schule oder Partys

		Sozialer Druck	Menschen oder Freunde in Ihrem Umfeld, die Drogen nehmen, sich selbst Schaden zufügen, Sie zu destruktivem Verhalten auffordern oder verleiten usw.
			Dinge, die Sie tun müssen, beispielsweise Besorgungen machen, Sport treiben, berufliche oder schulische Verpflichtungen
			Gedanken und Erinnerungen an frühere Erlebnisse, Überzeugungen, Rückblenden (Flashbacks), Katastrophisieren, Gedankenlesen, »Sollte und Müsste«-Denken, Schwarz-Weiß-Denken usw.

SETZEN SIE SICH MIT IHREN AUSLÖSER-KATEGORIEN AUSEINANDER!

Nachdem Sie sich darüber klar geworden sind, welche Auslöser-Kategorien auf Sie zutreffen, wollen wir uns nun ein bisschen näher mit diesen Triggern beschäftigen. Bitte achten Sie bei der Beantwortung der folgenden Fragen auf die Gedanken, Gefühle und Erinnerungen, die mit diesen Auslösern einhergehen. Haben Sie dabei keine Hemmungen; schreiben Sie sich ruhig alles von der Seele! Falls Sie sich dabei von Ihren Gefühlen überwältigt fühlen, machen Sie bitte eine Pause, sprechen Sie mit einem guten Freund oder Therapeuten und setzen Sie diese Übung erst dann fort, wenn Sie sich bereit dazu fühlen.

Wo liegen die Ursachen für Ihre Auslöser-Kategorien?

____

____

____

____

Mit welchen Menschen, Orten und Dingen hängen Ihre Auslöser-Kategorien zusammen?

____

Warum glauben Sie, dass eine oder mehrere der in der vorigen Liste genannten Auslöser-Kategorien *keinen* Einfluss auf Sie haben?

Zu welchen Verhaltensweisen neigen Sie, wenn Sie getriggert werden?

Nennen Sie zwei oder drei Verhaltensweisen, auf die Sie anstelle Ihrer Standard- oder Sofortreaktionen zurückgreifen könnten, wenn Sie getriggert werden.

Viele Borderline-Patienten möchten sich lieber nicht mit ihren Auslösern beschäftigen; doch dadurch wird ihre Persönlichkeitsstörung stärker. Wenn Sie diese Übung zur Bewusstmachung Ihrer Auslöser-Kategorien machen, schwächen Sie Ihre BPS und können sie besser überwinden.

Als Nächstes wollen wir versuchen, diese Auslöser unter Kontrolle zu bringen.

SO BEKOMMEN SIE IHRE AUSLÖSER IN DEN GRIFF

Egal, ob Sie durch innere oder äußere Auslöser oder beides getriggert werden – Sie können diese Trigger unter Kontrolle bekommen. Im ersten Teil dieses Kapitels haben Sie sich Klarheit darüber verschafft, welche Auslöser-Kategorien den stärksten Einfluss auf Sie haben. Diese Informationen werden Sie jetzt nutzen, um diese Trigger, sich selbst und Ihr Umfeld besser zu verstehen.

Umkringeln Sie auf der unten stehenden Skala bitte die Zahl, die dafür steht, wie viel Kontrolle Sie über Ihre inneren und äußeren Auslöser zu haben glauben, und beantworten Sie dann die nachfolgenden Fragen.

0	1	2	3	4	5
Keine	Sehr wenig	Wenig	Ein bisschen	Sehr viel	Hundertprozentige Kontrolle

Welche Aspekte in Bezug auf Sie selbst, Ihre Mitmenschen und Ihr Umfeld haben Sie beim Umkringeln Ihrer Zahl berücksichtigt?

Was hindert Sie daran, Ihre Auslöser besser in den Griff zu bekommen?

____

____

____

____

Wodurch könnten Sie Ihre Auslöser besser unter Kontrolle bringen?

____

____

____

____

Ihre Auslöser in den Griff zu bekommen, ist eine wichtige Voraussetzung für einen besseren Umgang mit Ihrer BPS und letztendlich auch für die Bewältigung dieser Persönlichkeitsstörung. Mithilfe der im Folgenden beschriebenen konstruktiven Reaktionsstrategien können Sie Ihre Reaktionen bewusst steuern, wenn Sie sich wieder einmal getriggert fühlen.

ACHTSAMKEIT

Achtsamkeit ist eine Technik, bei der Sie sich in aller Ruhe auf Ihre körperlichen Empfindungen, Gedanken und Gefühle fokussieren und versuchen, den Drang zu bestimmten Reaktionen, den Sie normalerweise verspüren, wenn Sie getriggert werden, abzuschwächen oder völlig auszuschalten.

Der allererste Schritt dieser Übung besteht darin, einen Gegenstand zu finden, der für Sie einen Wert hat. Das kann zum Beispiel ein glatter oder rauer Stein sein, ein Stofftier, ein besonders schöner Kugelschreiber, Bleistift oder Buntstift, ein Handkreisel – was Sie wollen. Sobald Sie Ihr Objekt identifiziert haben, gehen Sie folgendermaßen vor:

1. Nehmen Sie den Gegenstand in die Hand.
2. Ertasten Sie ihn. Ist er rau, glatt oder weich oder hat er eine andere Oberflächenstruktur?
3. Richten Sie Ihre Aufmerksamkeit nur auf dieses eine Objekt und nichts anderes. Lassen Sie alle Worte, Gedanken und Gefühle aus Ihrem Kopf hinausschweben, als würden sie an Luftballons hängen.
4. Bleiben Sie innerlich präsent, ohne auf diese Worte, Gedanken und Gefühle zu reagieren.
5. Stellen Sie sich nun einen Ihrer Auslöser vor und konzentrieren Sie sich auf die Worte, Gedanken und Gefühle, die dabei in Ihnen aufsteigen; aber reagieren Sie nicht darauf.
6. Stellen Sie sich eine andere Reaktion als Ihre Standardreaktion auf Ihren Auslöser vor, und zwar eine, die positiv, hilfreich und ermutigend ist.
7. Praktizieren Sie diese alternative Reaktion.

DIE »LASS ES RAUS«-LISTE

Die Anwendung einer »Lass es raus«-Liste ist eine hervorragende Technik, um die Energie, die Ihr Auslöser in Ihnen geweckt hat, auf positive, nicht-destruktive Weise abzureagieren.

Erstellen Sie zu diesem Zweck zunächst eine Liste mit allem, was Sie denken und empfinden, wenn Sie getriggert werden. Sobald Sie diese negative Reaktionsenergie zum Ausdruck gebracht haben, können Sie besser mit dem Auslöser umgehen. Sie können diese Liste in Ihrem Smartphone oder Computer abspeichern oder irgendwo aufhängen, wo sie Ihnen vielleicht weiterhelfen kann, wenn Sie gerade getriggert werden.

1. Gehen Sie an einen Ort, an dem Sie allein und ungestört sind (zum Beispiel in Ihr Auto oder in ein anderes Zimmer).
2. Öffnen Sie eine Tabelle oder eine App auf Ihrem Smartphone oder Computer oder nehmen Sie ein Blatt Papier zur Hand.
3. Schreiben oder diktieren Sie alles, was Ihnen zu Ihrem Auslöser einfällt.
4. Überarbeiten Sie Ihre Liste nachträglich nicht mehr. Machen Sie sich keine Gedanken über Rechtschreibung, Grammatik oder Zeitform. Lassen Sie einfach alles raus!
5. Schreiben Sie alles auf Ihre Liste, was Ihnen einfällt. Lassen Sie Ihre Worte, Gedanken und Gefühle ungehemmt fließen.
6. Schreiben Sie so lange weiter, bis Ihnen keine Worte, Gedanken oder Gefühle zu Ihrem Auslöser mehr einfallen.
7. Stellen Sie sich eine andere Reaktion als Ihre Standardreaktion auf diesen Auslöser vor, und zwar eine, die positiv, hilfreich und ermutigend ist.
8. Praktizieren Sie diese alternative Reaktion.

Der Schlüssel zur Überwindung Ihrer BPS liegt darin, dass Sie regelmäßig die Fähigkeit, Ihre Auslöser in den Griff zu bekommen, üben. Denken Sie zum Beispiel an eine Fußballmannschaft: Die Spieler trainieren die ganze Woche über, um sich in ihren Techniken und Fähigkeiten zu vervollkommnen, damit sie sie bei dem großen Spiel am Samstag perfekt beherrschen. Das Gleiche müssen auch Sie tun, um Ihre Persönlichkeitsstörung überwinden zu können. Ihre Auslöser, auf die Sie mit bestimmten ungesunden Verhaltensmustern reagieren, haben sich durch sehr viele Konfrontationen mit Menschen und Situationen entwickelt; also müssen Sie auch die neuen, gesünderen Techniken und Fähigkeiten so oft praktizieren, bis sie Ihnen in Fleisch und Blut übergehen. Wenn Sie regelmäßig üben, werden Sie diese Strategien auch dann beherrschen, wenn Sie sie am dringendsten brauchen – wenn das große Spiel angepfiffen wird.

SCHRITTE ZU INNEREM WACHSTUM

Fassen Sie bitte auf den unten stehenden Leerzeilen zusammen, was Sie in diesem Kapitel gelernt haben, um später darauf aufbauen zu können.

Das Hilfreichste, was ich aus diesem Kapitel gelernt habe, ist:

1. ______________________________

2. ______________________________

3. ______________________________

In folgenden Fähigkeiten möchte ich mich gern üben:

1. ______________________________

2. ______________________________

3. ______________________________

Beim Lesen dieses Kapitels habe ich gedacht:

____

Dadurch ist mir klar geworden, dass

____

____

____

Im nächsten Kapitel werden wir uns mit positiven und negativen Beziehungen beschäftigen, die für Borderline-Patienten oft wichtige Trigger darstellen.

KAPITEL 9

Werden Sie sich über Ihre positiven und negativen Beziehungen klar

Es ist gar nicht so einfach, sich in der komplizierten Welt zwischenmenschlicher Beziehungen zurechtzufinden und sie in den Griff zu bekommen. Obwohl das für uns ein sehr wichtiges Thema ist, fällt es uns manchmal schwer, zwischen positiven und negativen Beziehungen zu unterscheiden.

Wie sehen Sie die Beziehungen in Ihrem Leben? Würden Sie sie als positiv oder negativ einstufen? Die meisten Menschen machen sich viele Gedanken über ihr Beziehungsleben; aber sie sind dabei nie konsequent genug, sondern bleiben lieber in ungesunden, negativen Beziehungen gefangen und übersehen ihre positiven Beziehungen oder lassen sich nur halbherzig darauf ein.

In diesem Kapitel werden Sie herausfinden, welche Menschen Ihnen am nächsten stehen, ob Ihre Beziehungen zu diesen Personen negativ oder positiv sind und warum das so ist. Wir werden auch die feineren Nuancen Ihrer Beziehungen betrachten und feststellen, an welchem Punkt einer Bewertungsskala sie liegen.

Es ist ziemlich schwierig, über Beziehungen nachzudenken und herauszufinden, ob sie einen in negativen Gefühlen und Überzeugungen und in einer Persönlichkeitsstörung gefangen halten. Trotzdem sollten Sie die Fähigkeit entwickeln, die positiven und negativen Menschen und Beziehungen in Ihrem Leben vorurteilsfrei zu betrachten, denn das ist ein wichtiger Schritt zur Überwindung Ihrer BPS.

WIE STEHT ES MIT IHREN BEZIEHUNGEN?

In dieser Übung sollen Sie sich über Ihre negativen und positiven Beziehungen klar werden, indem Sie überlegen, wie nah Sie der jeweiligen Person stehen, welchen Einfluss sie auf Sie hat und wie stark Sie sich mit ihr verbunden fühlen. Vordrucke dieser Arbeitsblätter können Sie unter http://www.newharbinger.com/42730 herunterladen. Bitte denken Sie nicht zu lange über Ihre Auflistung Ihrer Beziehungen nach und machen Sie sich keine Sorgen, dass Sie dabei jemanden vergessen haben könnten! Sie können diese Übung so oft wiederholen und dabei auf jeder Ebene so viele Personen hinzufügen, wie Sie möchten. Nur eines sollten Sie nicht tun: nämlich ein und dieselbe Person sowohl auf dem Arbeitsblatt »Negative, ungesunde Beziehungen« als auch auf dem Arbeitsblatt »Positive, gesunde Beziehungen« eintragen – denn schließlich wollen Sie herausfinden, wer in die eine und wer in die andere Kategorie fällt, um sich ein klareres Bild davon zu verschaffen, welche Auswirkungen die betreffenden Personen auf Ihr Leben haben. Falls Sie sich nicht entscheiden können, wo Sie jemanden einordnen sollen, fragen Sie sich einfach, in welche dieser beiden Kategorien die betreffende Person in Ihrem täglichen Leben am häufigsten fällt. Hat er oder sie eher einen negativen oder positiven Einfluss auf Sie?

Zunächst einmal wollen wir mithilfe des Arbeitsblatts »Welche Menschen spielen in meinem Leben eine Rolle?« ermitteln, wie nah Sie sich bestimmten Personen fühlen. Die Menschen auf der ersten Ebene kennen Sie sehr gut, wissen eine Menge über sie und haben auch schon viele Erfahrungen mit ihnen gemacht. In diesem Feld könnte zum Beispiel ein Kind oder Elternteil, eine Betreuungsperson, ein geliebter Mensch oder Lebensgefährte stehen. Zu diesen Personen haben Sie sehr persönliche – beispielsweise sexuelle oder verwandtschaftliche – Beziehungen oder sind bereits seit vielen Jahren mit ihnen befreundet. Tony hat Meg (seine damalige Freundin) auf dieser ersten Ebene eingeordnet, weil er sich ihr so nah fühlte.

Auf der zweiten Ebene könnten Menschen stehen, mit denen Sie zusammenarbeiten, aber auch enge Freunde, mit denen Sie oft zusammen sind und die einen unmittelbaren Einfluss auf Sie und Ihr Leben ausüben. Tony ordnete seinen Baseballtrainer hier ein, weil er ihn regelmäßig sah und das Gefühl hatte, mit ihm über persönliche Probleme sprechen zu können.

Auf der dritten Ebene werden Sie vielleicht Menschen auflisten, die Sie hin und wieder sehen und mit denen Sie vielleicht auch Gespräche führen – aber ihnen nicht viel über Ihr persönliches Leben und Ihre Gefühle erzählen. Das sind Bekannte, mit denen man nicht so viel Zeit verbringt. Tony nannte als Beispiel hierfür John, einen Freund aus dem Baseballteam, den er nur beim Training und bei Spielen sah.

WELCHE MENSCHEN SPIELEN IN MEINEM LEBEN EINE ROLLE?

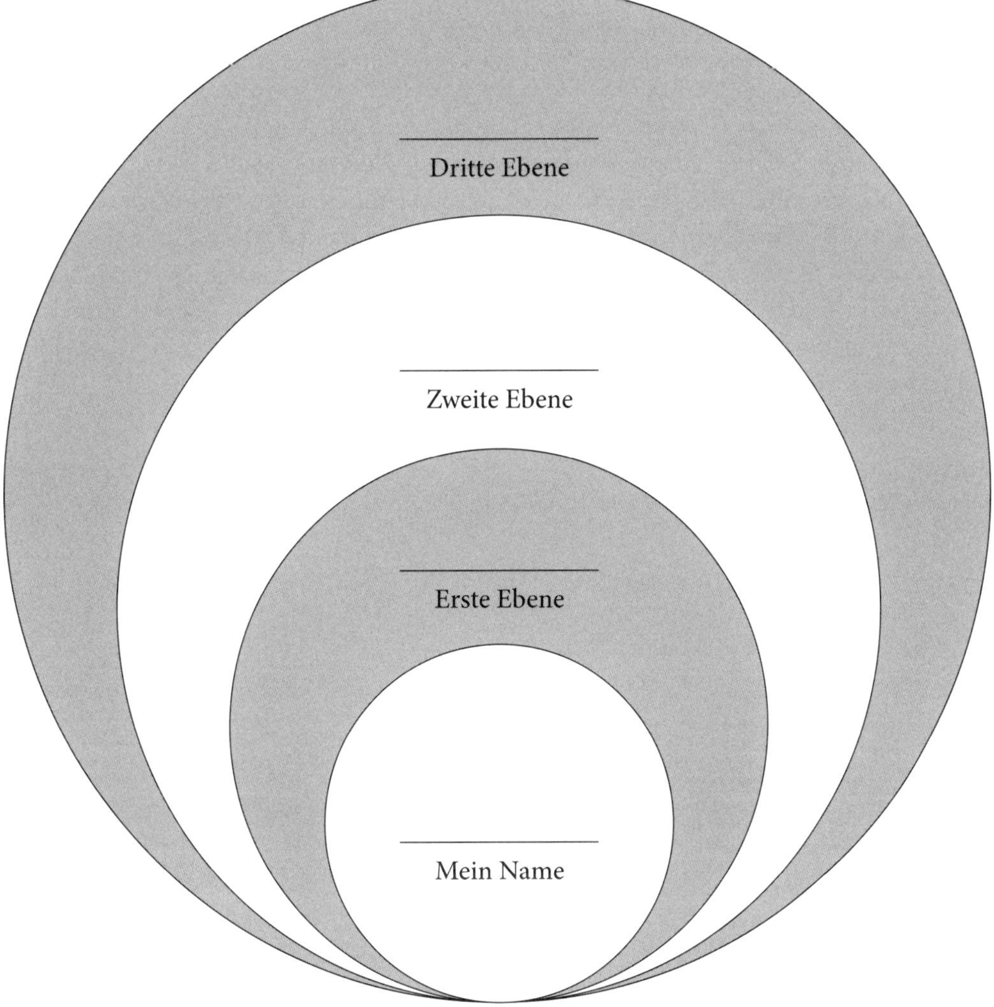

Und nun sollten Sie sich über Ihre negativen, ungesunden Beziehungen klar werden. Sie können dafür Personen aus dem Arbeitsblatt »Welche Menschen spielen in meinem Leben eine Rolle« verwenden oder neue Personen hinzufügen. Die drei Ebenen der Nähe auf dem Arbeitsblatt »Negative, ungesunde Beziehungen« sind dieselben wie bei dem Arbeitsblatt »Welche Menschen spielen in meinem Leben eine Rolle?«, doch diesmal sind Sie auf der Suche nach Personen, die Sie zu Verhaltensweisen treiben, die Sie hinterher bedauern oder bereuen. Diese Menschen wecken in Ihnen Gefühle wie Groll, Ärger oder Wut, was Sie wiederum dazu bringt, Dinge zu tun, die negative Konsequenzen für Sie haben.

Tony hat seine Mutter in dieser ersten Ebene eingeordnet, weil sie einen ungeheuer negativen Einfluss auf sein Leben hatte. In der zweiten Ebene stufte er Pam ein, weil er das Gefühl hatte, dass sie ihn nicht genug liebte oder sich nicht genügend Mühe gab, ihn zu verstehen. Ins dritte Feld trug er Mrs. Stevens – seine Vorgesetzte – ein, denn sie war oft unhöflich zu ihm, verlangte sehr viel von ihm und machte ihn mit ihrem Verhalten immer wieder wütend oder traurig oder frustrierte ihn.

NEGATIVE, UNGESUNDE BEZIEHUNGEN

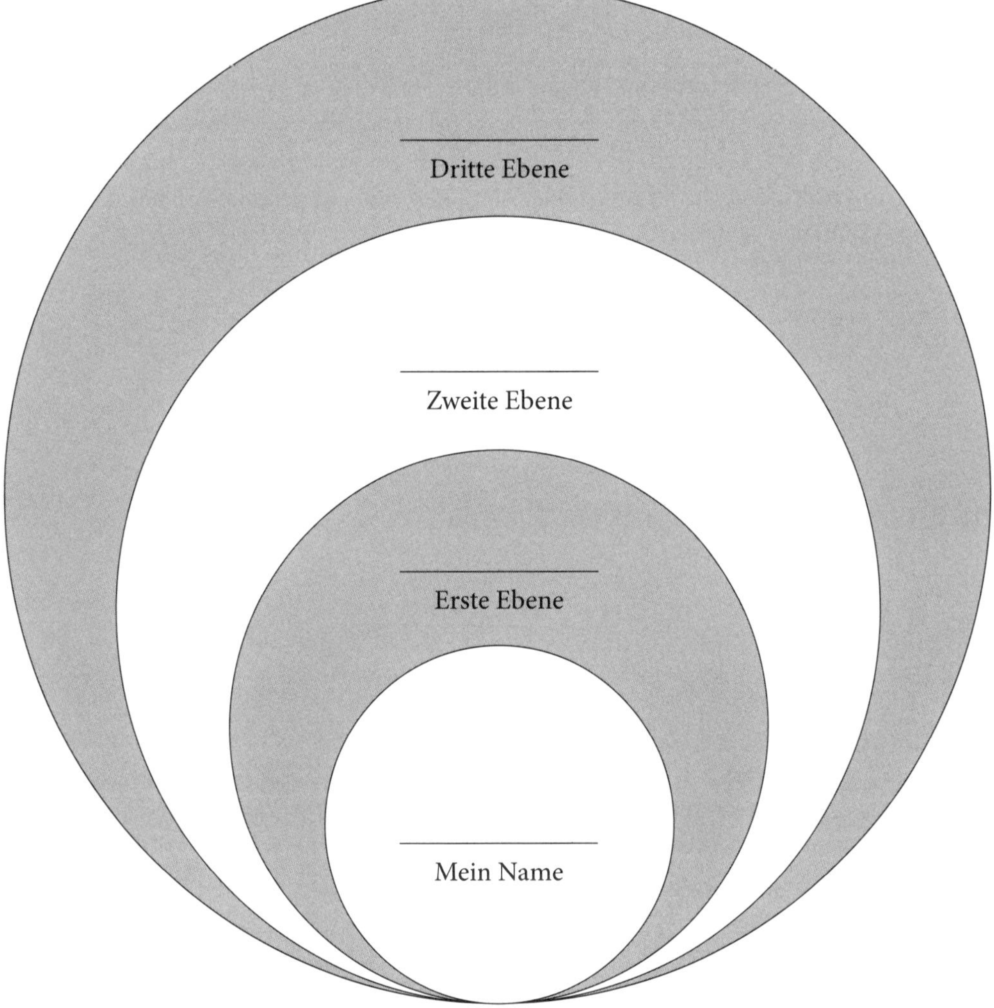

Als Nächstes sollen Sie sich über Ihre gesunden, positiven Beziehungen klar werden. Die Personen, die Sie auf dem Arbeitsblatt »Positive, gesunde Beziehungen« eintragen, sollten Ihnen ein Gefühl der Hoffnung, des Stolzes und der Selbstachtung einflößen. Diese Menschen ermutigen Sie dazu, Dinge zu tun, die gut für Sie sind, und helfen Ihnen bei der Verwirklichung Ihrer Träume.

Auf der ersten Ebene hat Tony Meg aufgeführt, weil er in einer engen Liebesbeziehung zu ihr stand und in sie verliebt war. Im zweiten Feld stand sein Baseballtrainer, der ihn immer wieder dazu ermutigte, sein Bestes zu geben und der beste Mensch zu sein, der er sein konnte. Auf der dritten Ebene nannte Tony Mark, einen lustigen Kollegen, mit dem er sich oft darüber ausließ, wie schrecklich Mrs. Stevens war.

POSITIVE, GESUNDE BEZIEHUNGEN

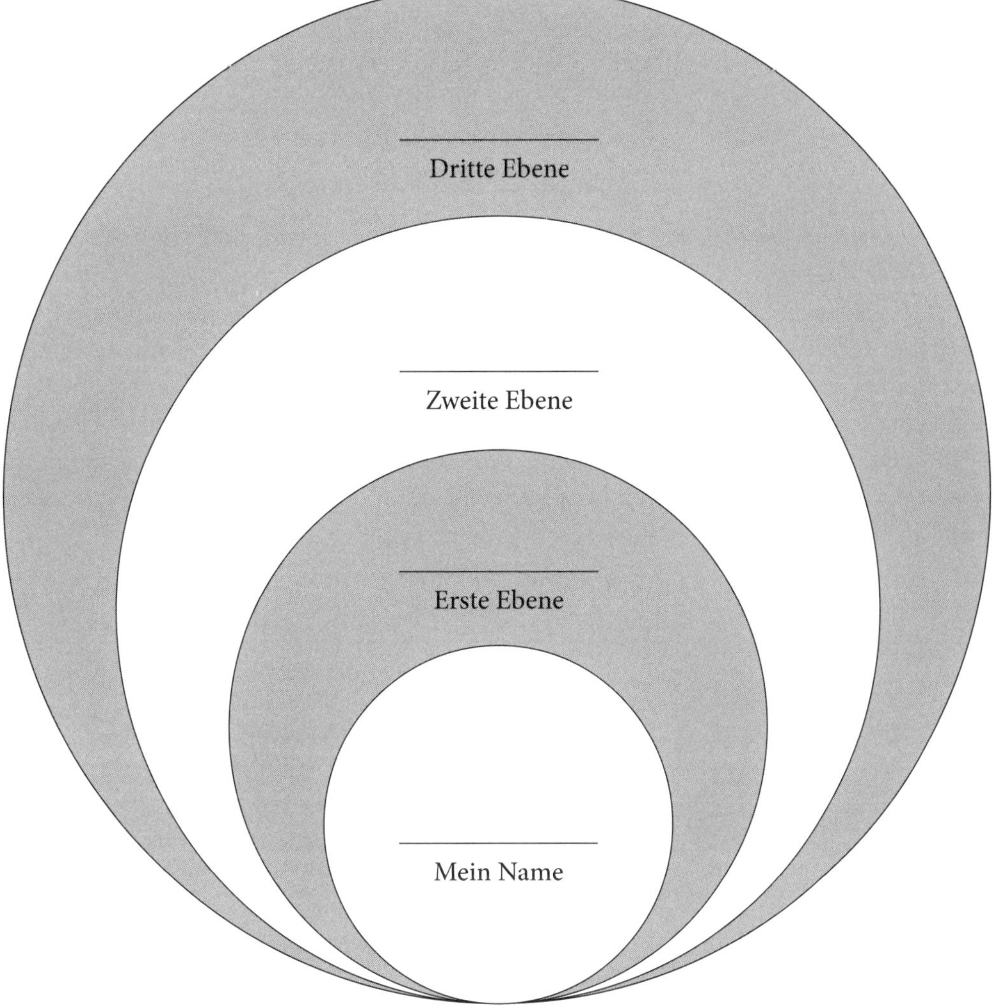

Haben Sie bei dieser Übung festgestellt, dass manche Menschen schwieriger einzuordnen sind als andere? Das kommt häufig vor – vor allem bei Borderline-Patienten. Gerade deshalb ist es so wichtig, diesen Bewertungsprozess zu durchlaufen.

Nachdem Sie sich nun darüber klar geworden sind, wie nah die verschiedenen Menschen, die in Ihrem Leben eine Rolle spielen, Ihnen stehen, sollen Sie herausfinden, aufgrund welcher Faktoren Ihre Beziehungen zu diesen Personen positiv oder negativ sind.

BEZIEHUNGSFAKTOREN

Wenn wir unsere Beziehungen betrachten und darüber nachdenken, ob sie negativ oder positiv sind, müssen wir uns auch überlegen, *warum* sie das sind. Fragen Sie sich: *Was macht meine zwischenmenschlichen Beziehungen negativ oder positiv?* Die Antwort auf diese Frage hängt mit *Beziehungsfaktoren* zusammen – also mit den besonderen Themen oder Problemen und den Lebensumständen, die Sie mit einem anderen Menschen verbinden, und dem Beziehungsumfeld, das Sie beide gemeinsam schaffen. Bitte lesen Sie sich nun die Liste von Beziehungsfaktoren auf der nächsten Seite durch und denken Sie darüber nach, aufgrund welcher besonderen Merkmale und Eigenschaften die in der vorigen Übung aufgelisteten Beziehungen negativ und ungesund oder positiv und gesund für Sie sind.

Positive Beziehungsfaktoren	Negative Beziehungsfaktoren
1. Wir kennen uns sehr gut.	**1.** Ich weiß nicht viel über sie/ihn.
2. Wir können miteinander scherzen, uns necken und lustig sein.	**2.** In unserer Beziehung geht es oft sehr ernst zu, und wir sind beide ziemlich angespannt und verkrampft.
3. Ich respektiere seine/ihre Ideen.	**3.** Er/Sie beschimpft mich.
4. Sie/Er respektiert meine Ideen.	**4.** Sie/Er demütigt mich vor anderen Menschen und auch dann, wenn wir allein sind.
5. Wenn wir nicht einer Meinung sind, respektieren wir uns trotzdem.	**5.** Ich ärgere mich immer wieder über ihn/sie.
6. Ich habe gute Erinnerungen und Gedanken an ihn/sie, wenn wir nicht zusammen sind.	**6.** Ich hatte schon Fantasien darüber, wie sie/er stirbt oder verletzt wird.
7. Ich habe Vertrauen zu ihr/ihm.	**7.** Er/Sie scheint ein Gefühl der Befriedigung aus meinen Schwierigkeiten und Misserfolgen zu ziehen.
8. Ich glaube, dass er/sie mein Bestes will.	**8.** Sie/Er sagt mehr Negatives als Positives über mich.

Positive Beziehungsfaktoren	Negative Beziehungsfaktoren
9. Sie/Er ist stolz und glücklich, wenn für mich alles gut läuft.	**9.** Es gibt mir ein Gefühl der Befriedigung, ihm/ihr in Zeiten der Schwäche oder wenn es ihm/ihr nicht gut geht, obendrein noch einen Tritt zu versetzen.
10. Wir sagen uns normalerweise mehr Positives als Negatives.	**10.** Ich halte sie/ihn für dumm.
11. Ich kenne seine/ihre Wünsche und Träume, und er/sie kennt meine.	**11.** Ich fühle mich physisch nicht sicher bei ihm/ihr.
12. Es macht mir nichts aus, mich in ihrer/seiner Gegenwart verletzlich zu zeigen.	**12.** Ich fühle mich emotional nicht sicher bei ihr/ihm.
13. Ich kann ihm/ihr meine wahren Gefühle zeigen.	**13.** Ich verberge meine wahren Gefühle vor ihm/ihr.
14. Wir beschimpfen uns gegenseitig nicht, wenn wir Streit miteinander haben.	**14.** Wenn wir Streit miteinander haben, beschimpfen wir uns gegenseitig, um einander zu verletzen.
15. Ich ermutige sie/ihn dazu, ihre/seine Träume zu verfolgen und Erfolg zu haben.	**15.** Ich habe ihn/sie schon einmal geschlagen.
16. Ich verdrehe nicht die Augen, wenn er/sie etwas sagt oder tut, und schimpfe auch nicht mit ihm/ihr.	**16.** Sie/Er hat mich schon einmal geschlagen.
17. Wir können auch in stressigen Situationen gut zusammenarbeiten.	**17.** Er/Sie hat mich schon einmal in eine peinliche Situation gebracht.
18. Wir treffen uns und schütten uns gegenseitig unser Herz aus, wenn wir Stress haben.	**18.** Wenn wir unter Stress stehen, machen wir die Situation noch schlimmer, als sie eigentlich ist.
19. Ich kenne ihre/seine positiven Eigenschaften.	**19.** Ich betrachte sie/ihn als »Mülleimer« für meine negativen Emotionen.
20. Ich kann einige positive Eigenschaften aufzählen, die ich bei unseren gemeinsamen Kindern sehe oder gern sehen würde.	**20.** Er/Sie betrachtet mich als »Mülleimer« für seine/ihre negativen Emotionen.
21. Er/Sie gibt mir Selbstvertrauen.	**21.** Sie/Er hat mehr negative als positive Eigenschaften.
22. Wir haben Spaß zusammen.	**22.** Ich fühle mich unsicherer und habe weniger Selbstvertrauen, wenn ich mit ihm/ihr zusammen bin.
23. Sie/Er ist stets liebevoll, begeisterungsfähig und leidenschaftlich, wenn wir zusammen sind.	**23.** Wenn wir miteinander intim sind, warte ich insgeheim immer nur darauf, dass es endlich vorbei ist.
24. Er/Sie kann sich in meiner Gegenwart verletzlich zeigen.	**24.** Ich habe Ressentiments gegen sie/ihn.
25. Ich habe das Gefühl, dass sie/er mich zu schätzen weiß.	**25.** Ich habe das Gefühl, sie/er hasst mich.

Positive Beziehungsfaktoren	Negative Beziehungsfaktoren
26. Ich habe das Gefühl, dass er/sie mich bewundert.	**26.** Ich habe kein Vertrauen zu ihm/ihr.
27. Ich habe das Gefühl, dass wir ein gutes Team sind.	**27.** Er/Sie hat mich schon einmal bestohlen.
28. Sie/Er ist einfühlsam und hat Verständnis für meine Vergangenheit.	**28.** Durch sie/ihn habe ich mehr Probleme in meinem Leben als vorher.
29. Ich glaube, dass er/sie seine/ihre Probleme und Schwierigkeiten überwinden kann.	**29.** Ich habe das Gefühl, dass wir zu verschiedene Lebensziele verfolgen.
30. Ich glaube, sie/er will mir wirklich helfen, gesund zu werden und in meinem Leben weiterzukommen.	**30.** Es macht mir keinen Spaß, mit ihm/ihr zusammen zu sein.
31. Ich bin gern mit ihm/ihr zusammen.	**31.** Ich halte sie/ihn für eine(n) Versager(in).
32. Ich glaube, sie/er ist gern mit mir zusammen.	**32.** Er/Sie zeigt mir wenig bis gar kein Mitgefühl oder Anteilnahme.
33. Ich weiß, was ihn/sie glücklich macht.	**33.** Ich würde meine Zeit lieber mit jemand anderem verbringen.
34. Sie/Er weiß, was mich glücklich macht.	**34.** Ich habe das Gefühl, nur deshalb immer wieder mit ihr/ihm zusammen zu sein, weil ich es muss.
35. Ich möchte, dass er/sie glücklich ist.	**35.** Es ist mir egal, ob er/sie glücklich ist.
36. Sie/Er ist mir eine Hilfe, wenn ich das Gefühl habe, nicht mehr weiterzukönnen.	**36.** Ich fühle mich von ihr/ihm nicht unterstützt oder ermutigt.
37. Ich habe das Gefühl, dass er/sie auf mich hört.	**37.** Er/Sie schenkt mir wenig bis gar keine Aufmerksamkeit.
38. Ich glaube, dass ich ihr/ihm wichtig bin.	**38.** Ich fühle mich von ihr/ihm misshandelt.
39. Wenn wir intim miteinander sind, fühle ich mich sehr eng mit ihm/ihr verbunden.	**39.** Ich wünschte, er/sie würde einfach weggehen.
40. Ich kann mir eine gesunde Zukunft mit ihr/ihm vorstellen.	**40.** Ich kann mir keine gesunde, konstruktive Zukunft mit ihr/ihm vorstellen.

Und jetzt sind Sie an der Reihe, darüber nachzudenken, welche Faktoren in Ihren Beziehungen eine Rolle spielen! Tragen Sie in der unten stehenden Übung den Namen einer Person aus einem Ihrer Beziehungskreise ein und zählen Sie auf, welche Faktoren diese Beziehung zu etwas Positivem oder Negativem machen. Bei dieser Übung sollen Sie beide Seiten – das Positive und das Negative – genau betrachten, um erkennen zu können, warum diese Beziehung für Sie ungesund oder gesund ist. Ungesunde Beziehungen bestärken Sie oft in den negativen Überzeugungen, Denk- und Verhaltensmustern Ihrer Persönlichkeitsstörung, während gesunde Beziehungen diese Muster schwächen. In der Zusammenfassung zu Teil 2 dieses Buches unter http://www.newharbinger.com/42730 können Sie sich ein Blankoformular dieses Arbeitsblatts herunterladen und diese Übung für so viele Beziehungen durchführen, wie Sie möchten.

POSITIVE UND NEGATIVE ASPEKTE MEINER BEZIEHUNG

Name ______________________________

Positive Beziehungsfaktoren	**Negative Beziehungsfaktoren**
1. ______________	1. ______________
______________	______________
2. ______________	2. ______________
______________	______________
3. ______________	3. ______________
______________	______________
4. ______________	4. ______________
______________	______________
5. ______________	5. ______________
______________	______________
6. ______________	6. ______________
______________	______________

Name ______________________________

Positive Beziehungsfaktoren	Negative Beziehungsfaktoren
1. ____________	1. ____________
2. ____________	2. ____________
3. ____________	3. ____________
4. ____________	4. ____________
5. ____________	5. ____________
6. ____________	6. ____________

Name ____

Positive Beziehungsfaktoren	Negative Beziehungsfaktoren
1. ____________________	1. ____________________
____________________	____________________
2. ____________________	2. ____________________
____________________	____________________
3. ____________________	3. ____________________
____________________	____________________
4. ____________________	4. ____________________
____________________	____________________
5. ____________________	5. ____________________
____________________	____________________
6. ____________________	6. ____________________
____________________	____________________

Nachdem Sie nun ein besseres Verständnis für Ihre negativen und positiven Beziehungen und die dahinterstehenden Faktoren entwickelt haben, sollten Sie sich darüber klar werden, an welchem Punkt diese Beziehungen auf einer Bewertungsskala liegen.

BEWERTEN SIE IHRE BEZIEHUNGEN ANHAND EINER SKALA!

Positive Beziehungen sind liebevoll und vertrauensvoll, unterstützen Sie und geben Ihnen Kraft. Solche Beziehungen geben Ihnen auch ein Gefühl der Selbstsicherheit: Sie fühlen sich wohl als der Mensch, der Sie sind. In negativen Beziehungen dagegen fühlt man sich allein, verletzt, unsicher und verwirrt und hat keine gute Meinung von sich selbst.

Borderline-Patienten führen normalerweise mehr negative als positive Beziehungen. Wenn Sie Ihre Persönlichkeitsstörung überwinden, werden Sie lernen, positive Beziehungen zu pflegen und einen Nutzen daraus zu ziehen.

Doch es ist nicht immer so einfach herauszufinden, welche Beziehung positiv und welche negativ ist, denn Beziehungen sind eine Mischung aus positiven und negativen Aspekten. Ansonsten wäre es ja auch kinderleicht, positive Beziehungen zu erkennen und daran festzuhalten und die negativen Beziehungen zu beenden! Doch leider fallen Beziehungen in eine Grauzone, wie Sie in der unten stehenden Übung gleich sehen werden. In einer vollkommen ausgewogenen Beziehung würde ein Gleichgewicht zwischen positiven und negativen Faktoren bestehen. Doch nur sehr wenige Beziehungen sind so ausgewogen; das heißt, die meisten tendieren entweder in eine positive oder negative Richtung. Es kann sehr frustrierend, verwirrend und beängstigend sein, sich über den Grauzonencharakter von Beziehungen klar zu werden und damit zu leben – vor allem für Borderline-Patienten. Vielleicht hätten Sie lieber Beziehungen, die entweder schwarz oder weiß sind. Der Versuch, Ihre Beziehungen in solche Schubladen einzuordnen, gehört zu Ihrer Persönlichkeitsstörung und erhält sie aufrecht.

Tony dachte über seine Beziehung zu seiner Mutter nach und stieß dabei auf die verwirrende Grauzone, von der wir gerade gesprochen haben: Denn einerseits hatte die Mutter ihm in seiner Kindheit Nahrung und Schutz geboten, doch andererseits hatte sie ihn verbal und emotional misshandelt. Diese Realität zwang Tony dazu, sich mit der Frage auseinanderzusetzen, wie er seine Beziehung zu ihr beschreiben sollte. Letzten Endes kam er zu dem Ergebnis, dass es sich dabei um eine sehr negative Beziehung handelte (siehe Abbildung 10).

Name der Person: Mama

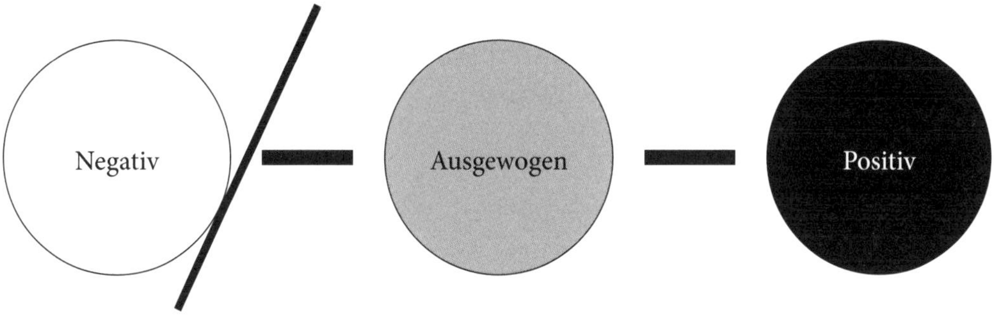

Abbildung 10

Schreiben Sie nun in die Beziehungsskala auf der nächsten Seite (Abbildung 11) die Namen von drei Personen, zu denen Sie eine Beziehung haben. Dabei kann es sich um Personen handeln, die bereits in den vorigen beiden Übungen vorgekommen sind – beispielsweise ein Familienmitglied oder Kind, ein Liebespartner oder Arbeitskollegen –, aber auch um jemanden, den Sie bisher noch nicht erwähnt haben. Denken Sie darüber nach, an welchem Punkt auf der Skala diese Beziehung Ihrer Meinung nach einzuordnen ist, und machen Sie an dieser Stelle einen Schrägstrich. Dieser Strich muss sich nicht *in* einem der drei Kreise befinden. Wie bereits erwähnt, sind die meisten Beziehungen nicht nur schwarz oder weiß, sondern fallen in eine Grauzone zwischen diesen beiden Extremen. Unter http://www.newharbinger.com/42730 können Sie sich ein Blankoformular dieser Skala herunterladen und diese Übung für so viele Beziehungen durchführen, wie Sie möchten.

BEZIEHUNGSSKALA

Name der Person: ____________________

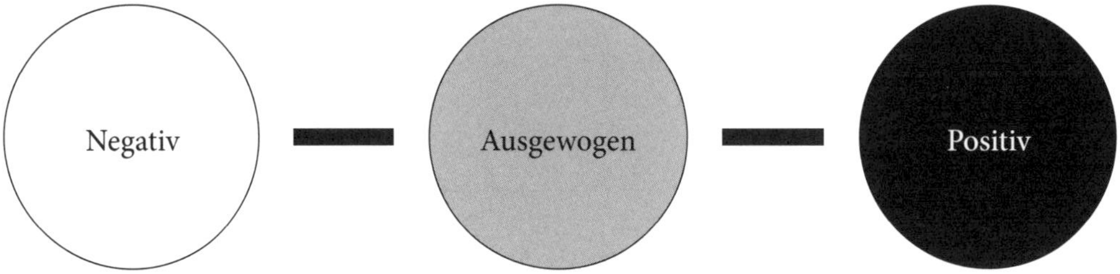

Name der Person: ____________________

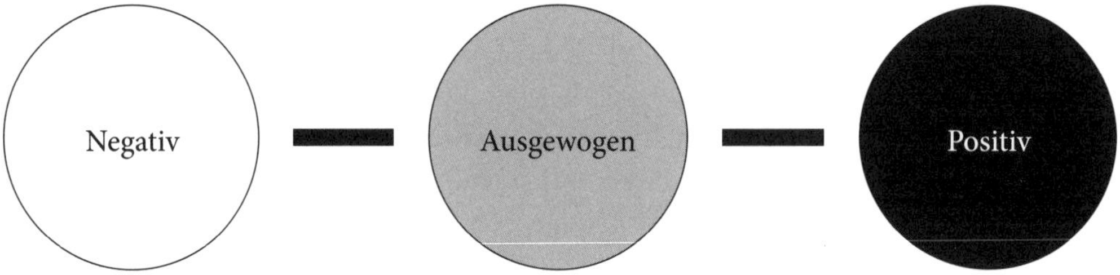

Name der Person: ____________________

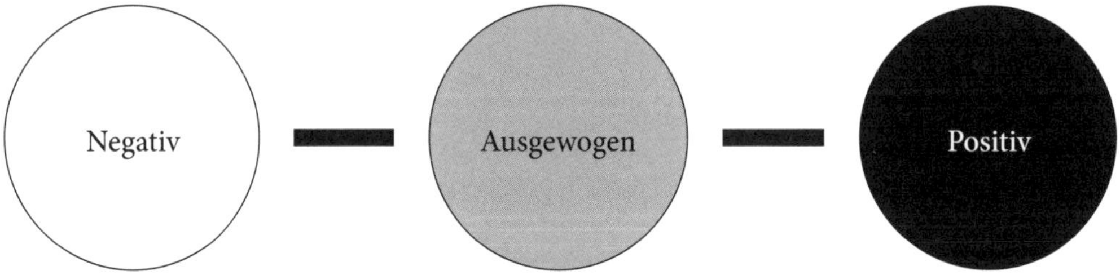

Abbildung 11

Beantworten Sie nun die unten stehenden Fragen zur Selbsterforschung und behalten Sie dabei im Hinterkopf, wie Sie Ihre drei Beziehungen auf der Skala bewertet haben.

Was könnten Sie tun, um Ihre Beziehungen weniger negativ zu gestalten?

____

____

____

____

Was könnten Sie tun, um Ihre Beziehungen positiver zu gestalten?

____

____

____

____

Tony neigte zu Verhaltensweisen, die ihn in schwierigen und missbräuchlichen Beziehungen gefangen hielten. Er fühlte sich überfordert und einsam und hatte das Gefühl, seine Persönlichkeitsstörung nie überwinden zu können. Oft empfand er seine Einstellung zu sich selbst und seinem Verhalten als verwirrend und glaubte, nichts daran ändern zu können, wie er sich und seine Mitmenschen behandelte; und er begriff auch nicht, warum das so war. Doch als er über sein Beziehungsleben nachdachte, wurde ihm klar, dass er Beziehungen zu Menschen aufrechterhielt, die ihm nicht guttaten, und dass ihn das in einem gefährlichen, selbstzerstörerischen Teufelskreis festhielt, in dem er von der Liebe und Zuwendung anderer Menschen abhängig war. Mithilfe der Übungen in diesem Kapitel konnte Tony sich darüber klar werden, welche Menschen in seinem Leben ihn innerlich aufbauten und dazu ermutigten, sich weiterzuentwickeln, und zu welchen er eine gesunde Beziehung hatte.

Denken Sie daran, dass sich die meisten Beziehungen in einer Grauzone bewegen: Das heißt, sie sind weder hundertprozentig gut noch hundertprozentig schlecht. Der wichtigste Faktor in all Ihren Beziehungen sind Sie selbst, und das ist auch gut so: Sie sind derjenige, der Ihre Beziehungen aufrechterhalten und immer weiter ausbauen kann; Sie können auch entscheiden, negative Beziehungen entweder zu verändern oder zu beenden. Negative Beziehungen zu verändern, bedeutet nicht, die negativen Seiten einer solchen Beziehung zu akzeptieren oder Kompromisse einzugehen; man sollte vielmehr versuchen, sie durch mehr positive Aspekte zu bereichern. Falls Sie sich für diesen Weg entscheiden, sollten Sie wissen, dass es nicht in allen Beziehungen möglich ist, diese positiven Seiten zu fördern und auszubauen. Genau das sind die Beziehungen, die Sie beenden sollten! Ihre Persönlichkeitsstörung fühlt sich in diesen negativen Beziehungen wohl, weil sie ihr Nahrung geben – und Ihre BPS hat immer Hunger. Mein Arbeitsbuch will Ihnen bei der Überwindung dieser Störung helfen, und dafür ist die Beendigung negativer Beziehungen eine sehr wichtige Voraussetzung.

SCHRITTE ZU INNEREM WACHSTUM

Fassen Sie bitte in den unten stehenden Leerzeilen zusammen, was Sie in diesem Kapitel gelernt haben, um später darauf aufbauen zu können.

Das Hilfreichste, was ich aus diesem Kapitel gelernt habe, ist:

1. ______________________________

2. ______________________________

3. ______________________________

In folgenden Fähigkeiten möchte ich mich gern üben:

1. ______________________________

2. ______________________________

3. ______________________________

Beim Lesen dieses Kapitels habe ich gedacht:

____

Dadurch ist mir klar geworden, dass

____

____

____

Sie haben es nun bis zum Ende von Teil 2 dieses Arbeitsbuchs geschafft! Ihre innere Bereitschaft, Ihre Persönlichkeitsstörung zu überwinden, ist stärker geworden, und Sie haben auch schon erste Schritte dazu unternommen. Das ist eine großartige Leistung! Um das Gelernte zu verfestigen, können Sie sich unter http://www.newharbinger.com/42730 eine Zusammenfassung der Konzepte, Aktivitäten und Übungen aus Teil 2 dieses Arbeitsbuchs herunterladen. Ich empfehle Ihnen dringend, diese Zusammenfassung gründlich durchzuarbeiten, bevor Sie mit Teil 3 weitermachen.

Sie haben die ersten beiden Teile dieses Arbeitsbuchs nun abgeschlossen. Gute Arbeit! Jetzt ist es an der Zeit, die negativen Überzeugungen, Denk- und Verhaltensmuster anzugehen und zu verändern, die Ihnen Probleme bereiten und Ihnen Steine in den Weg legen. Bevor wir weitermachen, gönnen Sie sich bitte eine Pause und belohnen Sie sich mit irgendetwas Positivem, das Ihnen Freude macht. Ich belohne mich gerne mit einem Stück Käsekuchen – und Sie?

TEIL 3

Negative Denk- und Verhaltensmuster einer Borderline-Persönlichkeitsstörung analysieren und verändern

KAPITEL 10

Befreien Sie sich von den Fesseln Ihrer emotionalen Knöpfe!

In diesem Kapitel werden Sie lernen, sich von Ihren *emotionalen Knöpfen* zu befreien – jenen Menschen und Situationen, die Sie innerlich bis ins Mark treffen, bei denen wieder alle negativen Gedanken, Gefühle und Erinnerungen aus der Vergangenheit in Ihnen hochkommen und Sie sich wie in ein früheres Erlebnis zurückversetzt fühlen. In diesem Kapitel wollen wir den Ursachen dieser emotionalen Knöpfe nachgehen und herausfinden, welchen Einfluss sie auf Ihre heutigen Gedanken, Gefühle und Erinnerungen haben; und Sie werden lernen, wie man sie unter Kontrolle bringt und vernünftig darauf reagiert.

EMOTIONALE KNÖPFE: SIE SIND TIEF IN IHRER VERGANGENHEIT VERWURZELT

Vielleicht haben Sie das Gefühl, dass emotionale Knöpfe genau das Gleiche sind wie Auslöser (siehe Kapitel 8). Tatsächlich haben Auslöser insofern Ähnlichkeit mit emotionalen Knöpfen, als sie Ihre Sichtweise der Welt und Ihre Reaktionen darauf verzerren; aber emotionale Knöpfe rühren von bestimmten Situationen oder Ereignissen aus der Vergangenheit her, die Ihre heutige Sicht der Welt und Ihre Reaktionen darauf geprägt haben. Solche Knöpfe haben ihren Ursprung in einem tieferen Bereich Ihrer Persönlichkeit, und wenn sie gedrückt werden, ist der emotionale Drang, darauf zu reagieren, stärker als bei einem Auslöser. Durch wiederholte Reaktionen auf emotionale Knöpfe entstehen Muster aus negativen Überzeugungen und Verhaltensweisen, die Ihnen in allen Bereichen Ihres Lebens Probleme bereiten.

Bettys emotionale Knöpfe reichen bis in ihre Kindheit zurück. Damals ließ ihre Mutter sie oft allein zu Hause, wenn sie ausging, oder sperrte sie in ihrem Zimmer ein, wenn sie Männer mit nach Hause brachte. Betty wurde also nicht nur in riskanten Situationen allein gelassen und musste sich selbst um die Erfüllung ihrer Bedürfnisse kümmern, sondern ihre Mutter gab auch immer wieder anderen Menschen den Vorzug, wenn ihre Tochter Sehnsucht nach einer engen emotionalen Verbindung zu ihr hatte. Das führte dazu, dass Betty sich verlassen und innerlich leer fühlte.

Mit der Zeit entwickelten sich diese Gefühle bei ihr zu emotionalen Knöpfen. Wenn diese Knöpfe gedrückt wurden, verletzte Betty sich selbst oder andere Menschen in dem Versuch, ihre Bedürfnisse zu befriedigen und gegen ihr Gefühl der Einsamkeit und Verlassenheit anzukämpfen. Sie verfiel in dysfunktionale Verhaltensmuster, um mit dem Schmerz des Verlassenheitsgefühls und der Missachtung fertigzuwerden. Mit der Zeit verzerrte sich ihre Sicht der Welt dadurch, und sie neigte dazu, ihre heutigen Situationen und Lebensumstände durch die Linse ihrer einsamen Vergangenheit zu betrachten, in der ihre Bemühungen um Erfüllung ihrer Bedürfnisse immer wieder gescheitert waren.

Als einige von Bettys Freunden beispielsweise nicht schnell genug auf ihre SMS antworteten, ritzte sie sich in die Arme. Als ihr Freund einmal nicht pünktlich kam, begann sie im Internet nach einem neuen Partner zu suchen. Hätte sie diese Situationen aus einer realistischeren Perspektive betrachtet, so wäre ihr klar geworden, dass ihre SMS wegen schlechtem Handyempfang nicht bei ihren Freunden angekommen waren und dass ihr Partner sich verspätete, weil er im Stau stand und sie nicht benachrichtigen konnte, weil sein Handyakku leer war. Als er dann bei ihr eintraf und sah, dass sie online nach einem Date suchte, bekamen die beiden Streit miteinander und er ging sehr wütend weg, sodass Betty sich noch verlassener fühlte und unter einem noch stärkeren Gefühl innerer Leere litt.

Wenn emotionale Knöpfe gedrückt werden, fühlt sich das wie ein Nebel an, der sich über Ihre Sinne legt und Sie dazu bringt, die Gegenwart falsch zu interpretieren und sich bei Ihren Reaktionen nur noch von der Vergangenheit leiten zu lassen. Sie verspüren einen starken emotionalen Drang zu reagieren, weil Sie in diesem Augenblick nicht in der Gegenwart leben, sondern in Ihren Erinnerungen an die Vergangenheit gefangen sind.

MACHEN SIE SICH IHRE REAKTIONEN AUF IHRE EMOTIONALEN KNÖPFE BEWUSST!

Um sich nicht von Ihren emotionalen Knöpfen triggern zu lassen, müssen Sie herausfinden,

- mit welchen Gedanken, Gefühlen und Erinnerungen sie einhergehen, welche Denk- und Verhaltensmuster sie in Ihnen auslösen
- und aus welchen früheren Erfahrungen sie entstanden sind.
- Und Sie müssen sich die Frage stellen, wie diese Erfahrungen Sie in Ihrem heutigen Leben beeinflussen und wie Sie Ihre Zukunft sehen.

Weil Sie so blitzschnell reagieren, wenn Ihre Knöpfe gedrückt werden, fällt Ihnen vielleicht gar nicht auf, dass dabei eine ganze Kette von Reaktionen in Ihnen abläuft. Je besser Sie die einzelnen Elemente dieser Sequenz aufschlüsseln und identifizieren können, umso leichter wird es Ihnen gelingen, sie in den Griff zu bekommen. Die folgenden Übungen sollen Ihnen dabei helfen.

Nehmen Sie sich Zeit für diese Übungen – wenn es sein muss, beschäftigen Sie sich ruhig mehrere Tage lang immer wieder damit. In dieser Zeit werden Sie einige sehr hilfreiche Informationen erhalten, die Ihnen bei der Überwindung Ihrer Persönlichkeitsstörung weiterhelfen können. In der Zusammenfassung zu Teil 3 dieses Arbeitsbuchs unter http://www.newharbinger.com/42730 können Sie sich die komplette Sequenz dieser Arbeitsblätter herunterladen.

Versuchen Sie sich darüber klar zu werden, in welchen Situationen Ihre emotionalen Knöpfe gedrückt werden. Was passiert heute in Ihrem Leben, das Sie aus der Fassung bringt und Ihnen das Gefühl gibt, als wären Sie jünger und befänden sich in irgendeiner Situation aus der Vergangenheit? Versuchen Sie, möglichst viele solcher Situationen zu benennen. Zur Veranschaulichung wollen wir wieder mit einem Beispiel von Betty beginnen.

Meine emotionalen Knöpfe werden gedrückt: *Wenn meine Freunde nicht auf meine SMS antworten. Wenn mein Freund zu spät kommt und mich nicht telefonisch benachrichtigt. Wenn die Menschen nicht auf mich reagieren, wann und wie ich es von Ihnen erwarte.*

Meine emotionalen Knöpfe werden gedrückt, wenn:

____

____

____

____

Die Situationen, die Sie oben aufgelistet haben, sind Ihre emotionalen Knöpfe. Nun, da Sie diese Auslöser identifiziert haben, wollen wir uns überlegen, mit welchen Gedanken, Gefühlen und Erinnerungen sie einhergehen.

Fragen Sie sich, welche Gedanken, Gefühle und Erinnerungen in Ihnen aufsteigen. Beschreiben Sie bitte in den unten stehenden Leerzeilen die Gedanken, Gefühle und Erinnerungen, die Ihnen durch den Kopf gehen, wenn Ihre emotionalen Knöpfe gedrückt werden, so genau wie möglich. Denken Sie daran, Ihre Antworten nicht nachträglich zu bearbeiten! Sie sammeln hier lediglich Informationen.

Wir wollen wieder mit einem Beispiel von Betty beginnen.

Emotionaler Knopf: *Meine Freunde antworten nicht auf meine SMS, oder mein Freund kommt nicht zum vereinbarten Zeitpunkt.*

Was denke ich dann? *Keiner kümmert sich um mich. Niemandem liegt etwas an mir. Ich bin nutzlos – ich bin anderen Menschen nicht mal eine SMS oder einen Anruf wert.*

Was empfinde ich dann? *Ich fühle mich allein, verlassen, vergessen, unwichtig, und mich überkommt ein Gefühl innerer Leere.*

Welche Erinnerungen weckt das in mir? *Das erinnert mich daran, wie meine Mutter mich früher immer allein zu Hause gelassen oder in meinem Zimmer eingesperrt hat, wenn sie mit einem ihrer Freunde zusammen war.*

Jetzt sind Sie dran:

Emotionaler Knopf:

____

____

____

Was denke ich dann?

____

Was empfinde ich dann?

Welche Erinnerungen weckt das in mir?

Emotionaler Knopf:

Was denke ich dann?

Was empfinde ich dann?

Welche Erinnerungen weckt das in mir?

Emotionaler Knopf:

Was denke ich dann?

Was empfinde ich dann?

Welche Erinnerungen weckt das in mir?

Nun versuchen Sie, sich darüber klar zu werden, welche negativen Überzeugungen, Denk- oder Verhaltensmuster diese emotionalen Knöpfe in Ihnen aktivieren. Das können zum Beispiel äußere Reaktionen gegenüber anderen Menschen sein (schreien, mit Gegenständen werfen, auf Wände oder andere Menschen einschlagen usw.), aber auch innere Reaktionen, beispielsweise Drogen nehmen oder Alkohol trinken, sich selbst verletzen, schlecht über sich selbst reden usw.

Hier wieder ein Beispiel von Betty:

Emotionaler Knopf: *Meine Freunde antworten nicht auf meine SMS, oder mein Freund kommt nicht zum vereinbarten Zeitpunkt.*

Welche Überzeugungen weckt das in mir? *Ich bin überzeugt davon, dass ich immer allein sein werde und kein Mensch jemals etwas mit mir zu tun haben will.*

Wie verhalte ich mich dann? *Ich schreibe eine wütende SMS an meine Freunde, die mich meiner Meinung nach ignorieren, oder ritze mich in die Arme. Und wenn mein Freund sich verspätet und nicht anruft, gehe ich vielleicht aus und suche nach Abenteuern, ohne dabei auf »safer sex« zu achten.*

Welches Muster steckt dahinter? *Immer wenn ich mich allein gelassen und innerlich leer fühle, tue ich irgendetwas Selbstzerstörerisches: Ich ritze mich oder habe ungeschützten Sex und betrüge meinen Freund.*

Nun sind Sie dran:

Emotionaler Knopf:

____

____

Welche Überzeugungen weckt das in mir?

____

____

____

Wie verhalte ich mich dann?

____

____

____

Welches Muster steckt dahinter?

____

____

Emotionaler Knopf:

Welche Überzeugungen weckt das in mir?

Wie verhalte ich mich dann?

Welches Muster steckt dahinter?

Emotionaler Knopf:

Welche Überzeugungen weckt das in mir?

Wie verhalte ich mich dann?

Welches Muster steckt dahinter?

Versuchen Sie sich über die Zusammenhänge zwischen Ihren emotionalen Knöpfen und Ihrer Vergangenheit, Gegenwart oder Zukunft klar zu werden. Wenn Sie sich die Zusammenhänge zwischen Ihrem früheren seelischen Schmerz und Ihrem jetzigen Verhalten bewusst machen, werden Sie besser verstehen, was Sie zu negativen Überzeugungen oder zu den destruktiven Denk- und Verhaltensmustern treibt, die Ihre BPS so lange aufrechterhalten haben. Wenn Sie die Zusammenhänge zwischen Ihrem früheren Kummer, Ihrem jetzigen Verhalten und Ihren Erwartungen für die Zukunft durchschauen, können Sie Ihre emotionalen Knöpfe in den Griff bekommen: Dann können Sie in solchen Situationen kurz innehalten und sich vornehmen, nicht in spontane, ungesunde Standardreaktionsmuster zu verfallen. Doch zunächst einmal müssen Sie wissen, was hinter Ihren emotionalen Knöpfen steckt.

Sehen wir uns das bei Betty an:

Durch diese Übung ist Betty klar geworden, dass ihre Angst vor dem Verlassenwerden und ihr Gefühl innerer Leere mit der Vernachlässigung zusammenhingen, die sie als Kind erlebt hatte (Vergangenheit). Diese Angst und dieses Gefühl beeinflussten sie in ihrer Wahrnehmung der Absichten ihrer Freunde und ihres Partners (Gegenwart). Ihre wiederholte Erfahrung der Verlassenheit und inneren Leere bestärkte sie in ihrer Überzeugung, dass sie für immer allein sein würde und niemand sie jemals respektvoll behandeln würde (Zukunft). Hier ihre Antworten auf diesen Teil der Übung:

Emotionaler Knopf: *Meine Freunde antworten nicht auf meine SMS, oder mein Freund kommt nicht zum vereinbarten Zeitpunkt.*

Wie hängt dieser emotionale Knopf mit meiner Vergangenheit zusammen? *Früher fühlte ich mich immer verlassen und hatte ein Gefühl innerer Leere, wenn meine Mutter ihre eigenen Bedürfnisse über meine stellte – was sie fast immer tat.*

Wie hängt dieser emotionale Knopf mit meiner Gegenwart zusammen? *Ich fühle mich verlassen und habe ein Gefühl innerer Leere, wenn meine Freunde und mein Partner mich im Stich lassen, oder wenn ich glaube, dass sie mich im Stich lassen, obwohl das gar nicht immer der Fall ist.*

Wie hängt dieser emotionale Knopf mit meiner Zukunft zusammen? *Ich bin mir so sicher, dass das immer so sein wird. Warum sollte sich daran etwas ändern? Wie könnte sich jemals etwas daran ändern?*

Und nun wollen wir herausfinden, wie Ihre emotionalen Knöpfe mit Ihrer Vergangenheit zusammenhängen, sich auf Ihre Gegenwart auswirken und Ihre Erwartungen für die Zukunft beeinflussen. Beschreiben Sie diese Zusammenhänge so genau wie möglich. Haben Sie dabei Geduld mit sich selbst und legen Sie bei Bedarf zwischendurch immer wieder Pausen ein. Machen Sie diese Übung in dem für Sie angemessenen Tempo und gehen Sie dabei so vor, wie es sich für Sie richtig anfühlt.

Emotionaler Knopf:

____

____

Wie hängt dieser emotionale Knopf mit meiner Vergangenheit zusammen?

____

____

____

Wie hängt dieser emotionale Knopf mit meiner Gegenwart zusammen?

____

____

____

Wie hängt dieser emotionale Knopf mit meiner Zukunft zusammen?

____

____

Emotionaler Knopf:

Wie hängt dieser emotionale Knopf mit meiner Vergangenheit zusammen?

Wie hängt dieser emotionale Knopf mit meiner Gegenwart zusammen?

Wie hängt dieser emotionale Knopf mit meiner Zukunft zusammen?

Emotionaler Knopf:

Wie hängt dieser emotionale Knopf mit meiner Vergangenheit zusammen?

Wie hängt dieser emotionale Knopf mit meiner Gegenwart zusammen?

Wie hängt dieser emotionale Knopf mit meiner Zukunft zusammen?

Wenn Sie sich über die Abfolge

emotionaler Knopf => Gedanken, Gefühle und Erinnerungen => Überzeugungen, Denk- und Verhaltensmuster

klar werden und erkennen, wie all das mit Ihrer Vergangenheit, Gegenwart und Zukunft zusammenhängt, kann Ihnen das sehr weiterhelfen. Denn wenn Sie wissen, was Ihre emotionalen Knöpfe bedeuten und welchen Einfluss sie auf Sie haben, können Sie Ihre Reaktionen darauf besser steuern und sich bewusst vornehmen, nicht in negative Muster zu verfallen. Dadurch hat Ihre Persönlichkeitsstörung weniger Macht über Sie.

Nun, da Sie einige Ihrer emotionalen Knöpfe kennengelernt und durchschaut haben, wie sie sich auf Sie auswirken, können Sie als Nächstes Strategien und Fähigkeiten für einen besseren Umgang mit diesen Knöpfen erlernen.

EIN BESSERER UMGANG MIT IHREN EMOTIONALEN KNÖPFEN

Wenn Sie beim Erlernen des richtigen Umgangs mit Ihren emotionalen Knöpfen noch ganz am Anfang stehen, sollten Sie sich an folgendes Erfolgsrezept halten: *Schlagen Sie zu, solange das Eisen kalt ist.*

Mit anderen Worten: Wenn Sie gerade erst lernen, mit Ihren Reaktionen umzugehen, sollten Sie nicht in dem Augenblick daran arbeiten, in dem diese Reaktionen auftreten, sondern nur dann, wenn Sie gerade *nicht* getriggert oder von Gefühlen überwältigt sind. Denn solange das »Eisen« Ihrer emotionalen Reaktion heiß ist, lässt es sich nur schwer in den Griff bekommen. Wenn es sich abgekühlt hat, lässt es sich leichter handhaben – dann können Sie es »anfassen«, ohne sich daran zu verbrennen, und haben genügend emotionalen Spielraum zum Manövrieren.

Karate-Kampfsportler gehen so an ihr Training heran: Sie trainieren viele Stunden lang, um neue Fähigkeiten aufzubauen; und wenn dann ein Kampf ansteht – wenn das Eisen »heiß« ist –, sind sie geistig und körperlich gut darauf vorbereitet.

Im Umgang mit den Reaktionen auf Ihre emotionalen Knöpfe sollten Sie genauso vorgehen, indem Sie fleißig üben und trainieren, damit Sie sich, wenn es darauf ankommt, besser im Griff haben, anders reagieren und den Ausgang der Situation so beeinflussen können, dass er eher zu Ihren Gunsten ausfällt.

Bevor wir uns mit den einzelnen Strategien für den Umgang mit unseren emotionalen Knöpfen beschäftigen, müssen wir planen, wann und bei wem wir diese Strategien wohl am ehesten brauchen werden – mit anderen Worten: wann unser Eisen wahrscheinlich heiß werden wird. Karatemeister denken schon im Vorfeld über mögliche Szenarien nach, in denen sie die trainierten Fähigkeiten vermutlich anwenden müssen – und das sollten Sie auch tun.

Bitte beschreiben Sie jetzt in den unten stehenden Leerzeilen, welche Menschen und Situationen Sie auf die Palme bringen.

Folgende Menschen bringen mich am ehesten auf die Palme:

____

____

____

In folgenden Situationen werden meine emotionalen Knöpfe am ehesten gedrückt:

____

____

____

Nun will ich Ihnen drei Strategien vorstellen, die Ihnen beim Umgang mit solchen Menschen und Situationen helfen können. Suchen Sie sich die Strategie(n) aus, die am besten zu Ihrem Lebensstil und Ihren Interessen passt bzw. passen, und üben Sie sie jeden Tag mehrmals ein.

AUSZEIT

Bei dieser Strategie geht es darum, kurz innezuhalten, wenn Ihre emotionalen Knöpfe gedrückt worden sind: Beenden Sie das, was Sie gerade tun, und gehen Sie auf Distanz zu der Situation oder der Person. Je nach Kontext könnten Sie zum Beispiel sagen: »Entschuldigung, ich muss mal auf die Toilette«, »Ich muss telefonieren« oder »Ich bin gleich wieder da, dann können Sie mir alles erzählen. Ich muss nur zuerst noch etwas erledigen, dann kann ich Ihnen meine ganze Aufmerksamkeit schenken«. Sobald Sie sich von der Situation oder Person distanziert haben, suchen Sie sich einen sicheren Ort, um sich zu sammeln. Wenn

Sie zum Beispiel bei der Arbeit oder in einem Restaurant sind, können Sie sich entschuldigen, auf die Toilette gehen und dort ein paar Mal tief durchatmen.

Denken Sie während dieser kleinen Auszeit daran, dass es bei Ihren emotionalen Knöpfen um die *Vergangenheit* und nicht um die Gegenwart geht. Bleiben Sie innerlich im Hier und Jetzt, damit sich Ihre emotionalen Knöpfe deaktivieren können. Vielleicht hilft es Ihnen, sich vorzustellen, dass Sie ein Karatemeister sind, der auf einer Wolke im Hier und Jetzt schwebt, sich auf die Gegenwart konzentriert und Ihre emotionalen Knöpfe deaktiviert, während Ihr Eisen allmählich immer kälter wird und Sie die Situation immer besser in den Griff bekommen. Sie können aber auch nach Bildern suchen, die Ihre Auszeit und das Abkühlen Ihres Eisens optisch darstellen.

Üben Sie sich mehrmals am Tag in dieser Technik. In den unten stehenden Leerzeilen können Sie Ihre Auszeiten im Voraus planen, indem Sie aufschreiben, wohin Sie gehen und was Sie sagen könnten, um sich von einer belastenden Situation zu distanzieren, und welche Bilder beruhigend auf Sie wirken, wenn Ihre emotionalen Knöpfe gedrückt werden. Versuchen Sie, sich die Menschen (Freunde oder Familienmitglieder) und Situationen (bei der Arbeit oder wo auch immer) vorzustellen, die Ihre emotionalen Knöpfe am häufigsten drücken. Je gründlicher Sie sich auf solche Situationen vorbereiten, mit umso höherer Wahrscheinlichkeit werden Sie im Hier und Jetzt bleiben und nicht die Kontrolle verlieren, wenn Sie in diesen Situationen sind.

Was könnte ich sagen, wenn ich mir eine Auszeit nehmen muss?

____

____

____

Während meiner Auszeit kann ich Folgendes visualisieren und praktizieren:

____

____

____

ZUTREFFENDE SELBSTAUSSAGEN

Das sind die positiven, ehrlichen Sätze, die Sie sich sagen können, wenn Ihre emotionalen Knöpfe gedrückt werden. Zum Beispiel: *Ich bin in Sicherheit. Ich brauche nichts zu tun, was ich nicht will. Ich habe die Kontrolle über meine Entscheidungen. Das ist nicht meine wahre Überzeugung, sondern nur die negative Stimme aus meiner Vergangenheit.*

Diese Aussagen sollen Sie beruhigen, Sie aber gleichzeitig auch zur Bewältigung der Situation befähigen. Bitte tragen Sie Ihre zutreffenden Selbstaussagen in die unten stehenden Leerzeilen ein (Sie können dafür die oben genannten Sätze verwenden oder sich selbst welche ausdenken) und schreiben Sie dazu, wann und wo Sie sie einüben möchten. Denken Sie daran: Viel Übung in möglichst vielen verschiedenen Situationen ist der beste Weg, um diese Fähigkeit aufzubauen!

Wie lauten meine zutreffenden Selbstaussagen?

____

____

____

____

Wann und wo will ich sie einüben?

____

____

____

____

STRATEGISCHE ABLENKUNG

Das ist eine hervorragende Technik, die Sie einsetzen können, wenn Sie das Gefühl haben, dass bei Ihnen ein emotionaler Knopf gedrückt worden ist. Zum Beispiel könnten Sie ein

Gespräch mit einer für Sie ungefährlichen, positiven Person anfangen (mit jemandem, der Sie ermutigt und sein Augenmerk nicht auf negative Dinge richtet), Sie könnten ein Buch lesen, spazieren gehen, ein Spiel auf Ihrem Smartphone spielen, zu einem AA- oder NA-Treffen gehen (falls Sie sich in einem dieser beiden Programme engagieren) usw. Das Ziel besteht darin, Ihre Aufmerksamkeit von Ihren Gedanken, Gefühlen und Erinnerungen abzulenken, damit Sie sich in aller Ruhe sammeln und erst dann wieder mit der Person oder Situation beschäftigen können, die Ihren emotionalen Knopf gedrückt hat. Versuchen Sie, sich ein paar Ablenkungsstrategien zu überlegen, die bei Ihnen funktionieren könnten.

Meine Ablenkungsstrategien:

____

____

____

____

Je genauer Sie Situationen, in denen Ihre emotionalen Knöpfe gedrückt werden, vorausplanen und mit verschiedenen Menschen einüben, umso mehr Geschick werden Sie im Umgang mit solchen Situationen entwickeln, umso besser werden Sie sie unter Kontrolle bekommen und umso mehr Auswahl zwischen verschiedenen konstruktiven Reaktionsmöglichkeiten wird Ihnen offenstehen.

REAGIEREN SIE ANDERS AUF IHRE EMOTIONALEN KNÖPFE!

Ihre emotionalen Knöpfe sind nicht in Ihrer *Gegenwart*, sondern in Ihrer *Vergangenheit* verwurzelt und scheinen bei Ihnen eine unmittelbare Reaktion auszulösen, die von früheren Erfahrungen herrührt. Obwohl das schwierig zu erkennen ist, wenn Sie gerade mittendrin stecken, liegt zwischen dem Drücken Ihres emotionalen Knopfes und Ihrer Reaktion ein gewisses Zeitfenster. Bisher haben Sie sich in diesem Kapitel damit beschäftigt, worin Ihre emotionalen Knöpfe bestehen, wo sie herkommen und was passiert, wenn sie gedrückt werden. Als Nächstes haben Sie Strategien für den Umgang mit solchen Situationen geplant und eingeübt. Jetzt ist es an der Zeit, den letzten Schritt zu gehen und *anders* zu reagieren als bisher.

Nehmen wir wieder das Beispiel Betty. Bettys spontane Reaktion auf ihre emotionalen Knöpfe bestand bisher darin, sich zu ritzen oder im Internet nach jemandem zu suchen, mit dem sie sich treffen konnte. Nun stellte sie fest, dass sie gerne mit der Auszeit-Strategie arbeitete: Wenn ihre emotionalen Knöpfe gedrückt wurden und sie den Impuls verspürte, im Internet auf Männersuche zu gehen oder sich zu ritzen, machte sie stattdessen einen Spaziergang. Dabei klappte sie ihr Handy auf und betrachtete ein lustiges Cartoon-Bild eines Karatemeisters, das sie heruntergeladen hatte, um sich immer wieder daran zu erinnern, wie so jemand jetzt reagieren würde: ruhig und gelassen. Das half ihr, wieder einen klaren Kopf zu bekommen. – Und sobald sie spürte, dass sie wieder klarer sehen konnte, hielt sie sich vor Augen: *Hier geht es gar nicht um mein jetziges Leben mit meinem Freund, sondern um meine früheren Erfahrungen mit meiner Mutter.*

Mithilfe dieser Technik konnte sich Betty beruhigen. Dadurch war sie in der Lage, an die Tür zu gehen, als ihr Freund wieder einmal kam, und ihn zu fragen, warum er sich verspätet und sie nicht zurückgerufen hatte. Sie hat sich in aller Ruhe seine Antworten angehört, statt mit ihm zu streiten, und anschließend haben die beiden einen schönen Abend miteinander verbracht.

In der nächsten Übung wollen wir untersuchen, was passiert, wenn Ihre emotionalen Knöpfe gedrückt werden, und wie Sie anders darauf reagieren könnten als bisher. Wählen Sie zunächst einen Ihrer emotionalen Knöpfe aus, beschreiben Sie dann, wie Sie normalerweise reagieren, wenn er gedrückt wird, und überlegen Sie sich zum Schluss eine andere Reaktionsmöglichkeit. Verwenden Sie dazu entweder die in diesem Kapitel beschriebenen Bewältigungsstrategien oder eine der anderen bereits zuvor besprochenen Vorgehensweisen wie beispielsweise »Achtsamkeit« oder die »Lass es raus«-Liste. Formulieren Sie Ihre Antworten so genau wie möglich und schreiben Sie einfach alles auf, was Sie denken, denn es gibt keine falschen Antworten.

Emotionaler Knopf:

____

____

Wenn mein emotionaler Knopf gedrückt wird, reagiere ich normalerweise folgendermaßen:

____

____

____

____

Um in Zukunft anders zu reagieren, werde ich Folgendes tun:

____

____

____

____

Bisher hat Ihre Persönlichkeitsstörung Sie aufgrund Ihrer Reaktionen auf Ihre emotionalen Knöpfe völlig unter Kontrolle gehabt; doch in diesem Kapitel habe ich Ihnen ein paar wirksame neue Methoden aufgezeigt, besser damit umzugehen und Ihre BPS zu überwinden. Wenn Sie lernen, über die verzerrte Sichtweise hinauszuwachsen, in die Sie normalerweise verfallen, wenn Ihre emotionalen Knöpfe gedrückt werden, und diese Umstände und Situationen stattdessen objektiv und mit klarem Kopf zu betrachten, haben Sie mehr Möglichkeiten, Ihre BPS unter Kontrolle zu bekommen.

IHR PLAN FÜR EINE VERÄNDERUNG

Fassen Sie bitte in den unten stehenden Leerzeilen zusammen, was Sie in diesem Kapitel gelernt haben, um später darauf aufbauen zu können.

Das Hilfreichste, was ich aus diesem Kapitel gelernt habe, ist:

1. ____

2. ____

3. ____

In folgenden Fähigkeiten möchte ich mich gern üben:

1. ____

2. ____

3. ____

Beim Lesen dieses Kapitels habe ich gedacht:

____

Dadurch ist mir klar geworden, dass

____

____

____

Ihre emotionalen Knöpfe unter Kontrolle zu bekommen, wird Ihnen im Kampf gegen Ihre Persönlichkeitsstörung sehr viel Kraft geben. Es ist wichtig, diese Fähigkeit mit der Zeit immer mehr zu stärken und auszubauen, weil Sie natürlich auch weiterhin schwierige, belastende Situationen erleben werden. Mit diesen Situationen wollen wir uns im nächsten Kapitel beschäftigen.

KAPITEL 11

Risikosituationen in den Griff bekommen

Durch Ihre Arbeit mit diesem Buch haben Sie gelernt, Borderline-typische Überzeugungen, Denk- und Verhaltensmuster zu hinterfragen und zu überwinden. In diesem Kapitel werden wir damit weitermachen, indem wir Ihre typischen Risikosituationen herausarbeiten und sie analysieren. Das sind Situationen, in denen Sie die Kontrolle über sich selbst verlieren und Ihre Persönlichkeitsstörung die Entscheidungen für Sie trifft – was einen erfolgreichen Ausgang der jeweiligen Situation sehr unwahrscheinlich macht. Vermutlich fallen Ihnen jetzt gleich ein paar solcher typischen Szenarien ein: vielleicht mit einem Familienmitglied beim Abendessen, mit Ihrem Partner bei einem Date, mit einem Kollegen im Pausenraum oder bei einer Besprechung oder mit einem Fremden in der Schlange an der Kasse im Supermarkt. Um solche wiederkehrenden Risikosituationen bewältigen zu können, müssen Sie sich zunächst einmal darüber klar werden, *was für* Situationen das sind. Als Nächstes sollten Sie vorausplanen, was Sie in solchen Fällen tun werden, und lernen, auf gesunde Weise darauf zu reagieren – um nicht wieder in Ihre alten negativen Überzeugungen, Denk- und Verhaltensmuster zurückzufallen. Auf all diese Themen werde ich in diesem Kapitel ausführlich eingehen.

RISIKOSITUATIONEN ERKENNEN

Welch und Linehan (2002) haben häufig vorkommende Risikosituationen beschrieben, die Borderline-Patienten zu Drogenkonsum oder selbstverletzendem Verhalten treiben. Dazu gehören: 1) zwischenmenschliche Interaktionen, 2) negative Emotionen, 3) Lebensereignisse, 4) kognitive Belastungen und 5) Reize und Impulse; auf diese Punkte werde ich gleich noch näher eingehen. Obwohl diese beiden Experten sich in ihren wissenschaftlichen Arbeiten auf Situationen beschränken, die zu Drogenkonsum und selbstverletzendem Verhalten führen, treffen ihre Erkenntnisse auch auf die vielen anderen negativen Verhaltensweisen zu, zu denen Borderline-Patienten in Risikosituationen neigen.

Bitte denken Sie bei der Lektüre dieses Kapitels daran, dass man manchmal auch zwei oder mehr Risikosituationen gleichzeitig erlebt. Dann fühlen Sie sich vielleicht noch überforderter und neigen erst recht dazu, mit negativen Überzeugungen, Denk- und Verhaltensmustern zu reagieren. Doch Sie können diese Reaktionen in den Griff bekommen, indem Sie bewusst damit umgehen und genau vorausplanen, wie Sie sich in solchen Situationen verhalten wollen. Beides – bewusster Umgang und kluge Vorausplanung – sind wichtige Erfolgsrezepte, die zu einem für Sie positiveren Ausgang der Situation führen werden, egal an wie vielen Risikofronten Sie gleichzeitig zu kämpfen haben!

ZWISCHENMENSCHLICHE INTERAKTIONEN

Riskante zwischenmenschliche Interaktionen gehen normalerweise mit vielen Konflikten einher und sind an bestimmte Personen und die damit verbundenen Gedanken, Gefühle oder Überzeugungen gebunden. Sie treten typischerweise immer dann auf, wenn Sie das Gefühl haben, die Unterstützung eines Freundes, eines geliebten Menschen oder eines Familienmitglieds verloren zu haben, und sich wertlos, verlassen, abgelehnt usw. fühlen.

Eine von Tonys zwischenmenschlichen Risiko-Interaktionen bestand darin, dass er mehr Nähe zu seinen Freundinnen suchte als sie zu ihm. Das aktivierte seine Angst davor, einsam und wertlos zu sein und nicht anerkannt zu werden. Als er beispielsweise versuchte, Pam zu schnell näherzukommen, distanzierte sie sich von ihm. Daraufhin gab er sich noch größere Mühe, ihre Liebe zu gewinnen: Er rief sie ständig an und schrieb ihr SMS, obwohl sie ihn gebeten hatte, das nicht zu tun, tauchte unangekündigt an ihrem Arbeitsplatz auf und erklärte ihr seine ewige Liebe. Doch mit all diesen Bemühungen trieb er sie nur noch weiter von sich fort – er erreichte also genau das Gegenteil von dem, was er wollte.

Schreiben Sie nun bitte die Personen, mit denen Sie Risiko-Interaktionen haben, und die damit einhergehenden Gedanken, Gefühle und Überzeugungen in die unten stehenden Leerzeilen und beschreiben Sie, was dabei normalerweise passiert. Schildern Sie alles so genau wie möglich und verwenden Sie dazu bei Bedarf noch ein weiteres Blatt Papier.

NEGATIVE EMOTIONEN

Zu den negativen Emotionen gehören unter anderem Wut, Angst, Stress, Schuldgefühle, Einsamkeit, Hilflosigkeit, Scham und das Gefühl, in einer Falle zu sitzen. Bei Borderline-Patienten sind diese Emotionen oft so stark, dass sie sich davon völlig überwältigt fühlen – was wiederum dazu führt, dass sie kaum etwas Gesundes oder Positives an sich oder anderen Menschen und Situationen erkennen können. Oft fallen sie dann wieder in ihre negativen Überzeugungen, Denk- und Verhaltensmuster zurück und können nicht mehr klar denken und sich weiterentwickeln – und genau das will ihre BPS erreichen, weil sie dann weiterhin die Oberhand behält.

Tonys negative Emotionen – Selbsthass, Zweifel und ein Gefühl der Geringschätzung gegenüber seinem Leben und seinen Fähigkeiten – stiegen immer dann in ihm auf, wenn er mit seiner Mutter gesprochen hatte oder mit ihr zusammen gewesen war. Dann verfiel er wieder in seine typischen negativen Denk- und Verhaltensmuster: Er bezeichnete sich als wertlos und inkompetent und neigte dazu, alles andere in seinem Leben zu vernachlässigen. Das führte dazu, dass sich seine Mitmenschen vernachlässigt fühlten und sich von ihm zurückzogen, weil ihnen sein Verhalten gefühllos und widersprüchlich erschien – dabei war das genau das Gegenteil von dem, was er empfand und wie er wahrgenommen werden wollte.

Schreiben Sie nun bitte in die unten stehenden Leerzeilen, bei welchen negativen Emotionen (beispielsweise Angst, Einsamkeit, Verlassenheit und innerer Anspannung) Sie in Ihre alten negativen Überzeugungen, Denk- und Verhaltensmuster verfallen und wie Sie dann normalerweise reagieren. Schildern Sie das alles so genau wie möglich und verwenden Sie bei Bedarf ruhig noch ein weiteres Blatt Papier.

____

____

____

____

____

____

____

RISKANTE LEBENSEREIGNISSE

Zu den riskanten Lebensereignissen gehören Scheidung, Arbeitsplatzverlust, der Tod eines geliebten Menschen, das Ende einer Beziehung, persönliche Kränkungen, finanzielle Probleme, Gefängnisaufenthalte und alles andere, was erhebliche physische oder psychische Schmerzen und Unannehmlichkeiten verursacht.

Tony erlebte gleich eine ganze Kaskade solcher Lebensereignisse: Zuerst verlor er seinen Job und musste wieder bei seiner Mutter einziehen. Daraufhin kritisierte sie ihn wegen seiner »Faulheit« und gab ihm das Gefühl, nichts wert zu sein, obwohl er ständig versuchte, eine neue Arbeit zu finden. Und dann verließ ihn zu allem Übel auch noch seine Freundin. Schließlich fiel Tony wieder in sein altes negatives Muster zurück: Er trank zu viel und versuchte krampfhaft, eine neue Partnerin zu finden.

Beschreiben nun Sie Ihre riskanten Lebensereignisse in den unten stehenden Leerzeilen – bitte so genau wie möglich – und erzählen Sie, was Sie in diesen Situationen getan haben. Verwenden Sie dazu bei Bedarf ruhig noch ein weiteres Blatt Papier.

____

____

____

____

____

____

KOGNITIVE BELASTUNGEN

Das sind negative Gedanken und Erinnerungen, die Sie einfach nicht aus Ihrem Kopf herausbekommen und die mit Angst, Gefahr, belastenden Ereignissen oder Traumata aus Ihrer Vergangenheit zusammenhängen. Kognitive Belastungen verursachen intensive Ängste, großes inneres Unbehagen, Aufregung usw.

Tony sagte oft, dass der Verlust seines Vaters ihn immer noch »verfolge«. Sein Vertrauenslehrer in der Grundschule hatte ihm vom Tod seines Vaters erzählen müssen, weil seine Mutter sich geweigert hatte, darüber zu sprechen. Immer wenn Tony sich an seine Grundschulzeit und an die Nachricht vom Tod seines Vaters erinnerte, waren diese Erinnerungen sehr intensiv – wie ein Flashback. Das führte dazu, dass er sich oft ganz allein bis zur Bewusstlosigkeit betrank; doch wenn er dann wieder zu sich kam, war ihm der Grund für seinen Alkoholexzess immer noch bewusst.

Bitte beschreiben Sie nun Ihre kognitiven Belastungssituationen in den unten stehenden Leerzeilen so genau, wie Sie können, ohne dass dabei negative Emotionen in Ihnen aufsteigen, und schildern Sie auch, was Sie dann normalerweise tun. Falls Ihnen das zu schwerfallen oder dabei zu viele negative Emotionen auf Sie einstürmen sollten, machen Sie ruhig eine Pause, sprechen Sie mit einem guten Freund oder Psychotherapeuten und arbeiten Sie erst dann weiter an dieser Übung, wenn Sie innerlich bereit dafür sind. Verwenden Sie für diese Übung bei Bedarf noch mehr Papier.

REIZE UND IMPULSE

Das sind Ereignisse in Ihrem Umfeld, die Ihre Gedanken, Gefühle und Erinnerungen so beeinflussen, dass Sie mit Ihren typischen negativen Überzeugungen, Denk- und Verhaltensmustern darauf reagieren.

Wenn Tony ins Internet ging, um sich durch die sozialen Medien zu scrollen, beobachtete er oft, wie seine Freunde und Ex-Freundinnen sich mit anderen Leuten amüsierten, an interessanten Orten aufhielten und sich mit Dingen beschäftigten, die er auch gern getan hätte (das war sein Reiz oder Stimulus). Beim Betrachten dieser Bilder verspürte er einen zwanghaften Drang, seine Freundin anzurufen oder ihr eine SMS zu schreiben, um an den Erlebnissen und dem vermeintlichen Glück, das er online sah, teilzuhaben (das war sein Impuls). Das löste eine ganze Gedankenkette über das Alleinsein und Ungeliebtsein in ihm aus; und diese Gedanken führten wiederum zu Gefühlen der Isolation, Wertlosigkeit und Niedergeschlagenheit. Aufgrund seiner Erinnerungen an die verletzenden Worte seiner Mutter und an frühere Freundinnen, die ihn verlassen hatten und nichts mehr mit ihm zu tun haben wollten, empfand er diese Emotionen auch durchaus als berechtigt. Dann rief Tony seine Freundin immer wieder an und bombardierte sie so lange mit SMS, bis sie antwortete. Wenn sie nichts von sich hören ließ, ging er zu ihrer Arbeitsstelle und versuchte dort mit ihr zu reden, wodurch er sie noch weiter von sich wegtrieb, obwohl er doch eigentlich nur in ihrer Nähe sein und an dem fantastischen Leben teilhaben wollte, das er in den sozialen Medien zu sehen glaubte.

Bitte beschreiben nun Sie die Reize und Impulse, die bei Ihnen negative Reaktionen hervorrufen, in den unten stehenden Leerzeilen so genau wie möglich und verwenden Sie bei Bedarf ruhig noch ein zusätzliches Blatt Papier.

____

____

____

____

____

____

WIE KÖNNTEN SIE SICH STATTDESSEN VERHALTEN?

Nachdem Sie sich nun über Ihre Borderline-typischen Risikosituationen klar geworden sind, können Sie lernen, besser damit umzugehen und sie in den Griff zu bekommen. Denken Sie einfach über positive, gesündere Alternativen zu diesen Verhaltensweisen nach und praktizieren Sie diese! Denn wenn Sie gut auf solche Situationen vorbereitet sind und gesunde, konstruktive Reaktionen darauf eingeübt haben, werden Sie nicht mehr so leicht in negative Überzeugungen, Denk- und Verhaltensmuster verfallen. Deshalb wollen wir nun zunächst einmal über praktikable alternative Verhaltensweisen nachdenken. Unter http://www.newharbinger.com/42730 können Sie ein Blankoformular dieses Arbeitsblatts herunterladen.

LISTE ALTERNATIVER VERHALTENSWEISEN

Kreuzen Sie die alternativen Verhaltensweisen an, die Sie Ihrer Meinung nach in Ihren Risikosituationen praktizieren könnten. In den Leerzeilen ganz unten können Sie sich eigene Alternativen überlegen.

- ☐ Erstellen Sie eine Liste mit »gesunden« Beschäftigungen wie: spazieren gehen, mit Ihrem Hund oder Ihrer Katze spielen oder auf die Toilette gehen, um innerlich wieder zur Ruhe zu kommen.
- ☐ Suchen Sie das Gespräch mit einem Freund, der Ihnen wohlgesonnen ist und eine positive Rolle in Ihrem Leben spielt.
- ☐ Ziehen Sie sich aus der Risikosituation zurück.
- ☐ Erstellen Sie eine Liste mit allen Vorteilen, die Sie haben, wenn Sie nicht wieder in Ihre negativen Muster verfallen.
- ☐ Machen Sie eine Achtsamkeitsübung (siehe Kapitel 8).
- ☐ Schreiben Sie eine »Lass-es-raus«-Liste (siehe Kapitel 8).
- ☐ Erstellen Sie eine Liste mit allem, wofür Sie dankbar sind, und lesen Sie sich diese Liste immer wieder durch.
- ☐ Gönnen Sie sich eine Belohnung dafür, dass Sie nicht mehr in Ihre negativen Muster verfallen. Spendieren Sie sich zum Beispiel ein leckeres Getränk oder ein Eis oder gehen Sie ins Kino (aber schauen Sie sich einen lustigen, positiven Film an, der Sie in gute Stimmung versetzt!).
- ☐ Riechen Sie an einem ätherischen Öl (zum Beispiel Lavendel, Zimt oder Zedernholz), das Sie beruhigt und Ihnen hilft, sich innerlich neu zu orientieren.
- ☐ Erstellen und spielen Sie eine Playlist mit motivierender oder beruhigender Musik.
- ☐ Lächeln Sie – dadurch nimmt Ihre körperliche Stressreaktion tatsächlich ab! (Vgl. Kraft und Pressman 2012)

☐ Sonstiges: ______________________________

____

☐ Sonstiges: ______________________________

____

☐ Sonstiges: ______________________________

____

Hoffentlich haben Sie ein paar gute Verhaltensalternativen für Ihre Risikosituationen gefunden. Damit Ihnen diese neuen Verhaltensweisen in Fleisch und Blut übergehen und zu Ihren Standardreaktionen werden, müssen Sie sie so oft wie möglich üben. Als Nächstes wollen wir Ihre neuen Verhaltensalternativen auf Ihre Risikosituationen anwenden.

WIE VERÄNDERT MAN SEIN VERHALTEN IN RISIKOSITUATIONEN?

In dieser Übung werden Sie einigen Ihrer persönlichen Risikosituationen, die Sie sich gerade eben bewusst gemacht haben, alternative Verhaltensweisen zuordnen, mit deren Hilfe Sie Ihre Reaktionen besser in den Griff bekommen und gesunde, adaptive Entscheidungen treffen können. Wenn es Ihnen weiterhilft, gehen Sie zu diesem Zweck zunächst noch einmal die Fragen und Denkanstöße aus den vorigen Übungen durch. Beantworten Sie sie nochmals, so gut Sie können, aber bearbeiten Sie Ihre damaligen Antworten nicht nach! Es gibt keine falschen Antworten und auch nichts, wofür Sie sich schämen müssten. Es geht hier um Ihre persönliche Weiterentwicklung, also seien Sie ehrlich zu sich selbst – Sie haben es verdient! Unter http://www.newharbinger.com/42730 können Sie eine Kopie dieses Arbeitsblatts herunterladen.

Wenn ich die Risikosituation ______________________________ erlebe,

kann ich jetzt folgende gesunde, adaptive Verhaltensweisen praktizieren:

____

____

____

Wenn ich die Risikosituation ________________________ erlebe,

kann ich jetzt folgende gesunde, adaptive Verhaltensweisen praktizieren:

____

____

____

Neue Fähigkeiten zu erlernen, erfordert Zeit und Geduld. Das kann schwierig sein, vor allem für Borderline-Patienten, doch negative Überzeugungen, Denk- und Verhaltensmuster durch gesunde, adaptive Muster zu ersetzen, ist ein wichtiger Schritt in Ihrem Weiterentwicklungsprozess. Wenn Sie können, üben Sie die oben beschriebenen alternativen Verhaltensweisen zwei- bis dreimal am Tag ein. Falls Sie sich nicht physisch darin üben können, visualisieren Sie sie zumindest in Gedanken; auch das ist ein guter Weg, um neue Strategien und Fähigkeiten zu entwickeln.

IHR PLAN FÜR EINE VERÄNDERUNG

Fassen Sie bitte in den unten stehenden Leerzeilen zusammen, was Sie in diesem Kapitel gelernt haben, um später darauf aufbauen zu können.

Das Hilfreichste, was ich aus diesem Kapitel gelernt habe, ist:

1. ______________________________________

2. ______________________________________

3. ______________________________________

In folgenden Fähigkeiten möchte ich mich gern üben:

1. ____________________

2. ____________________

3. ____________________

Beim Lesen dieses Kapitels habe ich gedacht:

____

Dadurch ist mir klar geworden, dass

____

____

____

Nun, da Sie wissen, wie man mit Risikosituationen umgeht, und einen Plan dafür entwickelt haben, diesen Szenarien mit gesunden, adaptiven Verhaltensalternativen zu begegnen, werden Sie Ihre Persönlichkeitsstörung in solchen Situationen besser unter Kontrolle haben und besser dafür gerüstet sein, Entscheidungen zu treffen, die die Wahrscheinlichkeit eines positiven Ergebnisses erhöhen. So können Sie die dysfunktionalen Überzeugungen, die Ihre Persönlichkeitsstörung aufrechterhalten, hinterfragen und verändern.

KAPITEL 12

Dysfunktionale Überzeugungen hinterfragen und verändern

Viele Ihrer negativen Denk- und Verhaltensmuster wurzeln in dysfunktionalen (abträglichen, unzweckmäßigen) Überzeugungen, die sich im Lauf Ihrer Persönlichkeitsstörung entwickelt haben. Nun ist es an der Zeit, etwas an diesen Überzeugungen zu ändern!

Viel in diesem Kapitel ist abgeleitet von der Selbstbestimmungstheorie, die davon ausgeht, dass es Menschen von Natur aus dazu drängt, sich zu verbessern und Problembereiche in ihrem Leben zu korrigieren – Problembereiche, bei denen dysfunktionale Überzeugungen sicherlich einen wichtigen Beitrag leisten (vgl. Ryan und Deci 2002).

In diesem Kapitel werden Sie lernen, Ihre dysfunktionalen Denkmuster zu erkennen und zu hinterfragen. Sie werden Beweise dafür finden, dass sie unwahr sind, und ihnen gesunde, adaptive Überzeugungen entgegensetzen. Dadurch können Sie Ihre dysfunktionalen Glaubenssätze schwächen und mit der Zeit völlig überwinden und Ihre Persönlichkeitsstörung dadurch immer besser in den Griff bekommen.

IHRE DYSFUNKTIONALEN ÜBERZEUGUNGEN

Dysfunktionale Überzeugungen verzerren unsere Wahrnehmung und beeinflussen unsere Sicht der Welt. Unsere verzerrten Wahrnehmungen steuern unsere Reaktionen, die sich wiederum auf unsere Beziehungen, unsere Selbstkontrolle und unser Selbstbild auswirken. Dieses falsche Selbstbild geht uns mit der Zeit in Fleisch und Blut über und ist sehr schwer zu überwinden. Wissenschaftlichen Untersuchungen zufolge verbessert sich durch das Hinterfragen und Verändern solcher Überzeugungen unsere Fähigkeit, Dinge anders zu machen als bisher und unser Leben im positiven Sinn zu verändern (Ciarrochi 2004; Clark 2014; Delavechia et al. 2016).

Nur leider ist das gar nicht so einfach. Uns unsere dysfunktionalen Überzeugungen bewusst zu machen, fühlt sich oft so ähnlich an, als würden wir plötzlich erkennen, dass Freunde, auf die wir uns früher verlassen hatten, in Wirklichkeit schädlich für uns sind und nicht unser Bestes wollen.

Was also tun? – Zunächst einmal müssen Sie sich darüber klar werden, dass diese Überzeugungen ein Bestandteil Ihrer Persönlichkeitsstörung sind, der in vielen Bereichen Ihres Lebens zu Verwirrung und Konflikten geführt hat. Doch nun, da Sie bis zu diesem Punkt unseres Arbeitsbuchs gekommen sind, sind Sie bereit und in der Lage, den Vorhang zurückzuziehen und diesen schädlichen Überzeugungen ins Auge zu sehen.

Werfen wir zunächst einen Blick auf ein paar von Bettys dysfunktionalen Überzeugungen: »Ich muss immer gemocht werden« und »Ich muss immer perfekt sein, sonst mag mich niemand«.

Als Betty eine neue Stelle als Krankenschwester antrat, hatte sie den Eindruck, dass alle ihre neuen Kolleginnen eine sehr enge Beziehung zueinander hatten, sie aber nicht akzeptierten. Zu dieser Schlussfolgerung kam sie, weil die Kolleginnen sie an ihrem ersten Arbeitstag zwar grüßten, aber nicht stehen blieben, um mit ihr zu reden und sie kennenzulernen. Sie beobachtete, wie alle anderen miteinander lachten und scherzten, und begann zu glauben, dass sie ***über sie*** *lachten und scherzten und sich darüber amüsierten, wie »dumm« sie doch war. Als diese Gedanken in ihr immer stärker wurden, konnte sie sich nicht mehr auf ihre Arbeit konzentrieren.*

Sie machte einen kleinen Fehler bei einem Eintrag in der Krankenakte eines Patienten, weil sie das Computersystem, das hier verwendet wurde, noch nicht so gut kannte, und ihre Kolleginnen mussten ihr helfen, das Problem zu beheben. Dieser Fehler, gepaart mit ihrer Unerfahrenheit, bestärkte sie noch mehr in ihren dysfunktionalen Überzeugungen und verschlimmerte ihre Angst, Frustration und Wut. Eine der Krankenschwestern, die ihr geholfen hatte, ermutigte sie: »Wenn Sie etwas brauchen, sagen Sie mir einfach Bescheid.« Doch Betty interpretierte diesen Satz falsch und hörte stattdessen: »Ich weiß, dass du zu dumm bist, um diesen Job zu machen; wenn du also noch mal Hilfe brauchst – was sicherlich der Fall sein wird –, werde ich deinen Fehler wieder korrigieren.« Mit dem Gefühl, sich gegen diesen Angriff wehren zu müssen, sprang Betty auf und gab der Krankenschwester einen Schubs. Als ihr neuer Chef das sah, kündigte er Betty auf der Stelle.

Waren Sie auch schon einmal in einer ähnlichen Situation wie Betty, in der Ihre dysfunktionalen Überzeugungen sich sehr negativ darauf auswirkten, wie Sie Ihr Umfeld interpretierten? Wenn ja, dann stehen Sie mit diesem Problem nicht allein da! Aber Sie können etwas daran ändern, und zwar, indem Sie ein stärkeres Gefühl der Selbstbestimmtheit entwickeln und sich darüber klar werden, wer Sie wirklich sind und was Sie erreichen wollen! Mit diesem Wissen können Sie Ihre dysfunktionalen Überzeugungen hinterfragen und sich und Ihre Sicht der Welt besser in den Griff bekommen. Und das geht so:

Werden Sie sich über Ihre dysfunktionalen Überzeugungen klar.

↓

Hinterfragen Sie diese Überzeugungen.

↓

Ändern Sie Ihre dysfunktionalen Überzeugungen.

Und nun wollen wir diesen Prozess mit *Ihren eigenen* Überzeugungen durchlaufen.

WERDEN SIE SICH ÜBER IHRE DYSFUNKTIONALEN ÜBERZEUGUNGEN KLAR

Zunächst einmal wollen wir uns anhand von Bettys Situation an ihrem neuen Arbeitsplatz bewusst machen, wie wichtig es ist, die eigenen dysfunktionalen Überzeugungen zu durchschauen.

Bettys dysfunktionale Überzeugungen (»Ich muss immer gemocht werden« und »Ich muss immer perfekt sein, sonst mag mich niemand«) verzerrten ihre Wahrnehmung der Erlebnisse an ihrem neuen Arbeitsplatz. Ihre dysfunktionalen Überzeugungen gewannen die Oberhand, und sie verrannte sich in die Idee, dass ihre Kolleginnen hinter ihrem Rücken über sie sprachen und sie negativ beurteilten. Diese Idee und ihre Angst überwältigten sie so sehr, dass sie das Geschehen nicht mehr klar überblicken konnte und auch gar nicht mehr richtig hörte, was die eine Krankenschwester zu ihr sagte. Ihre übertriebene Angst veranlasste sie zu einer unangemessenen Reaktion, die ihren dysfunktionalen Überzeugungen entsprach.

Wäre Betty sich bereits vor ihrem ersten Arbeitstag über ihre dysfunktionalen Überzeugungen im Klaren gewesen, so hätte sie gewusst, wann diese negativen Denkmuster sie triggerten, und sie hätte erkannt, dass sie sie von ihrem Ziel abbrachten: nämlich, ihren neuen Job zu behalten. Wenn sie in der Lage gewesen wäre, ihre dysfunktionalen Überzeugungen zu hinterfragen und durch funktionale Überzeugungen zu ersetzen (»Ich bin eine großartige Krankenschwester«, »Ich kann diese Arbeit gut machen«, »Jeder macht Fehler und niemand ist perfekt, also können die anderen mich auch dann mögen, wenn ich nicht immer perfekt bin«), hätte sie ihren ersten Arbeitstag vielleicht erfolgreich bewältigt. Doch stattdessen trieben ihre dysfunktionalen Überzeugungen sie zu einer katastrophalen Reaktion, und sie verlor ihren Job.

Wie diese Geschichte zeigt, können dysfunktionale Überzeugungen schwerwiegende Folgen haben. Daher ist es sehr wichtig, sich die eigenen dysfunktionalen Überzeugungen bewusst zu machen. Unten finden Sie eine Liste häufig vorkommender dysfunktionaler Glaubenssätze. Kreuzen Sie bitte diejenigen an, die auf Sie zutreffen, und seien Sie dabei so ehrlich zu sich selbst, wie Sie können. Zum Schluss können Sie die Liste durch Ihre ganz persönlichen dysfunktionalen Überzeugungen ergänzen.

- Menschen können sich nicht ändern – auch ich nicht.
- Menschen sind immer lieblos und unfreundlich.
- Ich bin faul.
- Ich muss immer perfekt sein.
- Ich werde nie glücklich sein.
- Wenn irgendetwas schiefgehen kann, tut es das garantiert auch.
- Wenn ich einen Fehler mache, bin ich dumm.
- Ich hätte meine Sache besser machen sollen.
- Das Leben, die Welt und meine Mitmenschen sollten fair sein.
- Ich muss heute unbedingt alles schaffen.
- Andere Menschen sollten höflicher sein.
- Ich sollte inzwischen schon mehr erreicht haben und ein besseres Leben führen.
- Wenn du nicht tust, was ich will, bedeutet das, dass du mich nicht respektierst.
- Wenn sie mich richtig zu schätzen wüssten, würde ich mehr Geld verdienen.
- Ich darf keinen Fehler machen.
- Ich muss allem gewachsen sein.
- Ich muss alle Situationen im Griff haben.
- Alles muss gut laufen.
- Meine Mitmenschen müssen mich immer gut behandeln.
- Ich bin einfach nicht gut.
- ______________________________
  ____
- ______________________________
  ____

Die Bewusstmachung Ihrer dysfunktionalen Überzeugungen kann viele Gedanken, Gefühle und Erinnerungen ans Tageslicht bringen, die zu erkennen für Sie wichtig ist. Viele Ihrer dysfunktionalen Überzeugungen rühren von Ihrer Vergangenheit her; und wenn Sie sich über die damit einhergehenden Gedanken, Gefühle und Erinnerungen klar werden, können Sie die Verwirrung und die Konflikte, die diese verzerrten Wahrnehmungen in Ihr Leben bringen, leichter beheben.

Versuchen Sie sich nun bitte anhand der folgenden Denkanstöße darüber klar zu werden, welche Gedanken, Gefühle und Erinnerungen die obige Übung bei Ihnen hervorgerufen hat.

Als ich mir meine dysfunktionalen Überzeugungen bewusst machte, sind folgende Gedanken in mir aufgestiegen:

____

____

____

____

____

Als ich mir meine dysfunktionalen Überzeugungen bewusst machte, sind folgende Gefühle in mir aufgestiegen:

____

____

____

____

____

Als ich mir meine dysfunktionalen Überzeugungen bewusst machte, sind folgende Erinnerungen in mir aufgestiegen:

DYSFUNKTIONALE ÜBERZEUGUNGEN HINTERFRAGEN

Dysfunktionale Überzeugungen leben von Unwahrheiten und gedeihen im Dunkeln – in den unerforschten, unhinterfragten Bereichen Ihrer Persönlichkeitsstörung. Sie verleiten Sie zu dem Glauben, ein psychisch kaputter Mensch zu sein – nutzlos, wertlos, leer und unfähig. Doch es gibt genügend Beweise dafür, dass diese dysfunktionalen Überzeugungen nicht zutreffen. Um Ihre Glaubenssätze hinterfragen und verändern zu können, müssen Sie sie zunächst einmal genau unter die Lupe nehmen. Sich diese Denkmuster bewusst zu machen, war der erste Schritt; nun wollen wir uns mit den konkreten Beweisen beschäftigen, die zeigen, dass diese Überzeugungen unwahr sind.

Mithilfe dieser Übung können Sie in Ihrem Leben eindeutige Beweise dafür finden, dass Ihre dysfunktionalen Überzeugungen *nicht den Tatsachen entsprechen*. Eindeutige Beweise beruhen nicht auf Vermutungen oder Theorien, sondern auf identifizierbaren Fakten. Ich möchte an dieser Stelle wieder ein paar Beispiele von Betty anführen, um Ihnen den Einstieg in diesen Prozess zu erleichtern. (Unter http://www.newharbinger.com/42730 können Sie eine Kopie dieser Übung herunterladen und alle dysfunktionalen Überzeugungen, die Sie bei sich selbst beobachtet haben, genau unter die Lupe nehmen.)

Meine dysfunktionale Überzeugung lautet, *dass ich immer gemocht werden muss. Aber das stimmt nicht, denn selbst wenn meine Freunde und mein Partner wütend auf mich sind, versöhnen wir uns am Ende doch wieder, und sie verlassen mich nicht für immer.*

Meine dysfunktionale Überzeugung lautet, *dass ich immer perfekt sein muss, weil mich sonst niemand mag. Aber das stimmt nicht, denn ich habe mich schon oft mit Sara gestritten, und wir sind nach all den Jahren trotzdem immer noch miteinander befreundet. Und als ich den Kotflügel von James' Auto verbeulte, war er auch nicht gerade begeistert, sagte mir aber, dass er mich trotzdem immer noch liebt, und ich habe ihm geglaubt.*

Meine dysfunktionale Überzeugung lautet, dass

____

Aber das stimmt nicht, denn

____

____

____

Meine dysfunktionale Überzeugung lautet, dass

____

Aber das stimmt nicht, denn

____

____

____

DYSFUNKTIONALE ÜBERZEUGUNGEN ÄNDERN

Ihre Überzeugungen verändern Sie nicht von heute auf morgen; das ist ein langsamer Prozess. Schließlich hat es ja auch viele Jahre gedauert, bis diese dysfunktionalen Glaubenssätze so viel Macht über Sie und Ihr Leben gewonnen haben. Um etwas daran ändern zu können, müssen Sie sich über Ihre gesunden, adaptiven Überzeugungen klar werden und diese stärken.

Der erste Schritt besteht in der Bewusstmachung dieser gesunden Überzeugungen; also umkringeln Sie in der unten stehenden Liste bitte alle gesunden, adaptiven Überzeugungen, die Sie besonders ansprechen. Falls Ihnen eine positive Überzeugung einfallen sollte, die *nicht* in dieser Liste aufgeführt ist, schreiben Sie sie einfach dazu.

- Ich habe die Kraft, meine Ziele zu erreichen.
- Ich verdiene es, freundlich und rücksichtsvoll behandelt zu werden.
- Ich bin ein guter, wertvoller Mensch.
- Ich arbeite hart dafür, zu bekommen, was ich will.
- Ich verdiene Respekt und Liebe.
- Ich verzeihe mir selbst.
- Fehler sind menschlich und akzeptabel.
- Ich werde Geduld mit mir selbst haben.
- Ich tue mein Bestes.
- Ich definiere selbst, wer ich bin.
- Ich habe Respekt vor mir und meinen Entscheidungen.
- Ich lerne jeden Tag etwas Neues dazu und entwickle mich weiter.
- Meine besondere Stärke ist meine Freundlichkeit.
- Ich nehme mir fest vor, mich gut um mich selbst zu kümmern und etwas für mich zu tun.
- Ich verdiene es, mich wohl und glücklich zu fühlen.
- Ich kann selbst entscheiden, was für Gedanken und Überzeugungen ich habe.
- Ich akzeptiere meine Fehler, weil ich innerlich daran wachse.
- Ich werde mich in Selbstmitgefühl üben.
- Ich verdiene es, mit Menschen zusammen zu sein, die mich innerlich aufbauen.
- Ich vertraue auf meine Fähigkeiten.
- Ich bin mehr als diese Persönlichkeitsstörung!

- ______________________________

  ____
- ______________________________

  ____

Nachdem Sie nun gesunde, adaptive Überzeugungen entdeckt haben, mit denen Sie sich identifizieren können, ist es an der Zeit, Ihren inzwischen schon geschwächten alten dysfunktionalen Überzeugungen diese neuen Glaubenssätze gegenüberzustellen. So können Sie sich auf Ersatz-Überzeugungen fokussieren, die dem ehrlichen Teil Ihrer Persönlichkeit Mut und Kraft geben – jenem Teil von Ihnen, der nichts mit Ihrer BPS zu tun hat.

Hierzu wieder ein Beispiel von Betty:

Meine alten, dysfunktionalen Überzeugungen lauten, *dass ich immer gemocht werden muss und dass ich immer perfekt sein muss, weil mich sonst niemand mag.*

Meine gesunden, adaptiven Glaubenssätze, die dem widersprechen, lauten: *Ich bin ein guter, wertvoller Mensch, egal, wer mich mag und wer nicht. Meine Fehler definieren nicht, wer ich bin; ich definiere mich selbst, und das genügt, um mich für andere Menschen liebenswert zu machen.*

Als Betty ihre dysfunktionalen Überzeugungen hinterfragt und durch positive Glaubenssätze ersetzt hat, verloren diese alten, negativen Denkmuster ihre Macht über sie. Und dadurch, dass sie das immer wieder tat und zusätzlich auch noch andere Strategien und Techniken erlernte, konnte sie diese Denkmuster und ihre damit einhergehenden, Borderline-typischen Verhaltensweisen besser unter Kontrolle bekommen. Als sie diese Fähigkeiten weiterentwickelte, gelang es ihr, einen Arbeitsplatz zu finden und zu behalten und den Umgang mit ihren Freunden, ihrer Familie und ihrem Partner zu genießen. Endlich konnte sie in ihrem Leben mehr erreichen. Mit anderen Worten: Sie war jetzt in der Lage, ihre Ziele zu verwirklichen und ihre Persönlichkeitsstörung zu überwinden. Das können Sie auch lernen!

Und nun sind *Sie* an der Reihe, Ihre alten, dysfunktionalen Glaubenssätze durch gesunde, adaptive Überzeugungen zu ersetzen! Tragen Sie bitte in die unten stehenden Leerzeilen zunächst Ihre alten, dysfunktionalen Überzeugungen ein – entweder diejenigen, die Sie sich weiter oben bewusst gemacht haben, oder andere, die Sie schwächen und die Sie gern durch konstruktivere Denkmuster ersetzen möchten. Unter http://www.newharbinger.com/42730 können Sie ein Blankoformular dieser Übung herunterladen.

Meine alten, dysfunktionalen Überzeugungen lauten:

____

____

____

Meine gesunden, adaptiven Glaubenssätze, die dem widersprechen, lauten:

____

____

____

Meine alten, dysfunktionalen Überzeugungen lauten:

____

____

____

Meine gesunden, adaptiven Glaubenssätze, die dem widersprechen, lauten:

____

____

____

Und nun werden Sie Ihre gesunden, adaptiven Überzeugungen mit derselben Methode stärken, die Ihre dysfunktionalen Denkmuster in all den Jahren so stark gemacht hat: Wiederholung, Wiederholung, Wiederholung. Das heißt, Sie sollen Ihre gesunden, adaptiven Glaubenssätze in Gedanken so oft wie möglich wiederholen. Sagen Sie sich diese Sätze immer wieder vor: morgens, wenn Sie aufstehen, auf dem Weg in die Mittagspause, vor dem Schlafengehen und auch zwischendurch. Schreiben Sie sie auf Klebezettel und hängen Sie sie überall in Ihrem Zimmer auf. Singen Sie sie unter der Dusche. Denn je öfter Sie diese Sätze lesen oder vor sich hin sagen, umso konsequenter werden Sie danach leben. Und wenn Sie nach Ihren gesunden, adaptiven Überzeugungen leben, werden Sie sich selbst besser verstehen und unter Kontrolle haben und können die dysfunktionalen Überzeugungen und Verhaltensmuster zurückdrängen, die Ihre Persönlichkeitsstörung so lange gestärkt haben.

IHR PLAN FÜR EINE VERÄNDERUNG

Bitte fassen Sie in den unten stehenden Leerzeilen zusammen, was Sie in diesem Kapitel gelernt haben, um später darauf aufbauen zu können.

Das Hilfreichste, was ich aus diesem Kapitel gelernt habe, ist:

1. ______________________________

2. ______________________________

3. ______________________________

In folgenden Fähigkeiten möchte ich mich gern üben:

1. ______________________________

2. ______________________________

3. ______________________________

Beim Lesen dieses Kapitels habe ich gedacht:

____

____

____

Dadurch ist mir klar geworden, dass

____

Nun, da Sie die Fähigkeit entwickelt haben, Ihre dysfunktionalen Überzeugungen zu hinterfragen und in gesunde, adaptive Glaubenssätze zu verwandeln, ist es an der Zeit, Selbstberuhigungstechniken zu erlernen, damit Sie sich und Ihr Verhalten noch besser in den Griff bekommen.

KAPITEL 13

Beruhigungstechniken zur Verbesserung Ihrer Selbstkontrolle

Erinnern Sie sich noch an Situationen, in denen ein Ereignis oder eine Person Sie getriggert hat und Ihre Reaktion darauf zu einer Katastrophe führte? Da ging beispielsweise eine Beziehung in die Brüche, Sie verletzten sich selbst, stürzten in eine tiefe Depression, tausend Ängste stürmten auf Sie ein, und Sie fielen wieder in Ihre alten negativen Überzeugungen, Denk- und Verhaltensmuster zurück. Was wäre, wenn ich Ihnen sagen würde, dass es in solchen Fällen Möglichkeiten gibt, sich zu beruhigen, die Situation neu zu bewerten und sich so zu verhalten, dass wahrscheinlich alles gut ausgeht? Würden Sie gern erfahren, wie das geht? Genau darum geht es in diesem Kapitel: Ihnen Beruhigungstechniken beizubringen, um Ihre Selbstkontrolle in schwierigen Situationen zu verbessern.

Selbstkontrolle ist die Fähigkeit, die eigenen Überzeugungen, Denk- und Verhaltensmuster so zu beeinflussen, dass dabei am Ende ein bestimmtes Ergebnis herauskommt. Als Tony sich beispielsweise wertlos und nicht wahrgenommen fühlte, hatte er seinen Drang, immer wieder Kontakt zu seinen Partnerinnen zu suchen, offenbar kaum unter Kontrolle: Wie unter einem Zwang schrieb er ihnen ständig SMS oder tauchte unangekündigt an ihrem Arbeitsplatz auf. Nachdem Tony Selbstberuhigungstechniken erlernt hatte, konnte er seine Selbstkontrolle in schwierigen Situationen verbessern und sich anders verhalten.

Selbstberuhigung ist die Fähigkeit, sich selbst zu beschwichtigen und zu trösten, wenn man aufgeregt oder verzweifelt ist. Bestimmte Techniken helfen Ihnen, sich zu beruhigen, sodass Sie sich wieder neu fokussieren können, nachdem Sie getriggert oder Ihre emotionalen Knöpfe gedrückt wurden. Diese Techniken sind leicht zu erlernen und nehmen nicht viel Zeit in Anspruch, was sie sehr hilfreich macht. Im Hinblick auf den Umgang mit Ihren emotionalen Knöpfen habe ich die Analogie verwendet, »zuzuschlagen, solange das Eisen kalt ist«. Diese Empfehlung gilt für *alle* in diesem Buch beschriebenen Strategien und Fähigkeiten – auch für die Selbstberuhigungstechniken. »Zuzuschlagen, solange das Eisen kalt ist«, bedeutet, sich mehrmals am Tag in diesen Fähigkeiten zu üben, dann, wenn Sie ruhig sind, und nicht, wenn Sie unter Stress stehen. Es ist wichtig zu üben, *bevor* Sie getriggert werden, damit Sie gut auf die Situation vorbereitet sind, wenn Ihnen dann tatsächlich jemand oder etwas unter die Haut geht.

SELBSTBERUHIGUNGSTECHNIKEN

Die ersten beiden Selbstberuhigungstechniken – Achtsamkeit und Yoga – sollten Sie praktizieren, damit Ihr Eisen nach Möglichkeit gar nicht erst heiß wird. Das Tagebuch zum Dampfablassen und die Ablenkungsstrategien sind dagegen eher für Situationen gedacht, in denen Sie bereits spüren, dass sich Ihr Eisen allmählich erhitzt – wenn Sie getriggert wurden oder kurz davor stehen.

Üben Sie sich so oft in diesen Techniken, bis Sie das Gefühl haben, sie gut zu beherrschen; dann sind Sie gut vorbereitet und in der Lage, mit klarem Kopf, mehr Selbstkontrolle und gesunden, adaptiven Überzeugungen, Denk- und Verhaltensmustern in solche schwierigen Situationen hineinzugehen und das Beste daraus zu machen.

ACHTSAMKEIT

Achtsamkeit ist die Kunst, das Augenmerk auf die Gegenwart zu richten und die eigenen Gefühle, Gedanken und körperlichen Empfindungen, so wie sie gerade in diesem Augenblick vorhanden sind, mit ruhiger Gelassenheit wahrzunehmen und zu akzeptieren. Dadurch sinkt das Risiko, dass Sie auf Auslöser mit den gewohnten negativen Überzeugungen, Denk- und Verhaltensmustern reagieren, die Ihre Persönlichkeitsstörung so lange aufrechterhalten haben. Probieren Sie diese aus sieben Schritten bestehende Achtsamkeitstechnik eine Minute lang aus – oder so lange, wie Sie können und müssen, um sich innerlich wieder ruhig, fokussiert und entspannt zu fühlen. Wie bei jeder anderen Fähigkeit gilt auch hier: Je öfter Sie sie üben, umso besser werden Sie sie beherrschen.

1. Suchen Sie sich ein ruhiges Plätzchen, an dem Sie ungestört sind und durch nichts abgelenkt werden.
2. Setzen Sie sich mit geradem Rücken, aber entspannt und bequem hin und schließen Sie die Augen, falls das für Sie angenehmer ist.
3. Richten Sie Ihre Aufmerksamkeit auf Ihren Atem, der ein- und ausströmt – durch die Nase in Ihre Lungen hinein und durch den Mund wieder hinaus.
4. Beurteilen Sie die Gedanken, die dabei in Ihnen aufsteigen, nicht. Lassen Sie sie einfach in Ihren Geist hinein- und wieder hinausfließen.

5. Lassen Sie Ihre Gedanken kommen und gehen und konzentrieren Sie sich so gut wie möglich auf Ihren Atem und darauf, im jetzigen Augenblick zu sein – auf nichts anderes.

6. Sobald Sie ganz entspannt sind, achten Sie auf Ihre Atmung und darauf, wie Sie sich jetzt fühlen. Schlagen Sie nun die Augen auf und fokussieren Sie sich auf die Gegenwart.

Dann kehren Sie wieder in Ihr Alltagsleben zurück und treffen die Entscheidung, die für Sie am besten ist.

Ist es Ihnen gelungen, eine ganze Minute lang achtsam zu sein, auf Ihre Atmung zu achten, sich nicht von Gedanken ablenken zu lassen und auch alle anderen Ablenkungen einfach an sich vorbeiziehen zu lassen? Falls Sie das nicht geschafft haben sollten – kein Problem! Vielen Menschen fällt es schwer, innezuhalten und ihr Tempo zu verlangsamen, weil unsere heutige Welt so schnelllebig ist und wir es gewohnt sind, immer mehrere Dinge gleichzeitig zu erledigen. Nehmen Sie sich ein paar Minuten Zeit, um über diese Übung nachzudenken. Beschreiben Sie, wie sie sich für Sie angefühlt hat (War sie beängstigend, unangenehm, entspannend oder hat sie Ihnen Kraft gegeben?) und warum (»Ich war mir nicht sicher, was passieren würde« oder »Ich spürte, wie meine Angst nachließ und ich meine Gedanken besser unter Kontrolle bekam«).

____

____

____

____

____

YOGA

Yoga gibt es schon seit sehr, sehr langer Zeit, und unendlich viele Menschen haben es praktiziert, viele tun es immer noch. Unabhängig von Ihrem Alter oder Ihrer seelischen Verfassung kann Ihnen Yoga sehr viel bringen: Es versetzt Sie in einen Zustand innerer Ruhe, baut Stress ab und macht Ihnen Ihren Körper bewusst, was wiederum zu mehr Selbstvertrauen und Selbstkontrolle führt. Die Fähigkeiten, die Sie beim Yoga erlernen – Ihre Gedanken zu kontrollieren und sich auf Ihre Atmung zu konzentrieren –, können sich positiv auf Ihre psychische Verfassung auswirken – vor, während und nachdem Sie getriggert wurden.

Sie müssen dazu nicht unbedingt einen Yogakurs besuchen oder sich Yoga-Equipment anschaffen. Man kann Yoga auch mithilfe kostenloser YouTube-Videos erlernen und üben. Das hat den Vorteil, dass Sie dabei völlig ungestört sind, was Ihnen vielleicht wichtig ist. Egal ob Sie Yoga mithilfe von Videos oder Kursen ausprobieren möchten: Versuchen Sie, es so oft zu praktizieren, wie Sie können, um möglichst großen Nutzen daraus zu ziehen.

TAGEBUCH ZUM DAMPFABLASSEN

Wenn Sie getriggert werden, spüren Sie, wie sich allmählich immer mehr Druck in Ihnen aufbaut, bis Sie es einfach nicht mehr aushalten können und einen – entweder verbalen oder körperlichen – Wutausbruch bekommen, nicht wahr?

Sie können auch alle diese aufkommenden negativen Gedanken und Gefühle in einem *Tagebuch zum Dampfablassen* »herauslassen« – ohne diese Einträge nachträglich zu bearbeiten oder irgendetwas zu verschweigen. Sie können einfach alles ungehindert zum Ausdruck bringen, in Ruhe darüber nachdenken, was Sie so aufgeregt hat, und sich auf gefahrlose Weise abreagieren, bis wieder Ruhe und Entspannung in Ihr Gemüt eingekehrt sind.

Sie können diese Texte aufschreiben oder aufnehmen und dieses Tagebuch in einem Notizbuch, auf Ihrem Computer oder Smartphone führen – wie es Ihnen am liebsten ist. Ein großer Vorteil dieses Tagebuchs besteht darin, dass Sie es zu jeder Tages- und Nachtzeit nutzen können, und zwar so lange, wie Sie wollen oder brauchen, und dass Sie die Einträge immer wieder nachlesen können, um zu verstehen, was Sie in diesem Augenblick gedacht und empfunden haben. Das ist ein hervorragendes Werkzeug, sich bewusst zu machen, wie Sie auf bestimmte Situationen reagieren.

Die unten stehenden Denkanstöße können Ihnen den Einstieg ins Tagebuchschreiben erleichtern; aber Sie brauchen sich nicht unbedingt daran zu halten. Wenn es Ihnen lieber ist, können Sie auch ganz ohne Anregungen oder Vorgaben beschreiben, wie Ihnen gerade zumute ist. Wählen Sie einfach die Methode, die für Sie am besten funktioniert.

- Ich wurde getriggert, als …

- In dieser Situation empfand (dachte, wollte) ich …

- Jetzt im Augenblick empfinde ich …

- Davor, währenddessen und danach dachte ich …

- Letzten Endes möchte ich …
- Es wäre alles anders, wenn …
- Mir wäre wohler zumute, wenn …
- Durch diese Situation kam … aus der Vergangenheit wieder in mir hoch.
- Am besten wäre es, wenn diese Situation folgendermaßen ausgehen würde: …
- Aus dieser Situation habe ich gelernt …

Versuchen Sie, diese Technik immer dann anzuwenden, wenn Sie spüren, dass Ihr Eisen heiß wird – auch wenn Sie nur ein kleines bisschen getriggert worden sind. Wenn Sie dieses »Tagebuch zum Dampfablassen« ungefähr eine Woche lang regelmäßig benutzt haben, entscheiden Sie, ob Sie auch in Zukunft weiter damit arbeiten wollen.

ABLENKUNG

Ablenkung ist eine sehr wirksame Selbstberuhigungstechnik, durch die Sie sich körperlich und/oder geistig von einer auslösenden Situation distanzieren können. Wählen Sie aus der unten stehenden Liste zwei oder drei Ablenkungsstrategien aus, von denen Sie glauben, dass sie Ihre Aufmerksamkeit wirklich fesseln und Sie von einem auslösenden Ereignis oder einer auslösenden Person ablenken könnten:

- Schauen Sie sich lustige, aufbauende oder ermutigende Filme oder Videos an.
- Hören Sie Musik.
- Zeichnen Sie irgendetwas, was Ihnen gerade in den Sinn kommt.
- Gehen Sie lange joggen und machen Sie einen langen Spaziergang.
- Erstellen Sie Listen, in die Sie alles eintragen,
- was Sie tun müssen oder bereits erledigt haben,
- was Sie sich vielleicht kaufen möchten,

- wie Sie Ihre Träume verwirklichen wollen,
- welche positiven Abenteuer Sie erleben möchten usw.
- Gehen Sie tanzen oder spielen Sie Ihr Lieblingslied und tanzen Sie dazu in Ihrem Wohnzimmer.
- Beschäftigen Sie sich mit einem Videospiel, Puzzle oder Kreuzworträtsel.
- Putzen Sie Ihr Haus oder Ihre Wohnung.
- Gehen Sie mit Ihrem Haustier spazieren oder baden Sie es.
- Essen Sie eines Ihrer Lieblingsgerichte.
- Zählen Sie irgendetwas in Ihrer Umgebung; zum Beispiel die Fliesen auf dem Boden, Risse im Asphalt, Schokosplitter auf der Oberseite eines Kekses (mein Favorit) usw.
- Arbeiten Sie im Garten.
- Riechen Sie an einem ätherischen Öl. Wählen Sie dazu ein Öl, das Sie gern mögen und als beruhigend empfinden, und bewahren Sie es für Ihre »Ablenkungsmanöver« auf. Einige für diesen Zweck beliebte Öle sind Lavendel, Zeder, Zitrone, Mandarine und Jasmin. Solche Öle können Sie in Drogeriemärkten, Bioläden oder Naturkostläden kaufen.
- Sonstige: ______________________________
- Sonstige: ______________________________

Diese Strategien können Ihnen sehr helfen, wenn Sie getriggert werden; aber Sie sollten sie auch dann praktizieren und üben, wenn Sie gerade *nicht* getriggert sind, damit Sie sie in Situationen, in denen Sie sich ablenken und beruhigen müssen, gut beherrschen. Halten Sie sich dabei an folgende vier Schritte:

1. Machen Sie sich bewusst, dass Sie getriggert worden sind.
2. Setzen Sie die von Ihnen gewählte Ablenkungsstrategie ein.

3. Bewerten Sie Ihre Gedanken und Gefühle neu, um festzustellen, ob Ihr innerer Drang zu einer negativen Reaktion nachgelassen hat.
4. Falls dieser Drang sich gelegt hat und Sie eine gesunde, adaptive Reaktionsmöglichkeit gefunden haben, machen Sie bei Schritt 4 weiter.
5. Falls nicht, kehren Sie zu Schritt 2 zurück.

Stellen Sie sich nun mit klarerem Kopf wieder auf die betreffende Situation oder Person ein – entspannt, ruhig und fokussiert – und praktizieren Sie Ihr gesundes, adaptives Reaktionsmuster.

SELBSTBERUHIGUNGSTECHNIKEN BEWERTEN

Nachdem Sie verschiedene Selbstberuhigungstechniken kennengelernt haben, die Ihre Selbstkontrolle verbessern können, überlegen Sie sich, ob Sie eine oder mehrere dieser Strategien in die »Werkzeugkiste« Ihrer gesunden, adaptiven Reaktionsmuster aufnehmen sollten. Welche dieser Techniken haben Sie innerlich wirklich angesprochen oder würden Sie vermutlich ansprechen? Kreuzen Sie an, mit wie hoher Wahrscheinlichkeit Sie die betreffende Selbstberuhigungstechnik anwenden würden, wobei 0 für »überhaupt nicht« und 5 für »sehr wahrscheinlich« steht. Die Techniken, die Sie mit 3 oder höher bewertet haben, sollten Sie regelmäßig praktizieren.

Selbstberuhigungstechniken	Bewertung					
Achtsamkeit	0	1	2	3	4	5
Yoga	0	1	2	3	4	5
Tagebuch zum Dampfablassen	0	1	2	3	4	5
Ablenkung	0	1	2	3	4	5

SELBSTBERUHIGUNGSTECHNIKEN ANWENDEN

Es ist wichtig, dass Sie visualisieren können, wie Sie in schwierigen Situationen oder im Beisein von Menschen, die Sie triggern, auf gesunde, adaptive Weise reagieren. Anhand des Protokolls auf der nächsten Seite können Sie nachverfolgen, welchen Nutzen Ihnen bestimmte Selbstberuhigungstechniken bringen, weil Sie so über die Ergebnisse der verschiedenen Strategien Buch führen. Wenn Sie positive Ergebnisse sehen, werden Sie die betreffende Strategie höchstwahrscheinlich auch weiterhin einsetzen – und genau das ist das Ziel dieser Übung. Sie können dieses Protokoll aber auch rein hypothetisch nutzen: Statt darin ein Ereignis zu beschreiben, das gerade stattgefunden hat, stellen Sie sich einfach irgendeinen Auslöser vor und überlegen, mit welcher Strategie Sie ihm begegnen könnten und welches Ergebnis Sie sich davon versprechen. Solche Übungen sind eine gute Vorbereitung auf reale Situationen in Ihrem täglichen Leben. In der Zusammenfassung zu Teil 3 dieses Arbeitsbuchs unter http://www.newharbinger.com/42730 können Sie ein Blankoformular dieses Protokolls herunterladen. Ich empfehle Ihnen, das Protokoll immer bei sich zu haben, denn durch das regelmäßige Protokollführen über auslösende Ereignisse können Sie Ihre Selbstkontrolle in konkreten Alltagssituationen verbessern.

PROTOKOLL ÜBER ERGEBNISSE VON SELBSTBERUHIGUNGSSTRATEGIEN

Schreiben Sie in die erste Spalte der unten stehenden Tabelle das auslösende Ereignis oder die auslösende Person. In die zweite Spalte tragen Sie ein, welche Selbstberuhigungstechnik Sie gewählt haben oder wählen wollen, um sich körperlich oder geistig (oder in beiderlei Hinsicht) besser unter Kontrolle zu bekommen, statt wieder in negative Überzeugungen, Denk- und Verhaltensmuster zu verfallen. Und in der dritten Spalte beschreiben Sie so genau wie möglich, welches Ergebnis Sie durch diese Technik erzielt haben oder erzielen wollen. Denken Sie daran, dass Sie diese Übung auch mit hypothetischen Szenarien oder Situationen durchführen können, die vielleicht irgendwann in Zukunft eintreten werden!

Zur Veranschaulichung habe ich als erstes Beispiel eines von Tonys auslösenden Ereignissen, seine Selbstberuhigungstechnik und das Ergebnis davon eingetragen.

Auslösendes Ereignis oder auslösende Person	Selbstberuhigungs-technik	Ergebnis
Meine Mutter hat mich getriggert, indem sie mich einen Verlierer nannte und mich als wertlos und faul bezeichnete.	Ich habe etwas in mein »Tagebuch zum Dampfablassen« auf meinem Smartphone geschrieben.	Es ist mir gelungen, mich innerlich von meiner Mutter zu distanzieren, ruhig zu bleiben und mich nicht in einen Streit verwickeln zu lassen.

Bei der Arbeit mit diesem Protokoll werden Sie wahrscheinlich feststellen, dass Ihre Fähigkeit zur Selbstbeherrschung sich dadurch verbessert und Sie auch mehr Klarheit über die Ergebnisse Ihrer Selbstberuhigungstechniken gewinnen. Denken Sie daran: Je öfter Sie üben, umso besser werden Sie Ihre Persönlichkeitsstörung und Ihre negativen Überzeugungen, Denk- und Verhaltensmuster in den Griff bekommen.

IHR PLAN FÜR EINE VERÄNDERUNG

Fassen Sie bitte in den unten stehenden Leerzeilen zusammen, was Sie in diesem Kapitel gelernt haben, um später darauf aufbauen zu können.

Das Hilfreichste, was ich aus diesem Kapitel gelernt habe, ist:

1. ______________________________

2. ______________________________

3. ______________________________

In folgenden Fähigkeiten möchte ich mich gern üben:

1. ______________________________

2. ______________________________

3. ______________________________

Beim Lesen dieses Kapitels habe ich gedacht:

____

Dadurch ist mir klar geworden, dass

____

____

Nun, da Sie begonnen haben, mit Strategien zur Selbstberuhigung und zur Verbesserung Ihrer Selbstkontrolle zu arbeiten, sind Sie innerlich bereit für den nächsten Schritt: herauszufinden, wie Sie Beziehungskonflikte lösen und die Liebe in Ihren zwischenmenschlichen Beziehungen stärken können.

KAPITEL 14

Beziehungskonflikte lösen und die Liebe in Ihren Beziehungen stärken

Viele Borderline-Patienten haben mit Beziehungsproblemen und -konflikten zu kämpfen oder sind mit ihren Beziehungen unzufrieden. Das hängt mit etwas zusammen, was ich hier als »Beziehungsgewohnheiten« bezeichnen möchte. Um zu verstehen, was Beziehungsgewohnheiten sind, müssen wir zunächst einmal den Begriff »Gewohnheiten« definieren und uns über ihren Einfluss auf unser Leben klar werden. *Gewohnheiten* sind erlernte Verhaltensweisen, in die man automatisch verfällt, wenn man mit einem aktivierenden Ereignis konfrontiert wird (beispielsweise Nägelkauen – wenn man nervös ist, weil eine unerwartete Besprechung mit dem Chef bevorsteht). Es gibt gute und schlechte Gewohnheiten, und man kann negative Gewohnheiten ablegen oder zumindest abschwächen und stattdessen positive Gewohnheiten entwickeln, um mehr innere Kraft, Mut und Selbstvertrauen aufzubauen.

Beziehungsgewohnheiten sind automatische Reaktionen auf Menschen, zu denen wir eine Beziehung haben. Das sind nicht nur Liebespartner, sondern auch Freunde, Mitarbeiter, Kollegen und Bekannte. Diese Reaktionen beruhen auf unseren inneren Glaubenssätzen, Denk- und Verhaltensmustern. Reagieren Sie mit einem bestimmten Glaubenssatz, Denk- oder Verhaltensmuster, wenn Sie über die Feiertage nach Hause fahren und mit Ihrer Familie zusammen sind, wenn Sie Ihren Chef am Arbeitsplatz sehen oder Ihnen bei Ihrem Partner ein bestimmter Gesichtsausdruck auffällt? Diese Reaktionen treten wahrscheinlich auf, ohne dass Sie sich dessen bewusst sind oder darüber nachdenken, weil es sich dabei um *entwickelte* Beziehungsgewohnheiten handelt. Solche Reaktionen können destruktive Kräfte sein, die Chaos und Konflikte verursachen; sie können Ihnen aber auch Kraft geben und die Liebe und Zärtlichkeit, das Vertrauen und die Fürsorge verstärken, die Sie für sich selbst und andere Menschen empfinden.

Bisher hat sich Ihre Persönlichkeitsstörung von Ihren Beziehungsgewohnheiten genährt und ist dadurch überhaupt erst so mächtig geworden; doch in diesem Kapitel werden Sie lernen, gute Beziehungsgewohnheiten zu stärken und destruktive zu schwächen oder ganz abzulegen. Zunächst einmal will ich in diesem Kapitel auf zehn destruktive Beziehungsgewohnheiten eingehen, die sich negativ auf Ihre Beziehungszufriedenheit und Ihren Erfolg im Leben auswirken. Als Nächstes werde ich zehn positive Beziehungsgewohnheiten beschreiben, die die Liebe und Entschlusskraft stärken, die Sie in Ihren Beziehungen erleben (oder gern erleben *möchten*).

ZEHN DESTRUKTIVE BEZIEHUNGSGEWOHNHEITEN

Destruktive Beziehungsgewohnheiten tragen zur Entstehung von Chaos und Konflikten bei und verstärken die negative Intensität in Ihren Beziehungen. Kreuzen Sie nun in der unten stehenden Tabelle bitte die Gewohnheiten an, die Ihre Beziehungen zu Ihrem Partner, Ihren Kindern, Eltern, Freunden, Mitarbeitern, Kollegen und anderen Menschen in Ihrem Leben beeinträchtigen. Aber bitte denken Sie nicht zu viel über diese Gewohnheiten nach und überlegen Sie auch nicht, wie stark sie Ihr Beziehungsleben beeinflussen. Wenn Sie glauben, dass bei Ihnen eine bestimmte Gewohnheit vorliegt, kreuzen Sie sie einfach an.

✓	**Gewohnheit**	**Auswirkung**
☐	Schreien	Wenn wir unsere Mitmenschen anschreien oder anbrüllen, machen sie »dicht« und lassen unsere Worte nicht mehr an sich heran, sondern bereiten sich stattdessen auf einen Gegenangriff vor. Es ist ein Irrtum, davon auszugehen, dass andere Menschen umso mehr auf uns hören, je lauter wir sind.
☐	Hasserfüllte Worte	Durch hasserfüllte Worte erreichen wir, dass unsere Mitmenschen nichts anderes mehr hören als diese negativen Äußerungen. Solche Äußerungen schlagen tiefe Wunden und führen dazu, dass die anderen Menschen Ressentiments gegen uns entwickeln.
☐	Sich weigern, einen Fehler zuzugeben	Wenn wir fest daran glauben, dass wir keinen Fehler gemacht haben oder machen konnten, zweifeln unsere Mitmenschen normalerweise an unserer Integrität und begegnen uns infolgedessen mit weniger Vertrauen und innerer Offenheit.

☐	Verallgemeinerungen	Wenn wir in zu unklaren, zu allgemeinen Begriffen sprechen, missverstehen oder fehlinterpretieren die anderen Menschen den Sinn unserer Aussagen. Dann stellen sie Vermutungen darüber an, was wir mit unseren Worten wohl gemeint haben könnten. Dadurch nimmt die Wahrscheinlichkeit ab, dass wir das bekommen, was wir wollen und brauchen. Mit solchen Verallgemeinerungen zwingen wir unsere Mitmenschen zum »Gedankenlesen«: Das heißt, sie müssen unsere Wünsche oder Bedürfnisse erraten.
☐	Sich nicht entschuldigen wollen	Wenn wir uns nicht entschuldigen wollen, obwohl wir wissen, dass wir im Unrecht sind, löst das bei unseren Mitmenschen Wut, Ärger oder Ressentiments aus und bringt sie dazu, uns für gleichgültig und unglaubwürdig zu halten.
☐	Schuldzuweisungen	Wenn wir andere Menschen für unsere Beziehungsprobleme verantwortlich machen, neigen sie dazu, in die Defensive zu gehen. Mit der Zeit bauen sich dadurch Ressentiments auf.
☐	Unflätige Ausdrücke	Wenn wir sehr starke, negative Ausdrücke verwenden, gehen unsere Mitmenschen normalerweise ebenfalls in die Defensive und hören nicht, was wir ihnen sagen wollen, oder verstehen nicht, welche Gefühle wir mit unseren Worten zum Ausdruck bringen wollen.
☐	Beschimpfungen oder Beleidigungen	Wenn wir andere Menschen beschimpfen oder beleidigen, werden sie wütend und gehen in die Defensive, wodurch mit der Zeit Ressentiments entstehen. Das gilt auch für »spielerische« Beschimpfungen, zum Beispiel, wenn wir einen Freund im Scherz als »Verlierer« bezeichnen.
☐	Die Dinge nur aus einer Perspektive sehen	Wenn wir uns weigern, auch den Standpunkt unseres Gesprächspartners zu sehen, verrennen wir uns in unserer eigenen Sichtweise der Situation und unserer Beziehung. Dann nehmen wir nur die Hälfte des Geschehens wahr.
☐	Erwarten, dass jemand anders unseren »Liebestank« füllt	Wenn wir von unseren Mitmenschen erwarten, dass sie unseren »Liebestank« füllen, setzen wir sie und unsere Beziehung zu ihnen unter sehr großen Druck. Außerdem werden wir dadurch von anderen Personen abhängig und verhalten uns dann vielleicht sehr ängstlich und vorsichtig aus lauter Angst davor, Menschen zu verlieren, auf die wir angewiesen sind.

Wenn Sie die meisten oder alle oben beschriebenen destruktiven Beziehungsgewohnheiten angekreuzt haben, seien Sie deshalb nicht wütend auf sich selbst! Widerstehen Sie der Versuchung, sich deshalb »herunterzumachen«, denn diese Gewohnheiten kommen sehr häufig vor. Bitte nehmen Sie sich nun ein paar Minuten Zeit, um über Ihre Antworten nachzudenken.

Wie wirken sich die von Ihnen angekreuzten destruktiven Gewohnheiten auf Ihr Selbstbild und Ihre Einstellung zu sich selbst aus?

____

____

____

____

Wie wirken sich die von Ihnen angekreuzten destruktiven Gewohnheiten auf Ihre Beziehung zu Ihrem Partner und Ihren Kindern, Eltern, Freunden, Mitarbeitern, Kollegen und sonstigen Menschen in Ihrem Leben aus?

____

____

____

____

Wie fühlen Sie sich normalerweise, nachdem Sie oder jemand anders eine destruktive Beziehungsgewohnheit praktiziert haben bzw. hat?

____

____

____

____

Was glauben Sie, wie sich Ihr Lebensgefährte oder Ihre Kinder, Eltern, Freunde, Mitarbeiter, Kollegen und sonstige Menschen in Ihrem Leben fühlen, nachdem Sie eine destruktive Beziehungsgewohnheit praktiziert haben?

____

____

____

____

Und nun wollen wir uns anschauen, wie destruktive Gewohnheiten zu Chaos, Konflikten und negativer Intensität in Bettys Beziehung beigetragen haben. In Klammern habe ich jeweils eingefügt, in welche negativen Beziehungsgewohnheiten sie und Michael in diesem Szenario verfallen.

Als Betty eines Abends nach einer 14-Stunden-Schicht im Krankenhaus zu spät nach Hause kam, fragte ihr Freund Michael sie ganz ruhig, klar und deutlich: »Was ist denn bei der Arbeit passiert? Warum kommst du so spät?«

Betty war müde und fühlte sich angegriffen. Sie fasste Michaels Worte als Beschuldigung auf, sie sei unehrlich und untreu (Auslösendes Ereignis), und sagte: »Ich bin müde, und ich brauche mich vor dir nicht zu rechtfertigen! Du bist nicht mein Vater! Wofür hältst du dich eigentlich?« (Sich nicht entschuldigen wollen)

Daraufhin erhob Michael seine Stimme und sagte in sarkastischem Ton: »Jetzt fangen wir schon wieder an, Probleme zu machen, wo es gar keine gibt! Hör' doch endlich auf damit!«

»Du Scheißkerl!«, schrie Betty zurück. »Ich hasse dich! Du hast ja keine Ahnung, was ich jeden Tag durchmache! Dir ist das alles egal.« (Beschimpfungen, starke Aus-

drücke, hasserfüllte Worte, Anschreien; Verallgemeinerungen; die Dinge nur aus einer Perspektive sehen; Schuldzuweisungen)

Da ging Michael in die Defensive und brüllte: »Warum putzt du mich schon wieder 'runter! Ich habe dir doch gar nichts getan!« (Starke Ausdrücke, schreien; sich nicht entschuldigen und keinen Fehler zugeben wollen)

Daraufhin regte sich Betty noch mehr auf und warf zuerst Bücher und dann die Fernbedienung des Fernsehers nach ihm. Sie dachte, dass Michael jetzt vielleicht wütend aus dem Haus stürmen und sie für immer verlassen würde, und ein Gefühl der Leere begann sich in ihr auszubreiten. (Erwartung, dass jemand anders unseren »Liebestank« füllt)

Der Streit ging so lange weiter, bis Betty ins Badezimmer rannte und sich ritzte, während Michael an die Tür hämmerte, damit sie wieder herauskam.

Wenn destruktive Beziehungsgewohnheiten im Spiel sind, schaukeln sich die negativen Reaktionen der beiden Gesprächspartner normalerweise immer weiter hoch, bis es zu einer Explosion kommt – so wie zwischen Betty und Michael. Aber Interaktionen in einer Beziehung *müssen* nicht unbedingt so ablaufen. Da zwischenmenschliche Beziehungen einen wichtigen Teil unseres Lebens ausmachen, sollten wir Gewohnheiten entwickeln, die diese Beziehungen stärken, und Gewohnheiten, die unsere Beziehungen zerstören, ablegen oder zumindest abschwächen. Eine wichtige Voraussetzung dafür besteht darin, dass Sie sich zunächst einmal über Ihre eigenen Beziehungsgewohnheiten klar werden. Nur so können Sie Ihre Persönlichkeitsstörung und die damit einhergehenden Beziehungsprobleme überwinden.

Es ist wichtig zu erwähnen, dass sowohl Betty als auch Michael destruktive Beziehungsgewohnheiten hatten. Betty war also nicht ganz allein an den Beziehungsproblemen mit ihrem Partner schuld; und sie war die Einzige, die sich bemühte, ihre BPS zu überwinden. Also: Auch wenn Sie selbst versuchen, an Ihren Beziehungsgewohnheiten zu arbeiten, kann es durchaus sein, dass andere Menschen in Ihrem Leben weiterhin ihre destruktiven Gewohnheiten pflegen. Wenn Sie positive Beziehungsgewohnheiten entwickeln, erhöht sich aber dadurch zumindest die Wahrscheinlichkeit, dass *Ihr eigenes* Leben und *Ihre eigenen* Beziehungen eine positive Wendung nehmen; Sie können niemanden dazu zwingen, ebenfalls positive Gewohnheiten zu entwickeln. Wenn Sie dieses Kapitel und den Rest dieses Buches durcharbeiten, denken Sie also bitte daran, dass Sie Ihren Mitmenschen zwar Veränderung und inneres Wachstum vorleben können; doch Ihre Mitmenschen müssen ebenfalls an sich arbeiten.

ZEHN POSITIVE BEZIEHUNGSGEWOHNHEITEN

Sich über Ihre destruktiven Beziehungsgewohnheiten klar zu werden, ist sehr wichtig, es stellt aber nur einen Teil des Veränderungsprozesses Ihrer Gewohnheiten dar. Nun wollen wir uns Ihren positiven Beziehungsgewohnheiten zuwenden – also jenen, die Ihnen Mut, Selbstvertrauen und Zuversicht einflößen und in Ihnen Liebe, Zuneigung und Fürsorge für sich selbst und andere Menschen wecken.

Bitte kreuzen Sie in der unten stehenden Tabelle die Gewohnheiten an, die sich auf Ihre Beziehung zu Ihrem Partner und Ihren Kindern, Eltern, Freunden, Mitarbeitern, Kollegen und anderen Menschen in Ihrem Leben auswirken. Aber bitte denken Sie nicht zu viel über diese Gewohnheiten nach und überlegen Sie auch nicht, wie stark sie Ihr Beziehungsleben beeinflussen. Wenn Sie glauben, dass bei Ihnen eine bestimmte Gewohnheit vorliegt, kreuzen Sie sie einfach an. Diese Übung soll Ihnen all Ihre positiven, stärkenden Beziehungsgewohnheiten bewusst machen, damit Sie sie weiterentwickeln können.

✓	Gewohnheit	Auswirkung
☐	In ruhigem, gelassenem Ton mit Ihren Mitmenschen sprechen	Wenn wir ruhig, langsam und in leisem Ton mit anderen Menschen sprechen, werden sie eher hören, was wir sagen, verstehen, was wir meinen, und uns ernst nehmen.
☐	Freundlichkeit/Mitgefühl zeigen	Wenn wir freundlich und liebevoll mit unseren Mitmenschen reden, reagieren sie offener und entspannter; und dann werden sie auch eher das tun, worum wir sie bitten, und uns das geben, was wir wollen und brauchen.
☐	Fehler zugeben	Fehler zuzugeben, ist eine sehr konstruktive, ehrliche Reaktion. Wenn wir uns so verhalten, werden unsere Mitmenschen mehr Vertrauen zu uns haben und sich im Gespräch mit uns offener fühlen.
☐	Sich konkret und präzise ausdrücken	Wenn wir uns klar und präzise ausdrücken, steigt die Wahrscheinlichkeit, dass unsere Wünsche und Bedürfnisse erfüllt werden, weil die anderen Menschen dann eher verstehen, was wir wollen und brauchen, und nicht zum Rätselraten gezwungen sind.

☐	Sich entschuldigen	Wenn Sie sich entschuldigen, haben Ihre Mitmenschen das Gefühl, dass sie Ihnen vertrauen können und dass Sie offen und ehrlich zu ihnen sind; und dann werden sie sich Ihnen gegenüber höchstwahrscheinlich genauso verhalten.
☐	Zwischen Person und Problem trennen	Wenn Sie sich auf das Problem und nicht auf Ihren Gesprächspartner und dessen Charakter konzentrieren, wird er sich wahrscheinlich auch nicht dazu gezwungen fühlen, seinen Stolz und sein Selbstwertgefühl zu verteidigen.
☐	Deeskalieren	**1.** Atmen Sie tief durch und halten Sie inne. **2.** Reagieren Sie mit Bedacht und nicht emotional. **3.** Denken Sie daran, dass Sie niemandem etwas zu beweisen brauchen. **4.** Versuchen Sie, die Sache aus der Perspektive der anderen Person zu sehen, und seien Sie offen für alternative Lösungen, statt unbedingt »gewinnen« zu wollen. **5.** Wenn Sie Ihrem Gesprächspartner widersprechen müssen, tun Sie dies auf respektvolle Weise und seien Sie offen für einen Kompromiss.
☐	Darüber nachdenken, welche unerfüllten Bedürfnisse Sie wütend machen	Bei vielen Auseinandersetzungen geht es nicht um das Problem an sich, sondern um unerfüllte Bedürfnisse oder uneingestandene Kränkungen. Kommunizieren Sie Ihre Bedürfnisse klar und deutlich mithilfe von Ich-Aussagen. (Zum Beispiel: »Ich fühle mich unwichtig, wenn du nicht anrufst, um mir zu sagen, dass du zu spät kommen wirst.«)
☐	An eine Lösung glauben	Richten Sie Ihr Augenmerk bei Ihrer Argumentation nicht auf den Streit selbst und das Gewinnenwollen, sondern auf eine Lösung. Seien Sie sich darüber im Klaren, welches Ziel Sie erreichen möchten und wie Sie und Ihr Gesprächspartner zu einer positiven Lösung gelangen können. Es ist einfacher, dieses Ziel gemeinsam zu erreichen, als sich in einem Tauziehen um den Sieg aufzureiben.

☐	Sich auch unabhängig von Ihrer Beziehung selbst lieben	Tun Sie Dinge, die Ihr Selbstvertrauen und Ihre Selbstachtung aufbauen. Lernen Sie, Ihren Selbstwert auch ohne Bestätigung von außen zu schätzen. Die besten Beziehungen bestehen aus zwei ganzen Menschen und nicht aus zwei Hälften, die sich miteinander verbinden müssen, um sich »ganz« zu fühlen.

Sind Ihnen beim Durchlesen dieser positiven Beziehungsgewohnheiten welche aufgefallen, die Sie selbst praktizieren? Wenn ja, ist das wunderbar; aber wenn nicht, ist es auch kein Problem, denn schließlich haben Sie zu diesem Buch gegriffen, um diese Fähigkeiten zu *erlernen*; und offenbar sind Sie selbst und Ihre Beziehungen Ihnen wichtig genug, um in Zukunft etwas anders zu machen als bisher. Bitte denken Sie darüber nach, wie diese positiven Gewohnheiten sich zurzeit auf Ihre Beziehungen auswirken oder in Zukunft auswirken könnten.

Wie wirken sich die von Ihnen angekreuzten positiven Gewohnheiten auf Ihr Selbstbild und Ihre Einstellung zu sich selbst aus?

____

____

____

____

Wie wirken sich die von Ihnen angekreuzten positiven Gewohnheiten auf Ihre Beziehung zu Ihrem Partner und Ihren Kindern, Eltern, Freunden, Mitarbeitern, Kollegen und anderen Menschen in Ihrem Leben aus?

____

____

____

Wie fühlen Sie sich normalerweise, nachdem Sie oder jemand anders eine positive Beziehungsgewohnheit praktiziert haben bzw. hat?

Was glauben Sie, wie sich Ihr Lebensgefährte fühlt oder Ihre Kinder, Eltern, Freunde, Mitarbeiter, Kollegen und andere Menschen in Ihrem Leben sich fühlen, nachdem Sie eine positive Beziehungsgewohnheit praktiziert haben?

Nun wollen wir uns den Streit zwischen Betty und Michael noch einmal anschauen – aber diesmal aus der Perspektive *positiver* Beziehungsgewohnheiten.

Betty kam von einer 14-Stunden-Schicht im Krankenhaus nach Hause. Ihr war bewusst, dass sie müde war, weil sie wegen eines Notfalls zwei Überstunden gemacht hatte. Als sie ihr Auto in die Einfahrt fuhr, atmete sie tief durch und erinnerte sich daran, dass sie Michael nicht angerufen hatte und dass er sich wahrscheinlich Sorgen um sie machte. (Zwischen Person und Problem trennen; deeskalieren) Als sie herein-

kam, fragte Michael sie ganz ruhig, klar und deutlich: »Was ist denn bei der Arbeit passiert? Warum kommst du so spät?«

Betty atmete noch einmal tief durch, verstand seine Worte als Ausdruck der Besorgnis und des Mitgefühls, erinnerte sich daran, dass sie ihm nichts zu beweisen brauchte, und antwortete: »Tut mir leid, ich hatte ganz vergessen, dich anzurufen. Ein Patient hatte einen epileptischen Anfall, und jemand anders aus unserem Behandlungsteam war krank, deshalb musste ich so lange bleiben, bis wir die Situation wieder im Griff hatten.« (In ruhigem, gelassenem Ton mit anderen Menschen sprechen; Mitgefühl/Freundlichkeit zeigen; Fehler zugeben; sich konkret und präzise ausdrücken; sich entschuldigen)

Michael schwieg kurz und warf ihr vom Sofa her einen Blick zu. »Ich weiß, dass du viel arbeitest und alles für deinen Job tust; aber wenn du nicht anrufst, mache ich mir Sorgen, dass dir etwas passiert sein könnte. Bitte versuch', mich das nächste Mal anzurufen. Ich bin froh, dass es dir gut geht.« (Darüber nachdenken, welche unerfüllten Bedürfnisse einen wütend machen)

»Danke für dein Verständnis«, antwortete Betty. »Das weiß ich wirklich sehr zu schätzen. Beim nächsten Mal rufe ich dich ganz bestimmt an.« (An eine Lösung glauben)

Als Betty in ihr Zimmer ging, um sich umzuziehen, dachte sie darüber nach, wie stolz sie auf sich war, weil sie nicht die Beherrschung verloren, sondern das Problem in aller Ruhe besprochen hatte und einem Streit aus dem Weg gegangen war. (Sich auch unabhängig von seiner Beziehung selbst lieben)

Dieses Gespräch hört sich ganz anders an als das vorige, finden Sie nicht auch? Es klingt überhaupt nicht streitsüchtig, feindselig und aggressiv, sondern ruhig, geduldig und liebevoll. So viel können positive Beziehungsgewohnheiten bewirken! Sie helfen Ihnen tatsächlich, Ihre Persönlichkeitsstörung besser in den Griff zu bekommen.

Wenn Sie destruktive und positive Gewohnheiten miteinander vergleichen, wird Ihnen dann klar, wie unterschiedlich sie sich auf Ihr Selbstwertgefühl und Ihre Beziehungen auswirken? Die destruktiven Beziehungsgewohnheiten haben einen sehr negativen Einfluss und heizen eine bereits vorhandene aggressive Stimmung noch mehr an, während die positiven Gewohnheiten eine beruhigende Wirkung haben und Unklarheiten beseitigen.

Als Nächstes wollen wir uns damit beschäftigen, wie Sie diese positiven Beziehungsgewohnheiten durch Übungen und Visualisierungen in Ihre gesunden, adaptiven Reaktionsmuster integrieren können.

POSITIVE BEZIEHUNGSGEWOHNHEITEN IN IHR VERHALTEN INTEGRIEREN

Wir alle arbeiten tagtäglich mit inneren Bildern. Wie oft haben Sie sich schon im Voraus ausgemalt, wie eine Situation oder ein Gespräch ablaufen wird? Bestimmt schon Hunderte Male. Mithilfe solcher Visualisierungen kann man aber auch alte negative oder destruktive Gewohnheiten ablegen und durch neue, positive ersetzen. Um sich eine neue Gewohnheit anzueignen (also zum Beispiel eine neue Sportart oder Sprache zu erlernen), muss man zunächst einmal visualisieren, wie man diese ausübt. Destruktive Beziehungsgewohnheiten durch positive zu ersetzen, ist im Grunde nichts anderes als Inlineskaten: Je öfter man es macht, umso besser wird man darin.

Wenn Sie positive Beziehungsgewohnheiten visualisieren, um sie gedanklich einzuüben, werden Sie sie in realen schwierigen Situationen besser beherrschen. Stellen Sie sich also vor, wie Sie diese Gewohnheiten praktizieren: zum Beispiel bei einem Restaurantbesuch mit Freunden oder Ihrem Partner, wenn irgendwelche Probleme auftauchen; in einem Gespräch mit dem Lehrer Ihres Kindes, wenn Sie nicht seiner Meinung sind; mit Ihren Freunden, falls diese sich verspätet haben (oder Sie selbst zu spät kommen); oder mit einem Arbeitskollegen, der etwas sagt, womit Sie nicht einverstanden sind. Es gibt unzählige Situationen, in denen Sie Ihre neuen Verhaltensweisen einüben können. Ein konkretes Beispielszenario von mir: Ich fahre meine Tochter von der Schule nach Hause, und sie sitzt auf dem Rücksitz. Sie schreit mich an, weil ich mich verspätet und ihr gesagt habe, dass ich zum Abendessen nicht mit ihr in ein Fast-Food-Restaurant gehen werde. – Wie könnte ich da reagieren?

Sie können an dieses Szenario denken, aber Sie können stattdessen natürlich gerne auch ein eigenes Beispiel verwenden.

Gehen Sie für die Visualisierung wie folgt vor:

1. Suchen Sie sich ein ruhiges Plätzchen, wo Sie sich hinsetzen und entspannen können. Atmen Sie ein paarmal tief durch, um Ihren Kopf frei zu bekommen.
2. Stellen Sie sich Ihren Gesprächspartner vor. (Lebensgefährte, Kind, Eltern, Freund, Kollegen oder Mitarbeiter)
3. Visualisieren Sie die Umgebung, in der Sie sich befinden. (Sind Sie zu Hause, im Büro, im Auto, auf der Straße oder woanders?)
4. Führen Sie nun ein Gespräch mit dieser anderen Person. (Vielleicht sind Sie zu spät nach Hause gekommen, so wie Betty. Vielleicht haben Sie vergessen, die andere Person anzurufen. Oder vielleicht benimmt sich Ihr Kind daneben.)

5. Visualisieren Sie die positiven Beziehungsgewohnheiten, die Sie zuvor angekreuzt haben, und auch diejenigen, die Sie in Zukunft erlernen und praktizieren möchten. (Zum Beispiel: in ruhigem, gelassenem Ton sprechen; Mitgefühl/Freundlichkeit zeigen; Fehler offen zugeben; sich konkret und präzise ausdrücken; sich entschuldigen; zwischen Person und Problem trennen; deeskalieren; darüber nachdenken, welche unerfüllten Bedürfnisse Sie wütend machen; an eine Lösung glauben und sich auch unabhängig von Ihrer Beziehung selbst lieben)
6. Stellen Sie sich nun so genau wie möglich vor, wie Sie mit den von Ihnen gewählten positiven Gewohnheiten auf Ihren Gesprächspartner reagieren.
7. Beobachten Sie seine Reaktion. Vielleicht verhält er sich respektvoll und hört Ihnen zu; vielleicht lässt er sich aber auch nicht von seinem eigenen destruktiven Verhalten abbringen. Bleiben Sie dann trotzdem bei Ihrem neuen, konstruktiven Vorgehen!
8. Nehmen Sie sich nun ein paar Minuten Zeit und führen Sie einen »Körperscan« durch, um festzustellen, wie Sie sich fühlen. Atmen Sie ein paarmal tief durch, entspannen Sie sich und setzen Sie Ihre Visualisierung dann fort.
9. Wie endet die Situation? Haben Sie Ihre neuen positiven Gewohnheiten während des ganzen Gesprächs praktiziert? Ist es Ihnen dadurch gelungen, die Situation zu deeskalieren und das Problem in aller Ruhe zu lösen? Oder geht Ihr Gesprächspartner weg?
10. Führen Sie nochmals einen »Körperscan« durch und erforschen Sie Ihre Stimmungslage, um festzustellen, wie Sie sich fühlen, nachdem Sie Ihrem Vorsatz treu geblieben sind und die positiven Beziehungsgewohnheiten praktiziert haben. Spüren Sie jetzt weniger innere Anspannung, Ärger oder Wut? Haben Sie mehr Hoffnung? Haben Sie das Gefühl, sich selbst unter Kontrolle und Ihr Leben besser im Griff zu haben?

Und nun sind Sie an der Reihe, sich ein paar innere Bilder und Szenarien zu überlegen, mit deren Hilfe Sie positive Beziehungsgewohnheiten einüben können, und sie hier zu beschreiben. (Unter http://www.newharbinger.com/42730 können Sie eine Kopie dieses Arbeitsblatts herunterladen.)

INNERE BILDER FÜR POSITIVE BEZIEHUNGSGEWOHNHEITEN

1. Beschreiben Sie ein ruhiges Plätzchen, wo Sie sich hinsetzen und entspannen können.

____

____

____

2. Welche Person (oder Personen) kommt bzw. kommen in Ihrem Szenario oder Ihrer Situation vor?

   ____

   ____

   ____

3. Beschreiben Sie die Umgebung, in der Sie sich in diesem Szenario befinden. Sind Sie zu Hause, im Büro, im Auto, auf der Straße oder woanders?

   ____

   ____

   ____

4. Beschreiben Sie die Diskussion oder Auseinandersetzung, die Sie und diese andere Person (bzw. Personen) miteinander haben.

   ____

   ____

   ____

5. Umkringeln Sie die positiven Beziehungsgewohnheiten, die Sie in Zukunft praktizieren möchten:

   In ruhigem, gelassenem Ton mit Ihren Mitmenschen sprechen

   Mitgefühl bzw. Freundlichkeit zeigen

   Fehler zugeben

Sich konkret und präzise ausdrücken

Sich entschuldigen

Zwischen Person und Problem trennen

Deeskalieren

Darüber nachdenken, welche unerfüllten Bedürfnisse Sie wütend machen

An eine Lösung glauben

Sich auch unabhängig von Ihrer Beziehung selbst lieben

6. Beschreiben Sie so genau wie möglich, wie Sie aufgrund dieser neuen positiven Gewohnheiten reagieren werden.

____

____

____

7. Beschreiben Sie die Reaktion Ihres Gesprächspartners (oder Ihrer Gesprächspartner) so genau wie möglich.

____

____

____

8. Beschreiben Sie, wie Ihr Körper sich nach dieser Übung anfühlt.

____

9. Beschreiben Sie den Ausgang der Situation so genau wie möglich.

10. Beschreiben Sie, wie Sie sich fühlen, nachdem Sie Ihrem Vorsatz treu geblieben sind und die positiven Beziehungsgewohnheiten praktiziert haben.

Sie können diese Übung so häufig wiederholen, wie Sie möchten: Gehen Sie die zehn oben beschriebenen Visualisierungsschritte so oft wie möglich durch. Sie können sich zum Beispiel im Auto, unter der Dusche oder in der Warteschleife am Telefon mit diesen Visualisierungen beschäftigen – wann immer Sie wollen. Versuchen Sie, sie mindestens zwei- bis dreimal pro Tag einzuüben. Sobald Sie die Gewohnheiten, an denen Sie arbeiten möchten, beherrschen, können Sie neue auswählen und damit weiter üben. Betty konnte ihre Visualisierungsübungen mehrmals am Tag machen: unter der Dusche, beim Training im Fitnessstudio und während sie zu den Ärzten und anderen Krankenpflegern in der Klinik unterwegs war, um ihnen etwas zu bringen. Durch dieses konsequente Üben fiel es ihr leichter, ihre positiven Beziehungsgewohnheiten auch in realen Situationen zu praktizieren; und das half ihr wiederum, ihre Persönlichkeitsstörung noch besser in den Griff zu bekommen.

IHR PLAN FÜR EINE VERÄNDERUNG

Fassen Sie bitte in den unten stehenden Leerzeilen zusammen, was Sie in diesem Kapitel gelernt haben, um später darauf aufbauen zu können.

Das Hilfreichste, was ich aus diesem Kapitel gelernt habe, ist:

1. ______________________________

2. ______________________________

3. ______________________________

In folgenden Fähigkeiten möchte ich mich gern üben:

1. ______________________________

2. ______________________________

3. ______________________________

Beim Lesen dieses Kapitels habe ich gedacht:

____

Dadurch ist mir klar geworden, dass

____

____

____

Sie haben es nun bis zum Ende von Teil 3 dieses Arbeitsbuchs geschafft! Das ist eine hervorragende Leistung, und ich ziehe den Hut vor Ihnen. In diesem Teil des Arbeitsbuchs haben Sie viele Erkenntnisse über negative Denk- und Verhaltensmuster gewonnen, die mit

Ihrer Persönlichkeitsstörung zusammenhängen, und Strategien erlernt, um diese negativen Muster einzudämmen und durch gesunde Alternativen zu ersetzen. Mithilfe dieser neuen Fähigkeiten werden Sie vieles klarer sehen und sich dazu motiviert fühlen, auch weiterhin gegen Ihre BPS anzukämpfen. Sie sind jetzt bereit, noch einen Schritt weiter zu gehen und die wichtigsten Probleme zu analysieren und zu bekämpfen, die Ihre Persönlichkeitsstörung so lange aufrechterhalten haben.

Bevor Sie mit Teil 4 weitermachen, sollten Sie sich die Zusammenfassung zu Teil 3 durchlesen, die Sie unter http://www.newharbinger.com/42730 herunterladen können und die alle Konzepte, Übungen und Arbeitsschritte aus Teil 3 dieses Arbeitsbuchs noch einmal resümiert, um das bisher Gelernte zu verfestigen.

TEIL 4

Ihre Welt umgestalten und ein neuer Mensch werden

KAPITEL 15

Der Ursache des Problems auf den Grund gehen

Vielen typischen Borderline-Problemen liegen Kerninhalte zugrunde, die durch Erlebnisse und Erfahrungen aus der Kindheit und Jugend entstanden sind. Diese Kerninhalte beeinflussen Ihre Sichtweise und Ihre Gedanken, Gefühle und Reaktionen in Situationen, in denen Sie gestresst, niedergeschlagen, innerlich angespannt, euphorisch, stolz, zuversichtlich, glücklich oder verängstigt sind, sich eingeengt fühlen usw. Nicht alle diese Kerninhalte sind negativ; aber die negativen haben zur Entstehung Ihrer Persönlichkeitsstörung beigetragen. Negative Kerninhalte werden aktiviert, wenn Menschen oder deren Äußerungen, Erinnerungen, Überzeugungen und Situationen in Ihnen das Gefühl wecken, dass sich frühere Erfahrungen wiederholen und Sie emotional darin festgefahren sind. Das löst ein Gefühl der Verwirrung und eine ganze Flut negativer Emotionen und Konflikte aus, die man als Betroffener natürlich um jeden Preis einzudämmen versucht. Leider verfallen Borderline-Patienten dann oft in negative Überzeugungen, Denk- und Verhaltensmuster, die ihre BPS verschlimmern und aufrechterhalten.

In diesem Kapitel wollen wir uns mit Ihren Kerninhalten und deren Ursachen befassen und versuchen herauszufinden, wie sie sich auf Ihre negativen Überzeugungen, Denk- und Verhaltensmuster auswirken. Als Nächstes werden wir eine Strategie entwickeln, um den Einfluss dieser Kerninhalte auf Ihr Leben zu schwächen. Sie werden Ihre Welt umgestalten und ein neuer Mensch werden, der innerlich noch gefestigter ist und noch mehr bewirken kann, und die Fähigkeiten erwerben, die Sie brauchen, um Ihre BPS in den Griff zu bekommen.

Denken Sie daran: Wenn Sie sich bei der Arbeit an Ihren Kerninhalten getriggert oder überwältigt fühlen, können Sie die Strategien einsetzen, die Sie in den vorigen Teilen dieses Arbeitsbuchs gelernt haben. Und falls Ihnen danach zumute ist, unterbrechen Sie diese Arbeit ruhig und holen Sie sich Hilfe. Gehen Sie diese Aufgabe genau in dem für Sie richtigen Tempo an, und auch nur dann, wenn Sie sich bereit dazu fühlen!

WERDEN SIE SICH ÜBER IHRE KERNINHALTE KLAR

Ihre Kerninhalte rühren von Ihrer Vergangenheit her. Um sich diese Kerninhalte bewusst zu machen, müssen Sie an frühere Erfahrungen zurückdenken, die großen Einfluss darauf hatten, wie Sie sich, Ihr Umfeld und Ihre Mitmenschen sehen. Diese Erinnerungen gehen normalerweise mit starken Emotionen einher; gerade das verleiht ihnen so große Macht. Aber Sie können diese Emotionen nutzen, um sich über Ihre Kerninhalte klar zu werden und sie beim Namen zu nennen. Dadurch wird Ihr Bewusstsein für diese Kerninhalte geschärft, und Sie lernen, Ihre Emotionen in den Griff zu bekommen.

Zunächst einmal wollen wir uns mit Tony und einigen seiner Kerninhalte beschäftigen, damit Sie sehen, wie er damit fertiggeworden ist.

Meine Kindheitserfahrung: Meine Mutter hat sich stets mehr um ihre Freunde und den Alkohol gekümmert als um mich. Ihre Liebhaber kamen für sie immer an erster Stelle, egal ob ich Hilfe bei den Hausaufgaben benötigte, zum Training gefahren werden musste oder sonst irgendetwas brauchte. Sie sagte mir immer wieder, was für ein Fehler es gewesen sei, mich in die Welt zu setzen. Ich sei ein Versager und stünde ihr nur im Weg.

Diese Erfahrung gibt mir das Gefühl (Kerninhalt): wertlos zu sein und nicht wahrgenommen zu werden

Tony wird von Erinnerungen an seine Mutter verfolgt, die ihn mit ihren bösen Worten kränkte, ihn vernachlässigte und immer viel zu negativ über ihn urteilte. Diese Erinnerungen erzeugten in ihm das Gefühl, wertlos zu sein und nicht wahrgenommen zu werden – Kerninhalte, die sich auch heute noch negativ auf sein Leben auswirken. Doch zum Glück ist das nicht alles: Tony hat in seiner Kindheit auch positive Erfahrungen mit Lehrern und Trainern gemacht, die an ihn glaubten und ihn zur Erreichung seiner Ziele ermutigten. Diese Erfahrungen weckten in ihm ein Gefühl der *Kompetenz* und *Entschlossenheit* – positive Kerninhalte, die sich ebenfalls auf sein heutiges Selbst- und Weltbild auswirken.

Tonys Kerninhalte umfassen also einerseits das Gefühl, wertlos zu sein und nicht wahrgenommen zu werden, andererseits aber auch Kompetenz und Entschlossenheit. *Wie kann man so widersprüchliche Kerninhalte haben?*, denken Sie jetzt vielleicht. *Wie kann man sich wertlos und nicht wahrgenommen, gleichzeitig aber auch kompetent und entschlossen fühlen?* Das sind gute Fragen. Viele Menschen, bei denen eine BPS diagnostiziert worden ist, erleben innere Konflikte und Verwirrung wegen ihrer Kerninhalte – und versuchen, aus sich selbst schlau zu werden. – Vielleicht ist das bei Ihnen auch so. Ihre Persönlichkeitsstörung beruht auf dieser Verwirrung und diesem inneren Konflikt; und um sich aus den Fängen Ihrer BPS zu befreien, müssen Sie den Konflikt auflösen und die Verwirrung ausräumen.

Der erste Schritt dazu besteht darin, den Zusammenhang zwischen Ihren Kerninhalten und den negativen Erfahrungen aus Ihrer Kindheit oder Jugend aufzudecken.

Bitte versuchen Sie nun anhand der unten stehenden Übung, höchstens fünf Kerninhalte zu benennen, und fassen Sie jeden Kerninhalt in ein paar Worten zusammen, so wie Tony es getan hat. Das wird wahrscheinlich eine Erfahrung sein, die Sie sehr berührt; also haben Sie Geduld mit sich, gönnen Sie sich zwischendurch ruhig eine Pause, wenn Sie sie brauchen, und machen Sie erst dann mit der Übung weiter, wenn Sie sich bereit dazu fühlen. Es ist völlig normal, dass diese Übung einige Zeit in Anspruch nimmt. Eine Kopie dieses Arbeitsblatts können Sie unter http://www.newharbinger.com/42730 herunterladen.

Meine Kindheitserfahrung:

____

____

____

____

Diese Erfahrung gibt mir das Gefühl (Kerninhalt):

____

Meine Kindheitserfahrung:

____

____

____

____

Diese Erfahrung gibt mir das Gefühl (Kerninhalt):

____

Meine Kindheitserfahrung:

____

____

____

____

Diese Erfahrung gibt mir das Gefühl (Kerninhalt):

____

Meine Kindheitserfahrung:

____

____

____

____

Diese Erfahrung gibt mir das Gefühl (Kerninhalt):

____

Meine Kindheitserfahrung:

____

____

____

____

Diese Erfahrung gibt mir das Gefühl (Kerninhalt):

____

WELCHEN NEGATIVEN DOMINOEFFEKT LÖST IHR KERNINHALT AUS?

Nachdem Sie sich nun über Ihren Kerninhalt und seine Ursprünge in Ihrer Vergangenheit klar geworden sind, wollen wir uns anschauen, wie er Sie zu negativen Reaktionen veranlasst und dadurch Ihre Beziehung zu sich selbst, Ihren Mitmenschen und Ihren Umgang mit Alltagssituationen stört. Wir wollen diesen verhängnisvollen Dominoeffekt einmal genau beleuchten:

- Wodurch wird Ihr Kerninhalt aktiviert?
- Welche intensiven Emotionen löst er in Ihnen aus?
- Zu welchen negativen Überzeugungen, Denk- und Verhaltensmustern treibt er Sie?
- Welche kurzfristigen Belohnungen bringt er Ihnen, und welche langfristigen negativen Konsequenzen verursacht er?

Wenn Sie sich über diese Abfolge klar werden, können Sie die treibende Kraft hinter Ihren Kerninhalten erkennen und sie in den Griff bekommen.

Als Beispiel wollen wir uns Tonys Kerninhalts-Dominoeffekt anschauen.

Wenn meine Kerninhalte (*Gefühl der Wertlosigkeit und des Nicht-wahrgenommen-Werdens*) aktiviert werden, fühle ich mich (hier meine Emotionen) *wü-*

tend, traurig, verwirrt, hoffnungslos, seelisch kaputt und wie am Boden zerstört. Diese Emotionen treiben mich dazu (hier meine negativen Überzeugungen, Denk- und Verhaltensmuster), mich bis zur Bewusstlosigkeit zu betrinken und nach jemandem zu suchen, den ich lieben kann, um das Gefühl zu bekommen, dass ich doch noch irgendeinen Wert und irgendeine Bedeutung habe.

Das bringt mir die kurzfristige Belohnung, dass es mir für kurze Zeit besser geht. Ich fühle mich weniger einsam und kaputt und vergesse, wie gekränkt ich bin. Ich vergesse die Narben meiner seelischen Verletzung; und wenn ich jemanden kennenlerne, fühle ich mich für kurze Zeit wertvoll.

Die langfristige Folge davon ist, dass ich Alkoholiker bin und »gesunde« Menschen nicht mit mir zusammen sein wollen. Es fällt mir schwer, einen Job zu behalten und eine Beziehung zu führen. Ich füttere meine Persönlichkeitsstörung einfach so lange, bis sie satt ist, und dann kotzt sie mich aus, und ich bleibe wütend, traurig, verwirrt, hoffnungslos und seelisch kaputt zurück.

Durch diese Übung machte sich Tony die mit seinem Kerninhalt einhergehenden Emotionen bewusst. Ihm wurde klar, dass diese Emotionen ihn zu negativen Überzeugungen, Denk- und Verhaltensmustern verleiteten und dass er in diese Muster verfiel, um seine quälenden Emotionen nicht so deutlich spüren zu müssen. Außerdem erkannte er, dass er all das tat, um sich ein Gefühl der Erleichterung und Kontrolle zu verschaffen; doch all das bot ihm nur kurzfristige Erleichterung und führte zu langfristigen Problemen wie Alkoholismus, häufigem Partnerwechsel und gestörten Beziehungen.

Tonys Persönlichkeitsstörung hat ihn ausgetrickst – und das ist bei Ihnen genauso: Sie verleitet Sie zu dem Glauben, dass die kurzfristige Erleichterung, die Ihre negativen Denk- und Verhaltensmuster Ihnen bringen, das alles wert ist; aber die langfristigen negativen Konsequenzen für Sie, Ihr Leben und Ihr Umfeld machen diesen Nutzen wieder zunichte.

Sie *können* ein anderes Leben führen. Sie *können* diesen Dominoeffekt durchbrechen, indem Sie die negativen Auswirkungen Ihres Kerninhalts abschwächen und gesunde, adaptive Glaubenssätze, Denk- und Verhaltensmuster erlernen. Haben Sie bei dieser Übung Geduld mit sich selbst! Nehmen Sie sich Zeit dafür; und wenn es Ihnen zu viel wird, hören Sie auf, machen Sie eine Pause, suchen Sie sich bei Bedarf Hilfe und machen Sie erst dann mit der Übung weiter, wenn Sie innerlich bereit dazu sind. Unter http://www.newharbinger.com/42730 können Sie sich eine Kopie dieses Arbeitsblatts herunterladen. Vielleicht wird Ihr negativer Dominoeffekt Ihnen auch erst nach mehreren Anläufen klar.

Wenn meine negativen Kerninhalte

____

aktiviert werden, fühle ich mich (hier bitte Ihre Emotionen einsetzen)

____

Diese Emotionen treiben mich dazu (hier bitte Ihre negativen Überzeugungen, Denk- und Verhaltensmuster einsetzen)

____

____

____

____

Das bringt mir die kurzfristige Belohnung, dass

____

____

____

Die langfristige Folge davon ist, dass

____

____

Nachdem Sie sich nun über die Ursachen und negativen Konsequenzen Ihrer Kerninhalte klar geworden sind, können Sie als Nächstes Strategien erlernen, um den negativen Einfluss dieser Inhalte auf Ihr Leben abzuschwächen.

KERNINHALTE UND IHRE NEGATIVEN KONSEQUENZEN IN DEN GRIFF BEKOMMEN

Wenn Ihre Kerninhalte aktiviert werden, dauert es nur ein paar Sekunden, bis Sie in Ihre negativen Überzeugungen, Denk- und Verhaltensmuster verfallen. Da diese Reaktion blitzschnell erfolgt, halten Sie es vielleicht für unmöglich, sie unter Kontrolle zu bringen; doch es ist möglich! Dass es unmöglich ist, will Ihre Persönlichkeitsstörung Ihnen nur einreden, damit Sie weiterhin in negative Glaubenssätze, Denk- und Verhaltensmuster verfallen, um sich Ihre Belohnung (in Form einer vorübergehenden Erleichterung Ihrer Situation) zu sichern.

Eine Möglichkeit, negative Kerninhalte in den Griff zu bekommen, besteht darin, Gegenmaßnahmen zu ergreifen. Normalerweise ist eine Gegenmaßnahme eine Handlung, durch die man eine Gefahr oder Bedrohung abwendet oder zumindest abschwächt. Im Kontext dieses Buches verstehen wir darunter eine Information, die Sie nutzen können, um sich Ihre negativen Kerninhalte auszureden.

Tonys Kerninhalt rührte von seinen Kindheitserlebnissen mit seiner Mutter her. Sie hat ihn mit ihren verletzenden Worten so tief gekränkt, dass er sich schließlich völlig wertlos fühlte, und ihn selbst, seine Interessen und Erfolge so sehr vernachlässigt, dass er das Gefühl hatte, nicht wahrgenommen zu werden. Um seinen negativen Kerninhalt zu hinterfragen, musste Tony zunächst einmal nach Informationen suchen, die bewiesen, dass dieser Kerninhalt falsch war. Und das sind die Gegenbeweise, die er gefunden hat:

Mein Kerninhalt: *Gefühl der Wertlosigkeit*

Beweise dafür, dass dieser Kerninhalt falsch ist:

1. *Ich war der Erste in meiner Familie, der ein Studium abgeschlossen hat, und habe viele Stellenangebote bekommen.*
2. *Trainer und Colleges haben sich wegen meiner Fähigkeiten als Baseballspieler um mich bemüht.*

Mein Kerninhalt: *Gefühl, nicht wahrgenommen zu werden*

Beweise dafür, dass dieser Kerninhalt falsch ist:

1. *Meine Freunde kommen zu mir, um mich zu ermutigen und zu unterstützen, und helfen mir, wenn ich sie darum bitte.*
2. *In Beziehungen bin ich liebevoll, freundlich und immer für den anderen Menschen da.*
3. *Meinen Kollegen fällt meine gute Arbeit auf, und sie halten viel von meinen Computerkenntnissen.*

Und nun sind Sie dran! Falls es Ihnen schwerfallen sollte, auf geeignete Beweise zu kommen, die gegen Ihre negativen Kerninhalte sprechen, halten Sie sich vor Augen,

- was andere Menschen an Positivem über Sie sagen,
- welche positiven und innerlich stärkenden Erfahrungen Sie in Ihrem Leben schon gemacht
- und welche Herausforderungen Sie bereits gemeistert haben.

All diese Dinge beweisen, dass Ihr negativer Kerninhalt falsch ist.

Diese Übung mag Ihnen seltsam oder schwierig vorkommen, und das ist auch völlig verständlich. Falls sich das alles für Sie irgendwie komisch anfühlen sollte, steckt dahinter nur Ihre Persönlichkeitsstörung, die Sie dazu verleiten möchte, immer nur schlecht von sich selbst zu denken. In der Zusammenfassung zu Teil 4 unter http://www.newharbinger.com/42730 können Sie eine Kopie dieses und des nächsten Arbeitsblatts herunterladen.

BEWEISE, DIE GEGEN MEINE NEGATIVEN KERNINHALTE SPRECHEN

Mein Kerninhalt:

____

Beweise dafür, dass dieser Kerninhalt falsch ist:

1. ____

2. ______________________________

3. ______________________________

Mein Kerninhalt:

____

Beweise dafür, dass dieser Kerninhalt falsch ist:

1. ______________________________

2. ______________________________

3. ______________________________

Ihre Persönlichkeitsstörung will Ihnen übrigens auch weismachen, dass alle Ihre Kerninhalte negativ sind; aber das stimmt nicht. Die BPS verzerrt Ihre Sichtweise von sich selbst und von den Menschen und Situationen in Ihrem Leben; und diese kognitive Verzerrung hat wiederum Einfluss darauf, wie Sie Ihre Kerninhalte sehen und interpretieren. Im nächsten Kapitel werden wir diese Verzerrungen ein bisschen genauer unter die Lupe nehmen; doch vorläufig brauchen Sie nur zu wissen, dass Kerninhalte sowohl negativ als auch positiv sein können und dass Sie Ihren negativen Kerninhalten entgegenwirken und die positiven stärken können, indem Sie sie in ihre Einzelelemente zerlegen. Eine Möglichkeit, positive Kerninhalte zu stärken, besteht darin, *Beweise* dafür zu finden – also Informationen, die belegen, dass Ihre positiven Kerninhalte zutreffen.

Als Tony aus einer realistischeren, nicht durch seine Persönlichkeitsstörung verzerrten Perspektive darüber nachdachte, entdeckte er Beweise für zwei positive Kerninhalte.

Mein positiver Kerninhalt: Kompetenz

Beweise:

1. Ich bin intelligent genug, um herauszufinden, wie ich meine Bedürfnisse befriedigen kann.

2. Ich kann viele komplizierte Aufgaben ohne größere Fehler erledigen.
3. Ich kann fast jedes Rätsel oder jede Mathematikaufgabe lösen.

Mein positiver Kerninhalt: Entschlossenheit

Beweise:

1. Wenn meine Ziele eindeutig feststehen, plane ich den Weg zu ihrer Erreichung genau voraus und lasse mich durch nichts davon abbringen.
2. Ich weigere mich zu versagen. Ich gebe niemals auf – weder beim Studium noch beim Baseball noch bei meiner Arbeit.

Und nun sind Sie an der Reihe, Beweise für Ihre positiven Kerninhalte zu finden. Wie immer gilt auch hier: Nehmen Sie sich genügend Zeit für diese Übung!

BEWEISE FÜR MEINE POSITIVEN KERNINHALTE

Mein positiver Kerninhalt:

____

Beweise:

1. ______________________________
2. ______________________________
3. ______________________________

Mein positiver Kerninhalt:

____

Beweise:

1. ______________________________

2. ______________________________

3. ______________________________

SKRIPTE FÜR IHR INNERES WACHSTUM

Negative Kerninhalte in den Griff zu bekommen und deren negative Auswirkungen einzudämmen, ist keine einmalige Aufgabe; man muss es immer wieder aufs Neue tun. Nachdem Sie nun Beweise gegen Ihre negativen und für Ihre positiven Kerninhalte gefunden haben, können Sie eine Strategie erlernen, die Sie innerlich stärkt und dafür sorgt, dass Ihnen wieder wohler zumute ist. *Skripte für Ihr inneres Wachstum* sind beruhigende Aussagen, die Sie in Gedanken vor sich hin sprechen, um sich in Ihrer positiven Entwicklung zu bestärken. Hier ist eines von Tonys Wachstumsskripten. Er hat es in New York – einem seiner Lieblingsaufenthaltsorte – mit seinem Smartphone aufgenommen:

Wenn mein Kerninhalt, mich wertlos zu fühlen, aktiviert wird, weiß ich, dass er falsch ist, denn ich war der Erste in meiner Familie, der ein Studium abgeschlossen hat, ich habe viele Stellenangebote bekommen, und Trainer und Colleges haben sich wegen meiner Fähigkeiten als Baseballspieler um mich bemüht. Ich bin NICHT wertlos. Ich habe einen sehr großen Wert.

Tony formulierte für jeden seiner Kerninhalte ein Skript und zusätzlich auch noch ein längeres Statement, das alle vier Kerninhalte umfasste. Diese Skripte nahm er auf und spielte sie überall ab, wo er wollte oder konnte – in den Straßen von New York, auf Geschäftsreisen, im Flugzeug, im Urlaub. Er hörte sie sich an, wenn er sich innerlich stark und zuversichtlich fühlte, aber auch, wenn er müde und erschöpft war, um sich immer wieder in seinem Gefühl innerer Stärke zu bestätigen und sich klarzumachen, dass er seine Persönlichkeitsstörung überwinden konnte.

Die unten stehenden Denkanstöße sollen Sie dazu anregen, Ihre eigenen Wachstumsskripte zu verfassen. Das können Audio- oder Videoaufnahmen oder beides sein. Und denken Sie daran, dass Sie sie nicht unbedingt selbst aufsprechen müssen! Sie können auch Ihren Lebensgefährten, einen Freund, Therapeuten oder sonst irgendjemanden darum bitten, der Sie im Kampf gegen Ihre Persönlichkeitsstörung unterstützt. Das Wichtigste ist, dass Sie sich diese Sätze so oft wie möglich anhören. Denn durch Wiederholung werden Sie am meisten von dieser Übung profitieren: Dann wird es Ihnen gelingen, den Einfluss Ihrer negativen Kerninhalte zu schwächen und Ihre positiven Kerninhalte zu stärken. In der Zusammenfassung zu Teil 4 unter http://www.newharbinger.com/42730 können Sie eine Kopie dieser Skripte herunterladen.

Ich weiß, dass mein positiver Kerninhalt ______________________________

stimmt, weil ______________________________

____

____

Wenn mein negativer Kerninhalt ______________________________

aktiviert wird, weiß ich, dass er falsch ist, weil ______________________________

____

____

IHRE BAUSTEINE ZU EINEM NEUEN ICH

Fassen Sie bitte in den unten stehenden Leerzeilen zusammen, was Sie in diesem Kapitel gelernt haben, um später darauf aufbauen zu können.

Das Hilfreichste, was ich aus diesem Kapitel gelernt habe, ist:

1. ______________________________

2. ______________________________

3. ______________________________

In folgenden Fähigkeiten möchte ich mich gern üben:

1. ______________________________

2. ______________________________

3. ______________________________

Beim Lesen dieses Kapitels habe ich gedacht: ______________________________

Dadurch ist mir klar geworden, dass ______________________________

____

____

Nun, da Sie sich Ihre Kerninhalte bewusst gemacht haben und wissen, wie sie sich auf Ihre negativen und positiven Überzeugungen, Denk- und Verhaltensmuster auswirken, wollen wir noch einen Schritt weiter gehen und herausfinden, wie Ihre Kerninhalte Ihre Persönlichkeitsstörung aufrechterhalten, indem sie Ihren Blick auf die Welt, sich selbst und Ihre Mitmenschen verzerren.

KAPITEL 16

Kognitive Verzerrungen, die Ihre Persönlichkeitsstörung aufrechterhalten

In diesem Kapitel werden Sie Ihre BPS-Linse kennenlernen und wie sie Ihren Blick auf sich selbst und die Menschen und Situationen in Ihrem Leben verzerrt – und wie sie Ihre Persönlichkeitsstörung aufrechterhält und Sie dazu verleitet, an Ihren bisherigen negativen Überzeugungen, Denk- und Verhaltensmustern festzuhalten. Die Strategien, die Sie in diesem Kapitel erlernen, werden Ihnen helfen, sich selbst, andere Menschen und bestimmte Situationen mit realistischeren Augen zu betrachten. Das befähigt Sie wiederum dazu, gesunde, adaptive Reaktionsmuster zu entwickeln und sich selbst und die Welt aus einer klareren, ausgewogeneren Perspektive zu sehen.

IHRE BPS-LINSE

Als Sie mit der Arbeit an diesem Buch begonnen haben, war Ihre Persönlichkeitsstörung fest in Ihnen verwurzelt und hatte sich über viele Jahre hinweg mithilfe vieler raffinierter Tricks und Strategien am Leben erhalten. Eine dieser Strategien ist der Blick durch Ihre BPS-Linse, die Ihren Blick auf die Welt, sich selbst und Ihre Mitmenschen verzerrt. Etwas zu *verzerren*, bedeutet, eine Tatsache so zu verdrehen oder zu verändern, dass sie falsch oder ungenau wird. Das Leben durch Ihre BPS-Linse zu sehen, ist so, wie wenn Sie eine Brille mit den falschen Gläsern tragen würden: Sie sehen dann nur die negativen Seiten von sich selbst und Ihres Umfelds; und das wirkt sich wiederum darauf aus, was Sie über sich und die Menschen und Situationen in Ihrem Leben denken und fühlen. Diese kognitiven Verzerrungen spielen bei der Aufrechterhaltung Ihrer Persönlichkeitsstörung eine wichtige Rolle.

Ihre BPS-Linse verleitet Sie dazu, sich Ihre Wünsche und Bedürfnisse mithilfe negativer Überzeugungen, Denk- und Verhaltensmuster zu erfüllen, was Ihnen jedoch nur kurzfristige Belohnungen bringt und langfristig negative Konsequenzen nach sich zieht. Trotzdem neigen Borderline-Patienten dazu, das Leben immer weiter durch ihre BPS-Linse zu betrachten, um nicht auf diese kurzfristigen Belohnungen verzichten zu müssen; und das führt zu einem Teufelskreis, der ihre Persönlichkeitsstörung aufrechterhält.

Wenn Sie wissen, worin Ihre BPS-Linse besteht und wie sie Ihre Sichtweise verzerrt, können Sie anfangen, diese kognitiven Verzerrungen zu hinterfragen – eine sehr wirksame Methode, um sich und die Menschen und Situationen in Ihrem Leben so zu sehen, wie sie wirklich sind: nicht nur negativ, sondern als eine Mischung aus Positivem und Negativem.

WORIN BESTEHT IHRE BPS-LINSE?

Als Beispiel dafür, wie eine BPS-Linse funktioniert, wollen wir nun einen Blick auf Betty und ihre Beziehung zu Robert werfen.

Betty und Robert führten eine sehr intensive Beziehung voller Höhen und Tiefen. Robert demütigte Betty bei jeder Gelegenheit. Als sie zum Beispiel die Krankenpflegeschule besuchte, um ihren Master-Abschluss zu machen, bemerkte er, wie »dumm« das doch von ihr sei, da Krankenschwestern keinen Master-Abschluss bräuchten und auch gar keinen haben sollten. »Die verteilen doch bloß Pillen und messen den Blutdruck«, spottete er.

Eines Nachmittags kam Betty früher nach Hause und erwischte Robert im Internet beim Skypen mit einer anderen Frau. Die beiden lachten und scherzten miteinander, und als Betty hereinkam, begann er sich über sie lustig zu machen und nannte sie »Schwester Einstein«. Die Frau, mit der er online flirtete, lachte mit.

Als Betty beschloss, etwas gegen ihre BPS zu tun, musste sie zunächst einmal genau analysieren, was sie empfand, wenn sie sich selbst und die Menschen und Situationen in ihrem Leben durch ihre BPS-Linse betrachtete. Folgende Antworten hat sie bei einer Übung gegeben, die ich sie im Zusammenhang mit dem obigen Vorfall machen ließ.

Durch meine BPS-Linse sehe ich mich selbst als: Versagerin und verloren, innerlich leer, gefangen und allein. Ich sehe, wie meine Mutter mir das Gefühl gibt, dass niemand mich mag und dass ich nicht gut genug bin, um Krankenschwester oder sonst irgendetwas zu werden: Ich würde da einfach nur in »einer weiteren ausweglosen Beziehung« feststecken, hat meine Mutter immer gesagt.

Wenn ich an (eine wichtige Person in meinem Leben) Robert denke, verleitet meine BPS-Linse mich zu folgender Sichtweise und folgenden Gedanken: Das ist jemand, *den ich in meinem Leben haben muss, um nicht ganz allein zu sein. Ich muss mir seinen Scheiß gefallen lassen, weil mich sonst niemand haben will. Er ist das Beste, was ich kriegen kann, und ich sollte damit zufrieden sein. Ich verdiene nichts Besseres, also muss ich mich eben einfach damit abfinden.*

Wenn ich daran denke, wie (eine Situation aus meinem Leben) *er sich mit anderen Frauen über mich lustig macht, verleitet meine Persönlichkeitsstörung mich zu folgender Sichtweise und folgenden Gedanken: Am liebsten würde ich mich selbst verletzen, weinen und schreien. Ich möchte auf ihn losgehen und ihn dazu bringen, sich genauso zu fühlen wie ich. Ich will einfach irgendeinen Mann aufreißen, um mich gut zu fühlen, wenn auch nur für kurze Zeit.*

Bettys BPS-Linse führte dazu, dass sie sich in ihrer Persönlichkeitsstörung festgefahren fühlte, kaum andere Möglichkeiten sah und immer mehr negative Seiten an sich selbst und ihrem Leben wahrnahm.

Diese Gedanken und Gefühle versucht Ihre Persönlichkeitsstörung auch Ihnen einzugeben, denn das ist ihre Existenzgrundlage. Um diesem Problem entgegenzuwirken, sollten Sie nun einmal in aller Ruhe darüber nachdenken, wie Ihre BPS-Linse sich auf Ihre Sichtweise der Welt, von sich selbst und anderen Menschen auswirkt. Schreiben Sie sich einfach alles von der Seele! Es gibt keine falschen Antworten. Unter http://www.newharbinger.com/42730 können Sie sich eine Kopie dieses Arbeitsblatts herunterladen.

Meine BPS-Linse verleitet mich zu folgender Sicht über mich selbst: ____________________

____

____

____

Wenn ich an (bitte nennen Sie eine wichtige Person in Ihrem Leben)

____

denke, verleitet meine BPS-Linse mich zu folgender Sichtweise und folgenden Gedanken:

____

____

____

____

Wenn ich daran denke, wie (bitte beschreiben Sie eine Situation aus Ihrem Leben)

____,

verleitet meine BPS-Linse mich zu folgender Sichtweise und folgenden Gedanken:

____

____

____

____

Führen Sie in den unten stehenden Leerzeilen nun bitte die Personen (Partner, Familienmitglieder, Chefs, Kollegen, Mitarbeiter, Freunde) und Situationen (Schlange stehen, eine Betriebsversammlung, Ihr Kind disziplinieren) auf, an denen Sie bei dieser Übung arbeiten möchten.

____

____

____

Inzwischen ist Ihnen klar geworden, wie Ihre BPS-Linse sich darauf auswirkt, was Sie sehen, denken und fühlen – über sich selbst und die Menschen und Situationen in Ihrem Leben. Das war wahrscheinlich nicht einfach, aber es war ein mutiger Schritt, und Sie sollten sich dafür loben, dass Sie das so konsequent durchgezogen haben.

Wir wissen, dass Ihre BPS-Linse zur Aufrechterhaltung Ihrer Persönlichkeitsstörung beigetragen hat: Sie hat Ihre negativen Überzeugungen, Denk- und Verhaltensmuster am Leben erhalten und dazu geführt, dass Sie nicht bereit waren, etwas anders zu machen als bisher. All das ist Ihrer BPS-Linse gelungen, indem sie einen Teufelskreis aus lauter Negativem geschaffen hat, in dessen Sumpf Sie gefangen waren.

IHR BPS-LINSEN-TEUFELSKREIS

Ihre BPS-Linse belohnt Sie. Wenn sie das nicht tun würde, hätten Sie sie schon längst in den Müll geworfen. Sie hält Sie wachsam, sodass Sie überall nur Kränkungen und andere mögliche Bedrohungen sehen; und das erfüllt Sie mit Gefühlen wie Hass, Angst, Misstrauen, Verlassenheit, innerer Leere und Wut, die Sie von der Realität ablenken und überwältigen. Diese verzerrte Sichtweise führt dazu, dass Sie immer wieder in Ihre alten negativen Überzeugungen, Denk- und Verhaltensmuster verfallen. Das bringt Ihnen zwar eine kurzfristige Belohnung: Sie denken und glauben dann nämlich, Ihr Leben unter Kontrolle zu haben – wenn auch nur für kurze Zeit –, obwohl das gar nicht stimmt. Doch aufgrund Ihrer Sehnsucht nach dieser Belohnung setzt sich der durch Ihre BPS-Linse entstandene Teufelskreis immer weiter fort.

Und nun wollen wir uns anschauen, wie sich dieser Teufelskreis auf Bettys Beziehung zu Robert ausgewirkt hat. Aufgrund ihrer früheren Erfahrungen mit ihrer Mutter hatte Betty das Gefühl, dass Roberts liebloser Umgang mit ihr völlig berechtigt war. Denn in ihrer Kindheit war Bettys Mutter oft ausgegangen und hatte sie allein zu Hause gelassen oder in ihrem Zimmer eingesperrt, wenn sie Männer mit nach Hause brachte. Bettys Mutter waren andere Menschen stets wichtiger gewesen als ihre eigene Tochter, und das hatte dazu geführt, dass Betty sich verlassen und innerlich leer fühlte. Diese Erinnerungen erhielten ihren negativen Kerninhalt (Gefühl der Verlassenheit und inneren Leere) immer weiter aufrecht und führten dazu, dass sie bereit war, auf ihre psychische Integrität und Entschlusskraft zu verzichten – was sie wiederum daran hinderte, sich nach etwas Besserem als ihrem jetzigen Leben umzusehen. Ihr Kerninhalt zeigte sich in ihrer Beziehung zu Robert: Sie akzeptierte sein gemeines Verhalten und ließ sich immer wieder von ihm beschimpfen und vernachlässigen, nur um überhaupt irgendjemanden in ihrem Leben zu haben, weil sie in der Überzeugung aufgewachsen war, dass sie diese Behandlung verdiente und sich damit abfinden sollte.

Bettys BPS-Linsen-Teufelskreis bestärkte sie in ihren negativen Überzeugungen, indem er sie daran erinnerte, wie schmerzhaft, einsam, bedrohlich und beängstigend die Welt ist – dass jeder um sie herum eine Quelle des Schmerzes für sie war und sie letzten Endes einsam und verängstigt zurückbleiben würde. Ihre Belohnung dafür, dass sie andere Menschen emotional und physisch auf Distanz hielt und ihre Einsamkeit und die lieblose Behandlung durch Robert akzeptierte, bestand darin, dass sie auf diese Weise weniger Stress und Ängste verspürte.

Nun wollen wir die Belohnungen, die Bettys BPS-Linse ihr brachte, anhand ihrer Antworten auf eine von ihr ausgefüllte Übung untersuchen.

Wenn ich die Welt durch meine BPS-Linse betrachte und glaube oder das Gefühl habe, *dass ich ganz allein bin und niemand mit mir zusammen sein möchte, weil ich so kaputt, schlecht, schädlich und überflüssig bin,* dann (Überzeugungen, Denk- und Verhaltensmuster) *stoße ich meine Mitmenschen bereits von mir weg, bevor sie mich verlassen und mir das Herz brechen können.* Das bringt mir den Vorteil, dass (kurzfristige Belohnung meiner BPS-Linse) *ich mich vor Verletzungen schütze und mich sicher fühle.*

Wenn ich die Welt durch meine BPS-Linse betrachte und glaube oder das Gefühl habe, *dass meine Mitmenschen mich immer wieder ausbremsen und daran hindern, erfolgreich zu sein und meine Ziele zu erreichen, und mich dauernd anlügen,* dann (Überzeugungen, Denk- und Verhaltensmuster), *bin ich bereit, zu kämpfen und mich zu verteidigen, wenn sie mich verletzen oder verlassen wollen.* Das bringt mir den Vorteil, dass ich (kurzfristige Belohnung meiner BPS-Linse) *sie verletze, bevor sie mich verlet-*

zen können, und ich mich dadurch sicher fühle, denn sie hätten mich ja letzten Endes sowieso im Stich gelassen.

Können Sie anhand von diesen Beispielen aus Bettys Leben den Dominoeffekt erkennen, der von ihrer BPS-Linse über ihre Überzeugungen, Denk- und Verhaltensmuster bis hin zu ihren Belohnungen geführt hat? Dabei handelt es sich um eine »Wenn/dann«-Sequenz: *Wenn* Betty solche Vorstellungen von ihrer Welt hat, *dann* zeigt sie Reaktionen, die ihr die kurzfristige Belohnung bringen, sich sicher zu fühlen und zu glauben, dass sie ihr Leben im Griff hat – was wiederum dazu führt, dass sich dieser Teufelskreis immer weiter fortsetzt.

Nun wollen wir Ihren eigenen BPS-Linsen-Teufelskreis unter die Lupe nehmen, damit Sie die kurzfristigen Belohnungen erkennen, die Sie daraus ziehen und die den Teufelskreis aufrechterhalten. Unter http://www.newharbinger.com/42730 können Sie sich eine Kopie dieses Arbeitsblatts herunterladen.

Wenn ich die Welt durch meine BPS-Linse betrachte und glaube oder das Gefühl habe, dass

____

____

____

dann (Überzeugungen, Denk- und Verhaltensmuster)

____

____

____

Das bringt mir den Vorteil, dass ich (kurzfristige Belohnung meiner BPS-Linse)

____

____

Wenn ich die Welt durch meine BPS-Linse betrachte und glaube oder das Gefühl habe, dass

dann (Überzeugungen, Denk- und Verhaltensmuster)

Das bringt mir den Vorteil, dass ich (kurzfristige Belohnung meiner BPS-Linse)

Wenn ich die Welt durch meine BPS-Linse betrachte und glaube oder das Gefühl habe, dass dann (Überzeugungen, Denk- und Verhaltensmuster)

____

____

____

Das bringt mir den Vorteil, dass ich (kurzfristige Belohnung meiner BPS-Linse)

____

____

____

Dadurch, dass Sie Ihren BPS-Linsen-Teufelskreis durchschauen, wird Ihnen klar, wie sehr er Ihre Sichtweise verzerrt; und das gibt Ihnen wiederum die Kraft, diesen Teufelskreis zu durchbrechen und die Dinge so zu sehen, wie sie wirklich sind.

EINE REALISTISCHE SICHTWEISE

Realismus bedeutet, die Welt ohne jede Verzerrung zu sehen. Das ist so etwas Ähnliches wie die richtigen Gläser für eine Brille: Damit kann man sich selbst und die Menschen und Situationen im Leben klar und deutlich erkennen.

Aber denken Sie daran, dass nicht immer alles eitel Sonnenschein ist, was Sie aus dieser realistischen Perspektive betrachten! Denn dabei kommt es zu einer ausgewogenen, realistischen Sichtweise Ihres Umfelds, in der Negatives negativ und Positives positiv erscheint. Diese fehlende Schönfärberei ermöglicht es Ihnen, sich mit Ihren Kerninhalten auseinanderzusetzen und etwas daran zu verändern, indem Sie die positiven Kerninhalte stärken und die negativen eindämmen oder sogar mit Stumpf und Stiel ausrotten.

Wie alle Fähigkeiten braucht auch die Überwindung Ihrer BPS-Linse und die Entwicklung einer realistischen Sichtweise Zeit und Übung. Üben Sie die Strategien und Fähigkeiten, die Sie nun erlernen werden, sooft Sie können. Sie werden feststellen, dass Sie dadurch mehr Selbstvertrauen gewinnen, mehr kurz- und langfristige Erfolge erzielen und eine bessere Beziehung zu sich und Ihren Mitmenschen aufbauen können.

FINDEN SIE ZU IHRER REALISTISCHEN SICHTWEISE!

Ihre realistische Sichtweise beruht auf Ausgeglichenheit. Wenn Sie ausgeglichen sind, fühlen Sie sich ruhig und gelassen und haben einen klaren Kopf – wohingegen Ihre BPS-Linse Sie aus dem Gleichgewicht bringt und negative Gedanken und Gefühle in Ihnen weckt. Da Sie die Welt nun schon so lange durch Ihre BPS-Linse betrachten, jagt es Ihnen vielleicht Angst ein, Ihre realistische Sichtweise zu stärken; also wollen wir uns nun zunächst einmal mit *Bettys* realistischer Sichtweise beschäftigen.

Wenn ich die Welt mit realistischen Augen betrachte, bin ich entspannt und innerlich ruhig. Ich kann mich gut konzentrieren, und meine Gedanken gehen mir so langsam durch den Kopf, dass ich sie problemlos verstehen kann. Wenn ich mit weniger Stress an die Zukunft denke, wird mir bewusst, wo ich bin und wie ich mich jetzt im Augenblick fühle. Wenn ich spüre, wie die Atemluft in meine Lungen hinein- und wieder hinausströmt und ich meine Atmung unter Kontrolle habe, kann ich die Situation, in der ich mich befinde, klar sehen und aus einer ausgewogenen Perspektive betrachten; und dann erkenne ich, welcher Ausgang der Situation für mich am besten wäre.

Diese Gedanken und Gefühle gaben Betty sehr viel Kraft. Da ihre realistische Sichtweise die mit ihrer Persönlichkeitsstörung einhergehenden Verzerrungen, Konflikte und Verwirrungen schwächte oder sogar völlig beseitigte, konnte sie jetzt anders auf die Menschen und Situationen in ihrem Leben reagieren und die gesunden, adaptiven Denk- und Verhaltensmuster praktizieren, die sie in Teil 3 dieses Arbeitsbuchs entwickelt hatte. Und da wurde ihr klar, dass sie auch für die Erfüllung ihrer Wünsche und Bedürfnisse sorgen konnte, *ohne* sich oder andere Menschen dazu verletzen oder anderweitig schädigen zu müssen. Das erhöhte die Wahrscheinlichkeit, dass ihre neue Sichtweise ihr sowohl kurz- als auch langfristige Belohnungen bringen würde.

Und nun sind Sie an der Reihe, Ihre neue realistische Sichtweise zu beschreiben. Um sich in einen ruhigen, gelassenen Zustand zu versetzen und einen klaren Kopf zu bekommen, praktizieren Sie bitte folgende Entspannungsschritte:

1. Suchen Sie sich ein ruhiges, bequemes Plätzchen, wo Sie sich hinsetzen oder hinlegen können.
2. Machen Sie zuerst einen »normalen« und dann einen tiefen Atemzug. Atmen Sie langsam durch die Nase ein, sodass Brustkorb und Unterbauch sich heben, während Sie Ihre Lungen mit Luft vollsaugen. Atmen Sie so lange ein, bis Ihre Bauchdecke sich so weit wie möglich ausgedehnt hat.
3. Atmen Sie langsam durch Mund oder Nase aus – je nachdem, was sich für Sie am normalsten anfühlt. Machen Sie das mehrere Male, bis Sie sich innerlich ruhig und gelassen fühlen und einen klaren Kopf haben.

Schreiben Sie nun einfach alles auf, was Ihnen in den Sinn kommt, wenn Sie sich vorstellen, dass Sie innerlich ruhig und gelassen sind und einen klaren Kopf haben. Halten Sie nichts zurück. Falls Ihre BPS-Linse sich zwischendurch mit negativen, stressigen oder verzerrenden Gedanken, inneren Bildern und Überzeugungen zu Wort melden sollte, stellen Sie sich vor, wie diese Gedanken, Bilder und Überzeugungen auf einem schmierigen Fußboden direkt aus der Tür Ihres Gehirns hinausrutschen. Lassen Sie nur Gedanken zu, die Ihnen ein Gefühl innerer Ruhe und Gelassenheit geben und für einen klaren Kopf sorgen. Falls es Ihnen schwerfallen sollte, zu diesem inneren Gleichgewicht zu finden, versuchen Sie es doch einmal mit der Achtsamkeitstechnik, die Sie in Kapitel 13 erlernt haben, oder probieren Sie irgendeine andere Achtsamkeitsübung aus, die Sie kennen! Nachdem Sie Ihre realistische Sichtweise beschrieben haben, lassen Sie diese neue Erfahrung ein paar Minuten lang auf sich wirken, indem Sie sich folgende Fragen beantworten:

Wenn ich die Welt mit realistischen Augen betrachte, *dann*

____

____

____

____

Wie hat es sich für mich geistig (Gedanken und Bilder), emotional (Gefühle) und physisch (körperliche Empfindungen wie beispielsweise ein verlangsamter Herzschlag) angefühlt, als ich innerlich ruhig und gelassen war und einen klaren Kopf hatte?

Was habe ich über mich gelernt (zum Beispiel über die positiven Auswirkungen meiner realistischen Sichtweise und die Macht meiner Selbstkontrolle), nachdem ich eine realistische Sichtweise entwickelt hatte?

Nachdem Sie sich mit Ihrer realistischen Perspektive beschäftigt haben, wollen wir uns nun überlegen, wie Sie diese Sichtweise verbessern können, um noch mehr Kontrolle darüber zu gewinnen, wie Sie die Welt sehen und darauf reagieren.

IHRE REALISTISCHE SICHTWEISE OPTIMIEREN

Durch diese Übung werden Sie noch besser verstehen, wie Ihre neue realistische Perspektive aussieht und welche Auswirkungen sie darauf hat, wie Sie sich selbst und die Menschen und Situationen in Ihrem Leben betrachten. Dank diesem Wissen wird es Ihnen in Zukunft eher auffallen, wenn Sie wieder in Ihre alte Borderline-Perspektive zu verfallen drohen, und Sie werden diesem Drang besser widerstehen können.

Seien Sie sich bei dieser Übung bitte darüber im Klaren, dass Ihre BPS-Linse versuchen könnte, sich einzumischen. Denken Sie daran, dass Ihre realistische Perspektive auf ruhigen, gelassenen Gedanken und Gefühlen und einem klaren Kopf beruht. Um diese realistische Sichtweise zu stärken, müssen Sie sich vielleicht auch um Folgendes bemühen:

sich mit Seiten Ihrer Persönlichkeit auseinandersetzen, die Sie nicht mögen, Eigenschaften und Verhaltensweisen an anderen Menschen wahrnehmen, die nicht gut für Sie sind und die Sie lieber nicht sehen würden, und sich über Situationen aus der Vergangenheit klar werden, in denen Sie eigentlich eine Wahl gehabt hätten, es für Sie aber einfacher war zu glauben, dass Sie keine hatten. Das ist nicht einfach; aber es ist wichtig, denn dadurch werden Sie mit der Überwindung Ihrer Persönlichkeitsstörung weiterkommen. Tun Sie Ihr Bestes und lassen Sie sich von Ihrer BPS nicht triggern!

Haben Sie – genau wie bei den vorigen Übungen – Geduld mit sich selbst. Schließlich erlernen Sie gerade eine neue Fähigkeit und eine neue Sichtweise der Welt, also übereilen Sie nichts, sondern gehen Sie in dem für Sie richtigen Tempo vor! Falls bei dieser Übung zu viele negative Gedanken, innere Bilder und Überzeugungen in Ihnen aufsteigen und Sie sich damit überfordert fühlen, unterbrechen Sie die Übung lieber und suchen Sie Unterstützung bei einem psychisch gesunden Freund oder Psychotherapeuten; machen Sie erst dann mit der Übung weiter, wenn Sie innerlich bereit dazu sind.

Wenn ich die Dinge aus einer realistischen Perspektive betrachte, sehe, fühle und denke ich:

____

____

____

____

Wenn ich an (bitte nennen Sie eine wichtige Person in Ihrem Leben) denke und dabei eine realistische Perspektive einnehme, sehe, fühle und denke ich:

____

____

____

____

Wenn ich (bitte nennen Sie eine Situation, zum Beispiel einen Streit, einen Vorfall am Arbeitsplatz oder wenn jemand von oben herab mit Ihnen spricht)

____

aus meiner realistischen Perspektive betrachte, sehe, fühle und denke ich:

____

____

____

____

Nun, da Sie eine realistische Perspektive entwickelt und erkannt haben, wie diese Sichtweise sich auf Ihren Blick auf sich selbst und die Menschen und Situationen in Ihrem Leben auswirkt, können Sie Ihrem bisherigen BPS-Linsen-Teufelskreis einen neuen, positiven Kreislauf entgegensetzen, der konstruktive Überzeugungen, Denk- und Verhaltensmuster und eine gesunde Verbindung zu sich und Ihren Mitmenschen fördert.

DER POSITIVE KREISLAUF IHRER REALISTISCHEN SICHTWEISE

Genau wie Ihre BPS-Linse bewirkt auch Ihre realistische Sichtweise einen Kreislauf. Wenn Sie sich selbst, andere Menschen und die Welt aus dieser Perspektive betrachten, öffnet Ihnen das die Augen für Ihre wahren Stärken und Talente und für alle Möglichkeiten, die Sie haben, um Ihr Leben positiver zu gestalten. Dadurch steigt wiederum die Wahrscheinlichkeit für kurz- und langfristige sinnvolle Belohnungen. Dieser positive Kreislauf bringt Ihnen also sehr viel, und das wird Sie dazu motivieren, die Welt auch weiterhin aus diesem realistischen Blickwinkel zu betrachten.

Bevor wir uns näher mit Ihrem positiven Kreislauf beschäftigen, wollen wir uns zuerst einmal anschauen, welche Erfahrungen Betty gemacht hat, als sie in ihrer Beziehung zu Robert ihre BPS-Linse ablegte und ihre Beziehungsdynamik aus einer realistischen Perspektive zu sehen begann.

Wenn ich die Dinge aus einer realistischen Perspektive betrachte, sehe ich, dass Robert gemein zu mir ist: Er hat keinen Respekt vor mir, er behandelt mich lieblos und ist mir nicht treu. Ich sehe, dass er im Internet mit anderen Frauen chattet, sich nicht an den Kosten unseres gemeinsamen Haushalts beteiligt und mir auch nicht beim Putzen hilft, sodass ich mich bei ihm letztendlich genauso fühle wie früher bei meiner Mutter.

Wenn ich all das glaube, dann (Belohnung für meine realistische Sichtweise) weiß ich, dass ich etwas daran ändern muss. Ich sehe, dass ich es nicht verdient habe, so behandelt zu werden, und dass ich jemand anderen kennenlernen kann, der liebevoll, freundlich und respektvoll mit mir umgeht. Ich bin klug, kompetent und ein starker, wertvoller Mensch. Ich weiß, dass ich andere Möglichkeiten habe.

Aus ihrer neuen realistischen Perspektive wurde Betty klar, dass sie klug, kompetent und ein starker, wertvoller Mensch war. Sie kam zu dem Schluss, dass sie die beste Partnerin war, mit der Robert je zusammen gewesen war, und dass er sie nun lange genug schlecht behandelt hatte. Dank dieses Wissens fasste sie den Plan, sich von Robert zu trennen und sich nach einem anderen Partner umzusehen. Denn jetzt fühlte sie sich innerlich stark, hatte ihr Leben im Griff und konnte etwas daran verbessern. Und prompt erntete sie den Lohn für ihre realistische Sichtweise: gute Gefühle und einen positiven Ausgang der Situation. Deshalb wollte sie das Leben in Zukunft öfter und auch in möglichst vielen anderen Situationen aus dieser neuen Perspektive betrachten.

Erkennen Sie die »Wenn/dann«-Sequenz dieses positiven Kreislaufs? Wenn Betty die Welt aus einer realistischen Perspektive betrachtet, an ihre neuen Erkenntnisse glaubt und danach handelt, bringt ihr das viele Vorteile: Sie kann sich selbst positiv sehen, und das ermutigt sie wiederum dazu, sich in die Welt hinauszuwagen und sich all die positiven Dinge zu verschaffen, die sie verdient – zum Beispiel einen Freund, der sie gut und liebevoll behandelt. Auch Sie können in Ihrem Leben einen solchen positiven Kreislauf in Gang setzen. Aber auch das Gegenteil ist der Fall: Wenn Sie die Welt weiterhin durch die Linse Ihrer BPS betrachten, entsteht dadurch ein negativer Teufelskreis.

Und nun sind *Sie* an der Reihe, darüber nachzudenken, wie der gesunde Kreislauf Ihrer realistischen Perspektive aussehen könnte! Welche Belohnungen kann Ihnen eine solche Sichtweise bringen? Unter http://www.newharbinger.com/42730 können Sie eine Kopie dieses Arbeitsblatts herunterladen.

Wenn ich die Dinge aus einer realistischen Perspektive betrachte, sehe ich, dass

____

____

____

Wenn ich all das glaube, dann (Belohnung für meine realistische Sichtweise)

____

____

____

Wenn ich die Dinge aus einer realistischen Perspektive betrachte, sehe ich, dass

____

____

____

Wenn ich all das glaube, dann (Belohnung für meine realistische Sichtweise)

____

____

____

Viele Menschen fühlen sich durch ihre neue realistische Sichtweise und den positiven Kreislauf, der dadurch entsteht, innerlich gestärkt; doch gleichzeitig ist ihnen das alles auch ein bisschen unheimlich. Das ist eine völlig normale Reaktion, denn etwas Neues auszuprobieren, macht Angst. Sie haben die Welt nun lange durch Ihre BPS-Linse betrachtet; doch diese Zeit neigt sich jetzt ihrem Ende zu, und eine neue Perspektive taucht am Horizont auf – ein ganz neues Ich.

Die Fähigkeiten, die Sie gerade erlernen, erfordern Übung und Geduld, und wie bei jeder anderen Fähigkeit werden sie Ihnen umso leichter fallen, je öfter Sie sie praktizieren. Setzen Sie Ihre realistische »Brille« auf, wenn Sie Probleme bei der Kommunikation beispielsweise mit Ihrem Lebenspartner, einem Familienangehörigen oder Ihren Kindern haben. Versuchen Sie es mit Ihrer neuen Perspektive, wenn Sie bei der Arbeit oder im Umgang mit Freunden in eine frustrierende Situation hineingeraten oder getriggert werden. Wiederholen Sie die Übungen in diesem Kapitel immer und immer wieder – so oft, wie es nötig ist. Ihre realistische Sichtweise wird Ihnen ein Gefühl der Selbstkontrolle und inneren Stärke geben. Sie ist ein wichtiger Bestandteil des Wegs zur Überwindung Ihrer BPS.

IHRE BAUSTEINE ZU EINEM NEUEN ICH

Fassen Sie bitte in den unten stehenden Leerzeilen zusammen, was Sie in diesem Kapitel gelernt haben, um später darauf aufbauen zu können.

Das Hilfreichste, was ich aus diesem Kapitel gelernt habe, ist:

1. ______________________________

2. ______________________________

3. ______________________________

In folgenden Fähigkeiten möchte ich mich gern üben:

1. ______________________________

2. ______________________________

3. ______________________________

Beim Lesen dieses Kapitels habe ich gedacht:

1. ______________________________

2. ______________________________

3. ______________________________

Dadurch ist mir klar geworden, dass

1. ______________________________

2. ______________________________

3. ______________________________

Nun, da Sie beginnen, die Welt ohne Ihre BPS-Linse zu sehen, ist es an der Zeit, sich mit den destruktiven Ängsten, Wünschen und Überzeugungen auseinanderzusetzen, die Ihnen bisher im Weg standen.

KAPITEL 17

Gegen destruktive Ängste, Wünsche und Überzeugungen ankämpfen

Destruktive Ängste, Wünsche und Überzeugungen entstehen aus negativen Emotionen wie Hass und Angst, die wiederum negatives Denken fördern. Beispielsweise glauben Sie dann vielleicht, dass Sie es verdienen, ein psychisch geschädigter, kaputter Mensch zu sein, und dass es überall auf der Welt nur Schmerz und Einsamkeit gibt. Diese destruktiven Emotionen sind zusammen mit Ihrer Borderline-Persönlichkeitsstörung und Ihren Kerninhalten entstanden und hängen normalerweise mit Menschen in Ihrem Leben zusammen, die an den negativen Erfahrungen beteiligt waren, aus denen diese Kerninhalte entstanden sind. Destruktive Ängste, Wünsche und Überzeugungen, Ihre negativen Kerninhalte und Ihre BPS-Linse halten Ihre Persönlichkeitsstörung aufrecht, indem sie die Entstehung negativer Überzeugungen, Denk- und Verhaltensmuster fördern. Sie verursachen Probleme in Beziehungen und Alltagssituationen und bringen Ihnen zwar kurzfristige Vorteile, haben aber dafür langfristig negative Konsequenzen. In diesem Kapitel werden Sie lernen, solche destruktiven Ängste, Wünsche und Überzeugungen zu erkennen, aufzudecken, zu hinterfragen und zu verändern.

WER WAREN IHRE NEGATIVEN BEZUGSPERSONEN?

Viele Ihrer destruktiven Ängste, Wünsche und Überzeugungen rühren von Interaktionen mit Menschen her, die Ihnen früher nahestanden. Diese Personen haben die Erfahrungen, die Sie in Ihrer Kindheit und Jugend gemacht haben, stark geprägt – vor allem diejenigen, die zur Entstehung Ihrer Kerninhalte und kognitiven Verzerrungen geführt haben. Ich bezeichne diese Menschen als negative Bezugspersonen und verwende hier absichtlich den Plural, weil die Entwicklung eines Kindes oder Jugendlichen normalerweise von mehreren Personen beeinflusst wird und weil daher vermutlich auch bei der Entstehung *Ihrer* Persönlichkeitsstörung mehrere Menschen eine Rolle gespielt haben. Aber natürlich kann es auch sein, dass Sie nur eine einzige negative Bezugsperson hatten.

Ihre Bezugspersonen spielen in Ihrem Leben auch heute noch eine sehr wichtige Rolle, denn als Sie aufwuchsen, haben Sie sie verinnerlicht, also gewissermaßen zu einem Teil von sich selbst gemacht. Es ist, als würden die Gefühle, Überzeugungen, Wertvorstellungen, Erwartungen usw. dieser Personen immer noch in Ihnen weiterleben und Sie in Ihrem Verhalten beeinflussen – das zeigt sich zum Beispiel darin, wie Sie sich und andere Menschen behandeln und wie Sie mit bestimmten Situationen in Ihrem Leben umgehen. Daher kommt es relativ häufig vor, dass Borderline-Patienten solchen Bezugspersonen gegenüber Ärger, Wut, Ressentiments oder Feindseligkeit, gleichzeitig aber vielleicht auch Liebe und Zuneigung empfinden und sich nach ihnen sehnen. Diese widersprüchlichen Emotionen erzeugen Verwirrung; und inzwischen weiß man, dass diese Verwirrung einen wichtigen Beitrag zur Aufrechterhaltung der BPS leistet.

Als Tony über seine Kindheitserfahrungen und die damit zusammenhängenden Kerninhalte nachdachte, wurde ihm klar, wer seine negative Bezugsperson war.

Meine Kindheitserfahrung: Meine Mutter kümmerte sich mehr um ihre Freunde und den Alkohol als um mich. Sie hat mich immer ignoriert. Wenn ihre Freunde etwas von ihr wollten, vernachlässigte sie mich – und ihre Freunde wollten immer irgendetwas. Sie ist weder zu meinen Baseballspielen noch zu meiner College-Abschlussfeier gekommen. Sie hat mir nicht mal bei der Auswahl meines Colleges geholfen, weil sie sich stattdessen lieber betrinken und mit ihren Freunden zusammen sein wollte.

Kerninhalte: mein Gefühl, wertlos zu sein und nicht wahrgenommen zu werden

Meine negative Bezugsperson: meine Mutter

Auf den ersten Blick sieht es vielleicht so aus, als hätte Tony in seiner Kindheit nur eine einzige negative Erfahrung gemacht; doch in Wirklichkeit passierte das, worauf seine Erfahrung ruht, immer wieder. Das ist typisch für die Kindheitserfahrungen, die unsere Kerninhalte prägen. Tony hätte natürlich auch andere wichtige Erfahrungen aus seinem Leben aufzählen können: zum Beispiel frühere Freundinnen, Trainer, Freunde, Kollegen und andere Menschen, die zur Entstehung seiner BPS beigetragen haben; aber er hat sich für die Person entschieden, die seiner Meinung nach den größten Einfluss darauf hatte.

Tony trägt diese Kindheitserfahrung und diese Kerninhalte (das Gefühl, wertlos zu sein und nicht wahrgenommen zu werden) immer mit sich herum; diese Erfahrung und diese

Kerninhalte haben seine negativen Überzeugungen, Denk- und Verhaltensmuster geprägt, sodass er *Angst* davor hat, irgendetwas anders zu machen als bisher; auch wird er immer wieder in seinem *Glauben* an eine negative Gegenwart und Zukunft bestärkt, die ihn nur verletzen und ihm Schaden zufügen wird. Dadurch ist sein destruktiver Wunsch entstanden, die Erwartungen des Versagens und der Vernachlässigung zu erfüllen, die er von seiner Mutter gelernt hat, um ihre Aufmerksamkeit, Liebe, Zustimmung, Vergebung und Bewunderung zu gewinnen und von ihr respektiert zu werden. Nachdem sich Tony über diese Kindheitserfahrung und die daraus entstandenen Kerninhalte klar geworden war, konnte er seine negative Bezugsperson benennen: seine Mutter.

Und jetzt sind Sie dran! Mithilfe der unten stehenden Übung sollen Sie herausfinden, von welchen negativen Bezugspersonen Ihre Kindheitserfahrungen und die damit zusammenhängenden Kerninhalte herrühren. Beschreiben Sie zunächst ein besonders einprägsames Erlebnis aus Ihrer Kindheit und gehen Sie dabei so sehr ins Detail, wie Sie können, ohne dass Sie sich unwohl fühlen. Bei dieser Erfahrung sollte es sich um etwas handeln, das Sie als Kind erlebt oder gesehen haben, das Ihnen im Gedächtnis geblieben ist und Ihre Weltsicht auch heute noch beeinflusst. Als Nächstes beschreiben Sie den damit zusammenhängenden Kerninhalt und schließlich die Bezugsperson bzw. -personen, die bei diesem Erlebnis eine wichtige Rolle gespielt haben: Vielleicht haben sie das Erlebnis verursacht, verschlimmert oder Ihre Wahrnehmung des Erlebnisses beeinflusst.

Versuchen Sie, sich an weitere Kindheitserlebnisse und die dazugehörigen negativen Bezugspersonen zu erinnern. Falls Sie damit nicht weiterkommen oder Hilfe brauchen sollten, denken Sie bitte an die HELP-Schritte aus der Einleitung zu diesem Buch! Verwenden Sie bei Bedarf noch ein zusätzliches Blatt Papier oder laden Sie sich unter http://www.newharbinger.com/42730 eine Kopie dieses Arbeitsblatts herunter.

Meine Kindheitserfahrung:

____

____

____

Mein damit zusammenhängender Kerninhalt:

____

Meine negativen Bezugspersonen:

____

Meine Kindheitserfahrung:

____

____

____

____

Mein damit zusammenhängender Kerninhalt:

____

Meine negativen Bezugspersonen:

____

Meine Kindheitserfahrung:

____

____

____

____

Mein damit zusammenhängender Kerninhalt:

___

Meine negativen Bezugspersonen:

___

Nachdem Sie Ihre negativen Kindheitserfahrungen, Kerninhalte und Bezugspersonen zueinander in Beziehung gesetzt haben, können Sie nun den nächsten Schritt machen und sich darüber klar werden, welche destruktiven Ängste, Wünsche und Überzeugungen dadurch bei Ihnen entstanden sind.

WERDEN SIE SICH ÜBER DIE URSACHEN IHRER DESTRUKTIVEN ÄNGSTE, WÜNSCHE UND ÜBERZEUGUNGEN KLAR!

Ihre Persönlichkeitsstörung führt dazu, dass Sie auf falsche Art und Weise versuchen, sich die Liebe, Anerkennung, Aufmerksamkeit, Bewunderung, Verzeihung und respektvolle Behandlung zu verschaffen, die Sie verdienen und nach der Sie sich sehnen. An diesem Fehlverhalten ist Ihre BPS schuld, denn sie gaukelt Ihnen vor, dass Sie sich das gewünschte Gefühl der Erfüllung und Befriedigung verschaffen können, indem Sie in negative Überzeugungen, Denk- und Verhaltensmuster verfallen. Doch in Wirklichkeit bringen Ihnen diese Glaubenssätze und Reaktionsmuster zwar kurzfristige Belohnungen, aber keine langfristige Stabilität und auch kein langfristiges Glück und inneres Wachstum. Aber zum Glück lässt sich dieser Trend umkehren.

Wir wollen nun noch einmal zu dem Beispiel von Tony und seiner Mutter zurückkehren und uns eine Übung anschauen, die er gemacht hat, um mehr Klarheit über seine destruktiven Ängste, Wünsche und Überzeugungen zu gewinnen.

Meine negative Bezugsperson: *meine Mutter*

Meine Kindheitserfahrung: *Meine Mutter kümmerte sich mehr um ihre Freunde und den Alkohol als um mich. Sie hat mich immer ignoriert. Wenn ihre Freunde etwas von ihr wollten, vernachlässigte sie mich – und ihre Freunde wollten immer irgendetwas. Sie ist weder zu meinen Baseballspielen noch zu meiner College-Abschlussfeier gekommen. Sie hat mir nicht mal bei der Auswahl meines Colleges geholfen, weil sie sich lieber betrinken und mit ihren Freunden zusammen sein wollte.*

Durch diese Erfahrung sind meine Kerninhalte entstanden, *dass ich das Gefühl habe, wertlos zu sein und nicht wahrgenommen zu werden. Deshalb habe ich auch heute immer noch Angst davor, dass mich niemand bemerkt oder anerkennt, was ich in meinem Leben alles erreicht und geleistet habe. Ich werde immer wertlos sein und von der Welt ignoriert werden.*

Diese Angst bringt mich zu der Überzeugung, *dass niemandem etwas an mir liegt und dass ich für alle Menschen immer nur die zweite Geige spiele. Den Menschen in meinem Leben ist immer irgendjemand anders wichtiger als ich. Ich bin unfähig, das zu erreichen, was ich erreichen muss; und ich weiß auch gar nicht, was das ist – also wurschtle ich mich einfach irgendwie durchs Leben.*

Aufgrund dieser Überzeugungen wünsche ich mir, *dass meine Mutter von all ihren Männern verlassen wird und dass sie ihr alles wegnehmen, was sie hat, damit sie genug leidet, um zu erkennen, dass ich existiere, dass meine Existenz einen Wert und einen Sinn hat und dass ich ihr etwas geben kann.*

Tonys Antworten beförderten seine Ängste, Wünsche und Überzeugungen ans Tageslicht, sodass er sich damit auseinandersetzen und sie besser in den Griff bekommen konnte. Tonys Rachefantasien gegenüber seiner Mutter sind gar nicht so ungewöhnlich; vielleicht wünschen auch Sie Ihren negativen Bezugspersonen so etwas Ähnliches. Viele Menschen würden ihren negativen Bezugspersonen gern Schmerzen zufügen, sich an ihnen rächen, sie irgendwie bestrafen oder sogar quälen. Es ist völlig normal, solche Gedanken und Gefühle zu haben; und es ist wichtig, sie aus der Dunkelheit Ihres Unterbewusstseins ans Tageslicht zu holen, damit Sie sich darüber klar werden können, wie sie sich auf Sie und Ihr Verhalten auswirken.

Und nun sind Sie an der Reihe, sich über Ihre destruktiven Ängste, Überzeugungen und Wünsche klar zu werden und herauszufinden, welchen Einfluss sie auf Ihr Leben haben. Vervollständigen Sie dazu bitte die unten stehenden Sätze:

Ängste

- Ich habe Angst davor, dass meine negativen Bezugspersonen …
- Ich befürchte, dass … passieren wird, wenn …
- Ich befürchte, dass meine negativen Bezugspersonen … werden, wenn ich nicht …

Überzeugungen

- Ich glaube, dass meine negativen Bezugspersonen … über mich denken.
- Wenn ich über meine negativen Bezugspersonen nachdenke und mich frage, was sie wohl von mir halten, glaube ich, dass sie …
- Aufgrund meiner Erfahrungen mit meinen negativen Bezugspersonen glaube ich …

Wünsche

- Wenn ich über meine negativen Bezugspersonen nachdenke, wünsche ich mir …
- Ich wünschte, meine negativen Bezugspersonen würden …
- Ich wünsche mir, dass meine negativen Bezugspersonen denken, fühlen, erkennen oder erleben …

Geben Sie bei dieser Übung Ihr Bestes und nehmen Sie sich genügend Zeit dafür! Es gibt keine richtigen oder falschen Antworten. Denken Sie daran, bei Bedarf die HELP-Schritte zu praktizieren. Verwenden Sie ruhig noch ein zusätzliches Blatt Papier oder laden Sie sich unter http://www.newharbinger.com/42730 eine Kopie dieses Arbeitsblatts herunter.

Fassen Sie nun Ihre negativen Bezugspersonen, Kindheitserfahrungen, Kerninhalte, Ängste, Überzeugungen und Wünsche noch einmal zusammen:

Meine negativen Bezugspersonen:

____

Meine Kindheitserfahrungen:

____

____

____

Durch diese Erfahrungen sind meine Kerninhalte entstanden, dass

___

Aufgrund dieser Kerninhalte habe ich *Angst* davor, dass

___

___

Aufgrund dieser Angst *glaube* ich, dass

___

___

Diese Überzeugungen wecken in mir den *Wunsch*, dass

___

___

Nachdem Sie sich über Ihre destruktiven Ängste, Wünsche und Überzeugungen Klarheit verschafft haben, sind Sie nun bereit, sie zu hinterfragen, indem Sie darüber nachdenken, welche Rolle sie in Ihrer Vergangenheit, Gegenwart und Zukunft spielen bzw. gespielt haben.

IHRE DESTRUKTIVEN ÄNGSTE, WÜNSCHE UND ÜBERZEUGUNGEN HINTERFRAGEN

Um Ihre destruktiven Ängste, Wünsche und Überzeugungen hinterfragen und überwinden zu können, sollten Sie zunächst einmal darüber nachdenken, in welchem Lebensbereich sie bisher den größten Einfluss auf Sie gehabt haben. Als Nächstes sollten Sie eine Vision dafür entwickeln, wie Ihr Leben ohne diese Ängste, Wünsche und Überzeugungen aussehen und sich anfühlen würde. Dazu gehört auch, dass Sie neue gesunde, adaptive Überzeugungen, Denk- und Verhaltensmuster entwickeln und sich mit dieser neuen Lebenseinstellung wohlfühlen.

Nehmen Sie sich Zeit für diese Übung – aber denken Sie nicht zu lange über Ihre Antworten nach! Lassen Sie Ihre Gedanken einfach fließen, nachdem Sie die Denkanstöße gelesen haben, und nehmen Sie sich fest vor, frei vom destruktiven Einfluss Ihrer Persönlichkeitsstörung über Ihre Ängste, Wünsche und Überzeugungen nachzudenken. Vielleicht hilft es Ihnen, diese Übung im Rahmen Ihrer Auseinandersetzung mit Ihrer BPS immer wieder zu machen. In der Zusammenfassung zu Teil 4 dieses Buches unter http://www.newharbinger.com/42730 können Sie sich ein Blankoformular der Übung herunterladen.

Als Beispiel will ich Ihnen zunächst einmal zeigen, welche Antworten Tony darauf gegeben hat.

Meine negativen Bezugspersonen, Kindheitserfahrungen und Kerninhalte haben zur Entstehung meiner destruktiven Ängste, Wünsche und Überzeugungen beigetragen, *indem sie mir das Gefühl gaben, dass ich keine andere Wahl hatte, als meiner Persönlichkeitsstörung nachzugeben. Das hat dazu geführt, dass ich mich und andere Menschen verletzte und alle Chancen, die sich mir boten, mit Füßen trat. Ich lebte in ständiger Angst, nicht gut genug zu sein; ich lebte in dem Glauben, ich würde alles verlieren; und ich hatte den Wunsch, dass meine Persönlichkeitsstörung mir all die Liebe und Fürsorge verschaffen sollte, nach der ich mich immer gesehnt hatte; doch das tat sie nicht.*

Meine destruktiven Ängste, Wünsche und Überzeugungen stehen mir im Weg, *denn sie bringen mich dazu, den Worten meiner Mutter zu glauben; und das flößt mir Angst, Verwirrung und ein überwältigendes, aber dennoch vertrautes und irgendwie »bequemes« inneres Unbehagen ein. Es führt zu Konflikten, die mich dazu verleiten, zu viel zu trinken, meine Freundin zu betrügen und alles kaputt zu machen, was ich mir aufgebaut habe.*

Meine destruktiven Ängste, Wünsche und Überzeugungen führen dazu, *dass ich mir selbst schade, indem ich immer wieder in meine alten negativen Überzeugungen, Denk- und Verhaltensmuster des Trinkens und Herumschlafens zurückkehre und Frauen hinterherrenne, um mir* ein Gefühl der Anerkennung zu verschaffen. Statt meine Fähigkeiten und meine Entschlusskraft zu nutzen, suhle ich mich in meinem Schmerz und warte darauf, dass mich irgendjemand aus meinem Gefühl der Wertlosigkeit und des Nicht-wahrgenommen-Werdens rettet; aber es treten immer nur negative Menschen in mein Leben, und die wollen mich eigentlich nicht retten, sondern bestärken mich nur in meinen Gefühlen der Einsamkeit, Traurigkeit und Wertlosigkeit und in dem Gedanken, dass meine Mutter mit ihrer Meinung über mich völlig recht hatte. Ich bin ein Meister der Selbstzerstörung.

Ich sehe, dass mein Leben ohne meine destruktiven Ängste, Wünsche und Überzeugungen ehrlicher ist: Denn dann kann ich sowohl das Gute als auch das Schlechte an den Menschen in meinem Leben erkennen, und mir wird klar, dass das, was andere Leute sagen oder tun, keinen Einfluss auf mich haben muss, wenn ich es nicht will. Ich kann meine Emotionen besser verstehen und habe mich selbst besser unter Kontrolle, ohne mich von meiner negativen Bezugsperson – meiner Mutter – zu irgendetwas gedrängt oder manipuliert zu fühlen. Ich habe mich im Griff.

Zurzeit ist mein Leben gut, weil ich eine Beziehung mit jemandem führe, dem ich mich nahe fühlen kann, und weil ich weiß, dass diese Frau Respekt vor mir hat. Ich kenne die Grenzen, an die ich mich bei ihr halten muss, und sie kennt meine. Ich kann mich in meinem Job wertgeschätzt fühlen, wenn ich gute Arbeit leiste und alles richtig mache, und dann läuft mein Tag hervorragend.

Ohne meine destruktiven Ängste, Wünsche und Überzeugungen kann ich endlich ich selbst sein und mein Leben ohne BPS-Linse sehen; und dann wird mir klar, dass dieses Leben durchaus Chancen und Möglichkeiten bietet. Und ich kann mich selbst besser in den Griff bekommen, indem ich meine Achtsamkeitstechniken einsetze. Auch meine Trigger und meine Reaktionen auf emotionale Knöpfe habe ich jetzt unter Kontrolle, weil ich nicht mehr in meinem alten Teufelskreis aus Selbsthass und negativen Denk- und Verhaltensmustern gefangen bin.

Nachdem Sie nun Tonys Antworten gelesen haben, nehmen Sie sich bitte ein bisschen Zeit, um diese Fragen für sich selbst zu beantworten.

Meine negativen Bezugspersonen, Kindheitserfahrungen und Kerninhalte haben zur Entstehung meiner destruktiven Ängste, Wünsche und Überzeugungen beigetragen, indem sie

Meine destruktiven Ängste, Wünsche und Überzeugungen stehen mir im Weg, denn

Meine destruktiven Ängste, Wünsche und Überzeugungen führen dazu, dass ich mir selbst schade, indem ich

Ich sehe, dass mein Leben ohne meine destruktiven Ängste, Wünsche und Überzeugungen folgendermaßen aussehen würde:

Zurzeit ist mein Leben gut, weil

Ohne meine destruktiven Ängste, Wünsche und Überzeugungen kann ich

GESUNDE, ADAPTIVE HOFFNUNGEN, WÜNSCHE UND ÜBERZEUGUNGEN STÄRKEN

Nun, da Sie Ihre destruktiven Ängste, Wünsche und Überzeugungen hinterfragt haben, sind Sie bereit, gesunde, adaptive Hoffnungen, Wünsche und Überzeugungen zu entwickeln und diese dann auch zu leben. Diese neue Einstellung wird Sie weiterbringen, denn dadurch werden Sie zu innerer Ruhe und Zuversicht finden und einen klaren Kopf bekommen. Und dann können Sie sich die Liebe, Anerkennung, Verzeihung, Bewunderung, Aufmerksamkeit und respektvolle Behandlung, die Sie verdient haben und nach der Sie sich sehnen, auf ehrlichen, geradlinigen Wegen verschaffen. Mit ein bisschen Zeit und Übung wird es Ihnen gelingen, Ihre alten, destruktiven Denk- und Verhaltensmuster durch neue gesunde, adaptive Muster zu ersetzen.

Der erste Schritt dieser Übung besteht darin, sich einen der positiven Kerninhalte, die Sie in Kapitel 15 identifiziert haben, ein bisschen genauer anzuschauen. Unter http://www.newharbinger.com/42730 können Sie eine Kopie dieses Arbeitsblatts herunterladen.

Mein positiver Kerninhalt:

____

Mein positiver Kerninhalt gibt mir die Hoffnung, dass ich

____

____

____

____

kann

Mein positiver Kerninhalt weckt in mir die Überzeugung, dass

____

Mein positiver Kerninhalt weckt in mir den Wunsch, dass

Positive Kerninhalte sind ungeheuer stark. Mit ihrer Hilfe können Sie Ihre destruktiven Ängste, Wünsche und Überzeugungen durch gesunde Hoffnungen, Wünsche und Überzeugungen ersetzen. Nehmen Sie sich nun bitte ein paar Minuten Zeit, um die unten stehenden Sätze zu vervollständigen.

Ich weiß, dass ich auf eine gute Zukunft hoffen kann, weil

Ich habe meine Gedanken, Gefühle und Verhaltensweisen besser im Griff, wenn

Um einen Zustand der inneren Ruhe und Gelassenheit, Zuversicht und geistigen Klarheit zu erreichen, werde ich

Ich kann gut zu mir selbst sein, indem ich

Ich kann gut zu anderen Menschen sein, indem ich

____

Mit meinen gesunden, adaptiven Hoffnungen, Überzeugungen und Wünschen kann ich

____

____

____

____

Wenn Sie sich diese positiven Glaubenssätze immer wieder ins Gedächtnis rufen, werden Sie wahrscheinlich eher an eine Zukunft glauben, die Ihnen viele kurz- und langfristige Belohnungen bietet und in der Sie fest und stabil in sich selbst und Ihrer Beziehung zu anderen Menschen ruhen.

IHRE BAUSTEINE ZU EINEM NEUEN ICH

Fassen Sie bitte in den unten stehenden Leerzeilen zusammen, was Sie in diesem Kapitel gelernt haben, um später darauf aufbauen zu können.

Das Hilfreichste, was ich aus diesem Kapitel gelernt habe, ist:

1. ____

2. ____

3. ____

In folgenden Fähigkeiten möchte ich mich gern üben:

1. ____

2. ____

3. ____

Beim Lesen dieses Kapitels habe ich gedacht:

____

Dadurch ist mir klar geworden, dass

____

____

____

Nun, da Sie dabei sind, Ihre destruktiven Ängste, Wünsche und Überzeugungen zu durchschauen und durch gesunde Hoffnungen, Wünsche und Überzeugungen zu ersetzen, wollen wir uns mit den Abwehrmechanismen beschäftigen, die Sie daran hindern.

KAPITEL 18

Abwehrmechanismen versus gesunde Reaktionen und Bewältigungsstrategien

In diesem Kapitel werden Sie die ungesunden Abwehrmechanismen kennenlernen, die Ihre Persönlichkeitsstörung aufrechterhalten, und sie durch gesunde, adaptive Abwehrreaktionen ersetzen, um besser mit schwierigen Menschen und Situationen umgehen zu können.

WAS SIND ABWEHRMECHANISMEN?

Abwehrmechanismen sind psychische Strategien, die uns dabei helfen, unsere Bedürfnisse zu befriedigen und unsere Kerninhalte zu schützen. Sie haben Einfluss darauf, wie wir unsere Welt und unsere Mitmenschen sehen, interpretieren und darauf reagieren. Wir alle setzen solche Strategien ein. In welche Abwehrmechanismen Sie verfallen und wann und wem gegenüber Sie das tun, hängt unmittelbar mit Ihren Kerninhalten, Ihrer BPS-Linse, Ihren negativen Bezugspersonen und Ihren gesunden, adaptiven Hoffnungen, Wünschen und Überzeugungen zusammen.

Die meisten Menschen wissen, dass sie ungesunde Abwehrmechanismen haben (die man in der psychologischen Fachsprache auch als pathologische, unreife oder neurotische Abwehrmechanismen bezeichnet). Dabei handelt es sich um erlernte Reaktionen, die sowohl bei Kindern als auch bei Jugendlichen und Erwachsenen vorkommen können. Obwohl diese Mechanismen uns und unsere Kerninhalte psychisch in Sicherheit halten, sodass wir nicht von Gefühlen, Gedanken und Erfahrungen überwältigt werden, auf die wir nicht vorbereitet sind, können sie unsere Fähigkeit beeinträchtigen, die Realität richtig zu interpretieren, Beziehungen aufzubauen und aufrechtzuerhalten und ein erfülltes Leben zu führen.

Nicht alle Abwehrmechanismen sind ungesund; es gibt auch gesunde Abwehrreaktionen, die Ihnen helfen können, die mit Ihrer BPS einhergehenden Ängste, Schmerzen, Verwirrungen und Konflikte besser zu verstehen, zu interpretieren und darauf zu reagieren.

Gesunde Abwehrmechanismen (auch als reife Abwehrmechanismen bezeichnet) können Ihnen ein intensiveres Gefühl der Freude und Erfüllung schenken und Ihnen helfen, sich selbst besser in den Griff zu bekommen, indem Sie widersprüchliche Gefühle, Gedanken und Erfahrungen auf positive Weise bewerten und verarbeiten.

Und nun wollen wir uns einmal genauer anschauen, welche ungesunden und gesunden Abwehrmechanismen es gibt.

UNGESUNDE ABWEHRMECHANISMEN

Man hat festgestellt, dass neun ungesunde Abwehrmechanismen bei Borderline-Patienten besonders häufig vorkommen (vgl. Perry et al. 2013).

Ungesunde Abwehrmechanismen	Definition und Beispiel
Ausagieren	Man handelt impulsiv, um einem Gefühl, Gedanken oder inneren Bild oder einer Überzeugung auszuweichen, statt auf einen geeigneteren Zeitpunkt zu warten, um sich damit auseinanderzusetzen. Durch Ihr spontanes Handeln gehen Sie der Frustration und Angst aus dem Weg, die entstehen würden, wenn Sie Ihre Reaktion aufschieben. Als Beispiel: Betty hat ihre Kollegin geschubst, als sie sich an ihrem neuen Arbeitsplatz respektlos behandelt fühlte.
Verleugnung	Man verneint die Realität eines Gefühls, Gedankens oder inneren Bildes oder einer Überzeugung. Diese Verleugnung bewahrt Sie davor, negativen oder unangenehmen Informationen über sich und die Menschen und Situationen in Ihrem Leben in die Augen sehen zu müssen. Betty verleugnete zum Beispiel die Tatsache, dass Menschen, denen etwas an ihr lag, sich wegen ihres Ritzens Sorgen um sie machten.

Abwertung/Idealisierung	Das bedeutet, dass Sie eine andere Person oder Situation extrem negativ einschätzen, sodass Sie sie nur mit negativen Gefühlen, Überzeugungen, Gedanken oder inneren Bildern assoziieren. Doch Minuten, Stunden oder Tage später halten Sie ein und dieselbe Person oder Situation vielleicht für extrem positiv und bringen sie nur mit guten Gefühlen, Überzeugungen, Gedanken oder inneren Bildern in Verbindung. Betty fand ihren neuen Psychotherapeuten zum Beispiel wunderbar und genial; doch bereits Tage später bezeichnete sie ihn als »den Teufel« und hielt ihn für ignorant.
Intellektualisierung	Dabei geht man einem Gefühl, Gedanken oder inneren Bild oder einer Überzeugung aus dem Weg, indem man sich ausschließlich auf Daten und Informationen konzentriert. Zum Beispiel weigerte sich Betty, »safer sex« zu praktizieren, weil sie nur ein Risiko von 1 zu 1250 hatte, sich durch ungeschützten Sex mit HIV anzustecken, wenn sie mit häufig wechselnden Partnern ins Bett ging (Boily et al. 2009).
Passive Aggressivität	Das bedeutet, Frustration oder Ärger auf indirekte Weise zum Ausdruck zu bringen, indem man absichtlich etwas falsch macht oder auf die lange Bank schiebt, eine Krankheit vortäuscht usw. Dadurch bringt man andere Menschen in Schwierigkeiten, was diese wiederum verärgert oder frustriert. Ein Beispiel: Weil Betty ihren Chef nicht mochte, gab sie einen Bericht absichtlich zu spät ab, damit der Chef Ärger bekam.
Projektion	Das bedeutet, jemand anderem die eigenen Gefühle, Überzeugungen, Gedanken oder inneren Bilder zuzuschreiben. Zum Beispiel hasste Betty ihren Chef; doch dieses Gefühl überwältigte sie zu sehr, also glaubte sie stattdessen, dass ihr Chef *sie* hasste.
Rationalisierung	Dabei überlegen Sie sich verschiedene Erklärungen, um Ihr Handeln oder die Situation, in der Sie sich gerade befinden, zu rechtfertigen, und verleugnen dabei gleichzeitig Ihre Gefühle. So redete sich Betty beispielsweise ein, dass es in Ordnung war, Robert zu betrügen, weil er sie auch betrogen hatte.

Verdrängung	Das bedeutet, belastende Gefühle, Impulse, Ideen oder Wünsche aus seinem Bewusstsein hinauszudrängen. Betty kann sich zum Beispiel nicht mehr daran erinnern, wann ihr Vater ihre Familie verließ, weil diese Erinnerung ihr zu wehtun würde.
Schwarz-Weiß-Malerei	Dabei hält man sich selbst oder andere Menschen entweder nur für gut oder nur für schlecht, statt eine Mischung aus positiven und negativen Eigenschaften wahrzunehmen. Diese Umschwünge in der Bewertung können sehr schnell stattfinden und sehr heftig sein. Zum Beispiel hielt Betty ihre Freundin Tammy für einen furchtbaren Menschen, nur weil sie einmal vergessen hatte, sie anzurufen, bevor sie abends ausging.

Sind Ihnen beim Durchlesen dieser Liste einige ungesunde Abwehrmechanismen bekannt vorgekommen? Verfallen Sie oft in solche Reaktionen oder Bewältigungsstrategien? Fallen Ihnen bestimmte Menschen oder Situationen ein, bei denen Sie auf ungesunde Abwehrmechanismen zurückgreifen? Bevor wir diesen wichtigen Fragen weiter nachgehen, wollen wir Bettys Abwehrmechanismen (in Klammern) anhand des folgenden Beispiels untersuchen.

Der Streit begann, als Betty nach einer 14-Stunden-Schicht im Krankenhaus zu spät nach Hause kam. Ihr Freund Michael fragte sie ganz ruhig, klar und deutlich: »Was ist denn bei der Arbeit passiert? Warum kommst du so spät?«

Betty war müde und fühlte sich angegriffen. Sie fasste Michaels Worte als Beschuldigung auf, sie sei unehrlich und untreu, und sagte: »Ich bin müde, und ich brauche mich vor dir nicht zu rechtfertigen! Du bist nicht mein Vater! Wofür hältst du dich eigentlich?« (Ausagieren, Projektion, Rationalisierung, Schwarz-Weiß-Malerei)

Daraufhin erhob Michael seine Stimme und sagte in sarkastischem Ton: »Jetzt fangen wir schon wieder an, Probleme zu machen, wo es gar keine gibt! Hör' doch endlich auf damit!«

»Du Scheißkerl!«, schrie Betty zurück. »Ich hasse dich! Du hast ja keine Ahnung, was ich jeden Tag durchmache! Dir ist das alles egal.« (Ausagieren, Rationalisierung, Schwarz-Weiß-Malerei)

Da ging Michael in die Defensive und brüllte: »Warum putzt du mich schon wieder 'runter! Ich habe dir doch gar nichts getan!« Er schimpfte immer weiter und weigerte sich zuzugeben, dass er einen Fehler gemacht hatte.

Darauf reagierte Betty mit ihrem gewohnten negativen Verhaltensmuster (Ausagieren, Verleugnung, Projektion, Rationalisierung, Schwarz-Weiß-Malerei). Sie reg-

te sich immer mehr auf und warf zuerst Bücher und dann die Fernbedienung des Fernsehers nach ihm (Ausagieren). Sie dachte, dass Michael jetzt vielleicht wütend aus dem Haus stürmen und sie für immer verlassen würde, und ein Gefühl der Leere begann sich in ihr auszubreiten. Der Streit ging so lange weiter, bis Betty ins Badezimmer rannte und sich ritzte (Ausagieren), während Michael an die Tür hämmerte, damit sie wieder herauskam.

Betty hat in dieser Auseinandersetzung nicht alle neun ungesunden Abwehrmechanismen eingesetzt, und das tun Sie vielleicht auch nicht. Sie neigte zum Ausagieren und zu Verleugnung, Projektion, Rationalisierung und Schwarz-Weiß-Malerei. Welche Abwehrmechanismen *Sie* einsetzen, kann von der jeweiligen Person oder Situation abhängen. Bevor wir uns über Ihre ungesunden Abwehrmechanismen klar werden, wollen wir zunächst einmal die wichtigsten *gesunden* Abwehrmechanismen miteinander durchgehen, um Ihnen ein ausgewogenes Bild von diesem Thema zu vermitteln.

GESUNDE ABWEHRMECHANISMEN

Die meisten Menschen – auch Borderline-Patienten – setzen nicht nur ungesunde Abwehrmechanismen ein, um mit Angst, Schmerz, Verwirrung und Konflikten fertigzuwerden, sondern bedienen sich auch gesunder Abwehrmechanismen, die ihnen mehr Freude und Erfüllung ermöglichen und ihnen helfen, sich besser unter Kontrolle zu halten. In der unten stehenden Liste finden Sie sechs gesunde Abwehrmechanismen, die Ihnen helfen können, widersprüchliche Gefühle, Gedanken und Erfahrungen auf positive Weise zu bewerten und zu verarbeiten.

Gesunde Abwehrmechanismen	Definition und Beispiel
Altruismus	Altruistischen Menschen bereitet es Freude, anderen zu helfen, oder sie bewältigen ihren Kummer dadurch und denken dabei kaum oder gar nicht daran, inwieweit sie selbst davon profitieren. Betty hat zum Beispiel angefangen, ehrenamtlich im Tierheim ihrer Stadt zu arbeiten, nachdem ihre Katze gestorben war.

Vorwegnahme	Vorwegnahme bedeutet, für zukünftige belastende Situationen, Ängste oder sonstige unangenehme Gefühle vorauszuplanen und darüber nachzudenken, wie die Situation idealerweise ausgehen sollte und wie wahrscheinlich ein Erfolg oder Misserfolg ist. Betty fiel beispielsweise auf, dass die Schichten der Krankenpfleger in ihrem Krankenhaus gekürzt wurden. Da sie diesen Trend bemerkte (und wusste, dass sie eine der zuletzt eingestellten Krankenschwestern war), begann sie, sich nach neuen Stellenangeboten umzuschauen, um festzustellen, welche Möglichkeiten ihr offenstanden, falls das Krankenhaus sie tatsächlich entlassen oder ihre Arbeitszeiten kürzen würde.
Humor	Wer Humor hat, kann seine Gedanken und Gefühle auf witzige Weise zum Ausdruck bringen, ohne seinen Mitmenschen (beispielsweise durch Sarkasmus oder böswilligen Humor auf Kosten anderer) Kummer oder Unbehagen zu bereiten. Auf diese Weise kann man unangenehme Gedanken, Gefühle und Überzeugungen abmildern. Betty hatte in ihrem Krankenhaus zum Beispiel einen Krebspatienten, der Witze darüber riss, dass er durch die Chemotherapie eine Glatze bekommen hatte.
Selbstdisziplin	Selbstdisziplin bedeutet, sich selbst unter Kontrolle zu haben und auf die Annehmlichkeiten kurzfristiger Belohnungen zu verzichten, die negative Überzeugungen, Denk- und Verhaltensmuster einem verschaffen. Wenn Sie dem Leben mit Selbstdisziplin begegnen, entscheiden Sie wohlüberlegt, was am besten für Sie ist, und sind zufrieden, wenn es Ihnen endlich gelingt, auf Annehmlichkeiten zu verzichten, mit denen Sie sich langfristig nur selbst schaden würden. Betty hat sich zum Beispiel vorgenommen, sich selbst und ihr Leben zu verändern, indem sie Hilfe sucht und gegen ihre Persönlichkeitsstörung ankämpft.
Sublimierung	Sublimierung bedeutet, dass man in der Lage ist, seine Ziele zu erreichen, indem man Strategien einsetzt, um Stress abzubauen, statt ihn noch zu verschlimmern oder zu verdrängen. Sublimierung gibt uns ein Gefühl der Befriedigung und Erfüllung. Betty hatte zum Beispiel eine große Wut auf ihre Mutter und auf ihre Partner und Freunde, die sie durch Training im Fitnessstudio abreagierte.

Unterdrückung von Impulsen	Unterdrückung von Impulsen bedeutet, dass man sich bewusst vornimmt, nicht an etwas Negatives zu denken, oder den Impuls zu einer sofortigen Reaktion unterdrückt und die Reaktion lieber auf später verschiebt. Zum Beispiel mochte Betty Michael wirklich und sehnte sich nach einer Beziehung mit ihm. Trotzdem beschloss sie, sich Zeit zu nehmen und ihn erst einmal richtig kennenzulernen, bevor sie sich auf ihn einließ.

Ist Ihnen beim Lesen dieser Liste klar geworden, welche gesunden Abwehrmechanismen Sie praktizieren?

Wir wollen uns nun wieder Bettys Streit mit Michael zuwenden und ihn diesmal durch die Linse gesunder Abwehrmechanismen betrachten.

Betty kam von einer 14-Stunden-Schicht im Krankenhaus nach Hause. Ihr war bewusst, dass sie müde war, weil sie wegen eines Notfalls zwei Überstunden gemacht hatte (Altruismus). Als sie in ihre Einfahrt fuhr, atmete sie tief durch und erinnerte sich daran, dass sie Michael nicht angerufen hatte und dass er sich wahrscheinlich Sorgen um sie machte (Vorwegnahme, Selbstdisziplin, Unterdrückung von Impulsen). Als sie hereinkam, fragte Michael sie ganz ruhig, klar und deutlich: »Was ist denn bei der Arbeit passiert? Warum kommst du so spät?«

Betty atmete noch einmal tief durch, verstand seine Worte als Ausdruck der Besorgnis und des Mitgefühls, erinnerte sich daran, dass sie ihm nichts zu beweisen brauchte, schob ihr schlechtes Gewissen beiseite und antwortete: »Tut mir leid, ich hatte ganz vergessen, dich anzurufen (Sublimierung, Unterdrückung von Impulsen). Ein Patient hatte einen epileptischen Anfall, und jemand anders aus unserem Behandlungsteam war krank, deshalb musste ich so lange bleiben, bis wir die Situation wieder im Griff hatten.« (Altruismus, Sublimierung)

Michael schwieg kurz und warf ihr vom Sofa her einen Blick zu. »Ich weiß, dass du viel arbeitest und alles für deinen Job tust; aber wenn du nicht anrufst, mache ich mir Sorgen, dass dir etwas passiert sein könnte. Bitte versuch' mich das nächste Mal anzurufen. Ich bin froh, dass es dir gut geht.«

Betty konnte sich ein Gefühl der Freude und Erfüllung verschaffen und gleichzeitig ihre Impulse unter Kontrolle halten, indem sie ihre Gedanken, Gefühle und Erfahrungen auf konstruktive Weise bewertete und verarbeitete. Dabei setzte sie gesunde Abwehrmechanismen (Vorwegnahme, Selbstdisziplin, Sublimierung und Unterdrückung von Impulsen) ein, um die Situation zu einem positiven Ausgang zu bringen und ihre Beziehung zu einem Menschen zu stärken, der ihr sehr wichtig war.

Und nun wollen wir einen Blick auf *Ihre* gesunden und ungesunden Abwehrreaktionen werfen. Bitte tragen Sie in die unten stehende Tabelle die Abwehrmechanismen ein, die Sie in den Listen auf den vorigen Seiten als Ihre eigenen Strategien identifiziert haben.

Gesunde Abwehrmechanismen	**Ungesunde Abwehrmechanismen**

Machen Sie sich keine Sorgen, wenn Sie mehr ungesunde als gesunde Abwehrmechanismen aufgelistet haben! Das Ziel dieser Übung besteht einfach nur darin zu erkennen, mit welchen Mechanismen Sie auf Ihre eigenen Gedanken und Impulse und auf die Menschen und Situationen in Ihrem Leben reagieren.

MENSCHEN, SITUATIONEN UND ABWEHRMECHANISMEN

Welche Abwehrmechanismen Sie normalerweise einsetzen, hängt von den jeweiligen Personen und Situationen, aber auch von den Gedanken, Gefühlen und Erinnerungen ab, die Ihnen durch den Kopf gehen. Wahrscheinlich verwenden Sie bestimmte Abwehrmechanismen besonders häufig. Wenn wir uns bewusster machen, zu welchen Abwehrreaktionen wir neigen, können wir sie besser verstehen und in den Griff bekommen.

Betty hat sich aufgrund des folgenden Arbeitsblatts Gedanken über ihre (gesunden und ungesunden) Abwehrreaktionen gemacht. Hier ihre Antworten:

WELCHE ABWEHRMECHANISMEN SETZEN SIE BEI VERSCHIEDENEN MENSCHEN UND IN UNTERSCHIEDLICHEN SITUATIONEN EIN?

Ich neige zum (Abwehrmechanismus) *Ausagieren gegenüber meinen Freunden, Robert, meiner Mutter und den Menschen, mit denen ich zusammenarbeite, weil ich die Situation unter Kontrolle haben möchte oder einfach nicht länger darauf warten kann, dass sie endlich das tun, was ich von ihnen will. Ich setze diesen Abwehrmechanismus ein, um sicherzugehen, dass die anderen mich wahrnehmen – dass ich nicht verschwinde und mich in Nichts auflöse. Das Ausagieren gibt mir einen Kick und das Gefühl, präsent und lebendig zu sein; denn wenn etwas nicht schnell genug geht, habe ich Angst, dass die Leute mich nicht mögen, weil ich langweilig bin. Und ich verfalle auch dann in diese Abwehrreaktion, wenn ich »kribbelig« oder allein bin oder mich verlassen und innerlich leer fühle.*

Ich neige zur (Abwehrmechanismus) Unterdrückung von Impulsen gegenüber Michael und den Ärzten an meinem Arbeitsplatz, weil ich mich dann besser im Griff habe und eine gute Beziehung zu ihnen aufbauen kann. Michael ist sehr liebevoll und geduldig mit mir, wenn ich ihn lasse, und seine Freundlichkeit weckt in mir die Angst, dass er mich verlassen wird und ich dann mit einem Riesenloch der inneren Leere allein zurückbleibe. Ich bin entschlossen, diese Beziehung zu verbessern; der Abwehrmechanismus der Unterdrückung von Impulsen gibt mir die Möglichkeit, in aller Ruhe zu entscheiden, was am besten für mich ist. Dann kann ich sehen, welche Schritte ich unternehmen muss, um etwas für Michael, mich selbst und unsere Beziehung zu tun. Den Ärzten im Krankenhaus gegenüber setze ich diesen Abwehrmechanismus ein, wenn ich den Eindruck habe, dass sie auf mich herabschauen. Ich halte das für die beste Reaktion und Vorgehensweise, um meinen Job zu behalten, den ich liebe, und mich weiterhin um kranke Menschen kümmern zu können.

In beiden Beispielen beschrieb Betty jeweils den Abwehrmechanismus, den sie einsetzte, die Menschen und Situationen, bei denen sie dies am häufigsten tat, und ging auch darauf ein, welche Vorteile ihr das brachte. Dieser Prozess der Selbsterkenntnis vermittelte ihr ein besseres Verständnis für ihre ungesunden und gesunden Abwehrmechanismen, und sie gewann dadurch auch mehr Kontrolle darüber, wann, wo und bei wem sie diese einsetzte.

Und nun sind *Sie* an der Reihe, über Ihre Abwehrmechanismen nachzudenken! Für diese Übung sollten Sie sich viel Zeit nehmen. Falls Sie eine Pause brauchen, gönnen Sie sich diese kleine Auszeit ruhig und setzen Sie sich erst dann wieder an dieses Arbeitsblatt, wenn Sie innerlich bereit dazu sind. Unter http://www.newharbinger.com/42730 können Sie eine Kopie davon herunterladen.

WELCHE ABWEHRMECHANISMEN SETZEN SIE BEI VERSCHIEDENEN MENSCHEN UND IN UNTERSCHIEDLICHEN SITUATIONEN EIN?

Ich neige zu (Abwehrmechanismus) ____

gegenüber ______________________________, weil ____________________________

Ich neige zu (Abwehrmechanismus) ________________________________

gegenüber ______________________, weil ______________________

Ich neige zu (Abwehrmechanismus) ________________________________

gegenüber ______________________, weil ______________________

Ich neige zu (Abwehrmechanismus) ________________________________

gegenüber ______________________, weil ______________________

Nun haben Sie viele wertvolle Informationen über sich, Ihre ungesunden und gesunden Abwehrmechanismen und die Situationen und Menschen gewonnen, von denen diese Abwehrreaktionen abhängen. Jetzt wollen wir noch ein bisschen tiefer in dieses Thema einsteigen und uns überlegen, wie und warum Ihre Abwehrmechanismen Ihre Kerninhalte schützen. Dadurch dürften Ihnen die Vorteile gesunder Abwehrmechanismen klar werden.

VON KERNINHALTEN ZU ABWEHRMECHANISMEN ZU POSITIVEN ERGEBNISSEN

Um ungesunde durch gesunde Abwehrmechanismen ersetzen zu können, müssen Sie etwas an dem Prozess verändern, der abläuft, wenn einer Ihrer Kerninhalte aktiviert wird. Der Prozess, der von einem aktivierenden Ereignis zu einer ungesunden oder gesunden Abwehrreaktion führt, dauert manchmal nur Millisekunden; und wenn er immer wieder abläuft, wird er mit der Zeit zum Automatismus. Wenn Sie diesen Ablauf erkennen und verlangsamen, können Sie selbst entscheiden, wie Sie sich anderen Menschen gegenüber verhalten oder in bestimmten Situationen reagieren möchten.

Um diese Selbstkontrolle zu erlangen, sollten Sie diesen Prozess mithilfe des Protokolls »Zu welchen Ergebnissen führen meine Abwehrmechanismen?« genau analysieren. In diesem Protokoll dokumentieren Sie das Ereignis, das Ihren Kerninhalt aktiviert hat, Ihren Abwehrmechanismus und das positive oder negative Ergebnis, zu dem er geführt hat. Diese Übung kann Ihnen helfen, den Vorteil gesunder (statt ungesunder) Abwehrmechanismen zu erkennen, da erstere die Wahrscheinlichkeit eines positiven Ergebnisses deutlich erhöhen. Je öfter Sie gesunde Abwehrmechanismen einsetzen, umso eher werden sich diese Mechanismen zu automatischen gesunden Reaktionsmustern entwickeln.

Hier zunächst wieder zwei Beispiele von Betty. Der Einfachheit halber habe ich die gesunden und ungesunden Beispiele voneinander getrennt; doch in Wirklichkeit werden Sie in ein und derselben Situation oder im Umgang mit ein und derselben Person wahrscheinlich beide Arten von Abwehrreaktionen zeigen. Das sollten Sie beim Ausfüllen Ihres Protokolls berücksichtigen.

PROTOKOLL >>ZU WELCHEN ERGEBNISSEN FÜHREN MEINE ABWEHRMECHANISMEN?<<

Meine Kerninhalte (*Verlassenheitsgefühl, Integrität und Entschlusskraft*) wurden aktiviert, *als mir klar wurde, dass ich mich verspätet und Michael nicht telefonisch benachrichtigt hatte, und er mich fragte, wo ich gewesen war.*

In dieser Situation habe ich folgende Abwehrmechanismen eingesetzt (alle zutreffenden Abwehrreaktionen sind eingekringelt).

Ungesunde Abwehrmechanismen	Gesunde Abwehrmechanismen
Ausagieren	Altruismus
Verleugnung	Vorwegnahme
Abwertung/Idealisierung	Humor
Intellektualisierung	Selbstdisziplin
Passive Aggressivität	Sublimierung
Projektion	Unterdrückung von Impulsen
Rationalisierung	

Verdrängung	
Schwarz-Weiß-Malerei	

Wie ist die Situation ausgegangen? Michael und ich gerieten aneinander. Ich fing an zu schreien, und er auch. Ich beschimpfte ihn und warf Dinge nach ihm, bis ich schließlich so stark von meinen Gefühlen überwältigt wurde, dass ich ins Badezimmer rannte und mich ritzte, während Michael an die Tür hämmerte, damit ich wieder herauskam.

Meine Kerninhalte (Verlassenheitsgefühl, Integrität und Entschlusskraft) wurden aktiviert, als mir klar wurde, dass ich mich verspätet und Michael nicht telefonisch benachrichtigt hatte, und er mich fragte, wo ich gewesen war.

In dieser Situation habe ich folgende Abwehrmechanismen eingesetzt (alle zutreffenden Abwehrreaktionen sind umkringelt).

Ungesunde Abwehrmechanismen	**Gesunde Abwehrmechanismen**
Ausagieren	Altruismus
Verleugnung	Vorwegnahme
Abwertung/Idealisierung	Humor
Intellektualisierung	Selbstdisziplin
Passive Aggressivität	Sublimierung
Projektion	Unterdrückung von Impulsen

Rationalisierung	
Verdrängung	
Schwarz-Weiß-Malerei	

Wie ist die Situation ausgegangen? Michael und ich haben uns nicht gestritten, ganz im Gegenteil: Nach diesem Ereignis fühlte ich mich ihm sogar noch näher als vorher. Ich konnte seinen Standpunkt nachvollziehen und meine Gedanken und Gefühle und meine Neigung zu negativen Reaktionen unter Kontrolle halten. Ich hatte sowohl die Situation als auch mich selber gut im Griff.

Den Zusammenhang zwischen Kerninhalt, aktivierendem Ereignis, Abwehrmechanismen und Ausgang der Situation zu erkennen, hat Betty sehr geholfen; denn dadurch ist ihr klar geworden, welche Vorteile gesunde Abwehrmechanismen bringen. Daraufhin empfahl ich ihr, dieses Protokoll auch weiterhin zu nutzen, und zwar sowohl für vergangene als auch für gegenwärtige und mögliche zukünftige Situationen. In der Zusammenfassung zu Teil 4 unter http://www.newharbinger.com/42730 können Sie eine Kopie dieses Protokolls herunterladen.

PROTOKOLL >>ZU WELCHEN ERGEBNISSEN FÜHREN MEINE ABWEHRMECHANISMEN?<<

Meine Kerninhalte

____

wurden aktiviert, als

____

____

___

In dieser Situation habe ich folgende Abwehrmechanismen eingesetzt (bitte umkringeln Sie alle zutreffenden Abwehrreaktionen)

Ungesunde Abwehrmechanismen	Gesunde Abwehrmechanismen
Ausagieren	Altruismus
Verleugnung	Vorwegnahme
Abwertung/Idealisierung	Humor
Intellektualisierung	Selbstdisziplin
Passive Aggressivität	Sublimierung
Projektion	Unterdrückung von Impulsen
Rationalisierung	
Verdrängung	
Schwarz-Weiß-Malerei	

Wie ist die Situation ausgegangen?

___

___

___

Wenn Sie immer wieder aufs Neue analysieren, durch welche Ereignisse Ihre Kerninhalte aktiviert werden und welche positiven Resultate es bringt, wenn Sie sich um gesunde statt ungesunde Abwehrmechanismen bemühen, werden Sie sich nach und nach immer mehr aus dem Griff Ihrer Persönlichkeitsstörung befreien können. Sie sollten die Übungen in diesem Kapitel so oft wie möglich machen; denn dadurch wird es Ihnen mit der Zeit immer leichter fallen, sich für gesunde Abwehrmechanismen zu entscheiden. Wie bei allen anderen Übungen in diesem Arbeitsbuch gilt auch hier: Diese Fähigkeit ist wie Inlineskaten. Je öfter man es macht, umso besser wird man darin – bis gesunde Abwehrreaktionen nach und nach zu einem gesunden, adaptiven Automatismus für Sie werden.

IHRE BAUSTEINE ZU EINEM NEUEN ICH

Fassen Sie bitte in den unten stehenden Leerzeilen zusammen, was Sie in diesem Kapitel gelernt haben, um später darauf aufbauen zu können.

Das Hilfreichste, was ich aus diesem Kapitel gelernt habe, ist:

1. ______________________________

2. ______________________________

3. ______________________________

In folgenden Fähigkeiten möchte ich mich gern üben:

1. ______________________________

2. ______________________________

3. ______________________________

Beim Lesen dieses Kapitels habe ich gedacht:

____

Dadurch ist mir klar geworden, dass

____

____

____

Im nächsten Kapitel wollen wir uns mit Ihrem inneren Hassliebe-Konflikt auseinandersetzen, der zu einem Zustand der Verwirrung geführt hat, sodass Sie nicht genau wissen, wie Sie sich selbst sehen, was Sie von sich selbst halten sollen und mit welchen Gefühlen Sie sich gegenüberstehen.

KAPITEL 19

Den inneren Hassliebe-Konflikt überwinden

Ihr innerer Hassliebe-Konflikt ist ein Kampf zwischen Güte und Hass, Mitgefühl und Abscheu und zwischen der Zuneigung und Verachtung, die Sie sich selbst, der Welt und Ihren Mitmenschen entgegenbringen – den Personen, von denen Sie verletzt worden sind, ebenso wie den Menschen, die Sie lieben. Dieser innere Hassliebe-Konflikt schafft Verwirrung, die wiederum Unsicherheit und Selbsthass erzeugt und Sie immer wieder in negative Überzeugungen, Denk- und Verhaltensmuster verfallen lässt. Diese Verwirrung bezieht sich auf verschiedene Dinge:

- Ihre Gedanken und inneren Bilder
- Ihre inneren Dialoge
- die Art, wie Sie sich selbst und Ihre Vergangenheit, Gegenwart und Zukunft sehen

Ihre Reaktionen auf diese Verwirrung können großen Einfluss auf Ihr Leben haben.

In diesem Kapitel wollen wir uns mit Ihrem inneren Hassliebe-Konflikt auseinandersetzen. Das Wissen und die Fähigkeiten, die Ihnen das bringt, werden Ihre Verwirrung und Ihren inneren Konflikt abmildern und Ihre Liebe zu sich selbst stärken, sodass Sie weiter an der Überwindung Ihrer Persönlichkeitsstörung arbeiten können. Beim Lesen dieses Kapitels werden vielleicht viele Fragen zu Ihrer Vergangenheit und auch viele Gefühle in Ihnen aufsteigen, mit denen Sie sich noch nicht (oder schon lange nicht mehr) auseinandergesetzt haben. Denken Sie daran, die HELP-Schritte anzuwenden, falls es notwendig sein sollte!

WORIN BESTEHT IHR INNERER HASSLIEBE-KONFLIKT?

Viele Borderline-Patienten schwanken zwischen Selbsthass und Selbstliebe hin und her; das sind die beiden Elemente, aus denen ihr innerer Hassliebe-Konflikt besteht. Um diesen Konflikt überwinden zu können, muss man ihn zunächst einmal verstehen. Tony dachte darüber nach, was er an sich selbst liebte und hasste, um seinen persönlichen Hassliebe-Konflikt in den Griff zu bekommen.

Was ich an mir liebe	Was ich an mir hasse
Ich bin ein liebevoller, fürsorglicher Mensch.	Ich bin ihre Zeit nicht wert.
Ich bin intelligent und kompetent.	Ich habe das Gefühl, unwichtig zu sein.
Ich bin fest entschlossen, Erfolg zu haben.	Ich gebe auf.
Inzwischen sehe ich mich anders als früher.	Ich verletze mich und meine Mitmenschen immer wieder.

Tonys Verwirrung nährte seinen inneren Hassliebe-Konflikt und erschwerte es ihm, gesunde, adaptive Überzeugungen, Denk- und Verhaltensmuster zu entwickeln. Als er sich dieser Tatsache bewusst wurde, gelang es ihm, gegen die Verwirrung und den inneren Konflikt, unter denen er so viele Jahre gelitten hatte, anzukämpfen.

Auch Sie sollten nun anfangen, sich mit Ihrem Hassliebe-Konflikt auseinanderzusetzen und etwas dagegen zu unternehmen. Seien Sie dabei so ehrlich wie möglich und bemühen Sie sich um eine realistische Sichtweise (Kapitel 16) und um gesunde, adaptive Hoffnungen, Wünsche und Überzeugungen (Kapitel 17).

Was ich an mir liebe	Was ich an mir hasse

Nachdem Sie sich nun darüber klar geworden sind, worin Ihr innerer Hassliebe-Konflikt besteht, sind Sie bereit für den nächsten Schritt: nämlich, Ihre Verwirrung durch sinnvolle Strategien zu ersetzen, mit deren Hilfe man Selbstliebe aufbauen und etwas gegen seinen Selbsthass tun kann.

SELBSTHASS- UND SELBSTLIEBE-STRATEGIEN

In der unten stehenden Tabelle finden Sie verschiedene negative Strategien, die zu Ihrem inneren Hassliebe-Konflikt beitragen. Dabei handelt es sich um Aktionspläne, die sich darauf auswirken, wie Sie sich selbst und die Menschen und Situationen in Ihrem Leben sehen. Kreuzen Sie bitte die Strategien an, die auf Sie zutreffen. Sie können dabei sowohl die Selbsthass- als auch die Selbstliebe-Strategie in ein und derselben Kategorie ankreuzen. So etwas kommt gar nicht so selten vor; denn die Strategien, die Sie praktizieren, beruhen auf vielen verschiedenen Gedanken, Gefühlen und Erinnerungen, die Einfluss darauf haben, wie Sie sich selbst und die Welt sehen und wie Sie in verschiedenen Situationen handeln und reagieren.

Selbsthass	**Selbstliebe**
☐ Keine Geduld haben Sie verspüren den Drang, sofort auf Ihre Emotionen zu reagieren. Das verleitet Sie wiederum zu der irrigen Annahme, diese Emotionen unter Kontrolle bringen zu können, indem Sie sie zum Ausdruck bringen.	☐ Sich in Geduld üben Ihnen ist bewusst, dass es Sie zu einer Reaktion drängt, und Sie halten sich vor Augen, dass Sie nicht *sofort* reagieren müssen. Sie verlangsamen Ihr Tempo. Sie nehmen sich Zeit, um in sich hineinzuhören (welche Gefühle, Gedanken und inneren Bilder kommen mir gerade in den Sinn?), nachzudenken (welche Erwartungen habe ich?) und mit klarem, nicht durch Verwirrung getrübtem Kopf zu reagieren.
☐ Hasserfüllte Gedanken zulassen Sie akzeptieren Gedanken – vor allem negative – unhinterfragt als Wahrheit. Sie lassen hasserfüllte Gedanken über sich selbst, andere Menschen und die Welt auf sich einstürmen, ohne sich dagegen zu wehren.	☐ Hasserfüllte Gedanken hinterfragen Sie fragen sich, inwieweit Ihre hasserfüllten Gedanken zutreffen und welche realistische Grundlage sie haben. Welche Beweise gibt es dafür, dass sie falsch sind? Sie orientieren sich dabei an den »drei W-Fragen«: *W*elche Gedanken sind Ihren Emotionen vorausgegangen? *W*ie zutreffend und hilfreich sind diese Gedanken? *W*ie können Sie sie in zutreffendere, hilfreichere Gedanken umwandeln? (Vgl. Creed et al. 2011)

☐ Ihren inneren Dämonen Nahrung geben	☐ Ihren inneren Dämonen den Boden entziehen
Sie akzeptieren Ihre inneren Dämonen und geben ihnen widerstandslos nach. Innere Dämonen sind all die negativen Stimmen, die Sie sich einreden und die mit Ihren Kerninhalten zusammenhängen. Diese Dämonen setzen Sie herab, urteilen sehr streng über Sie und bringen Sie dazu, sich selbst, Ihre Mitmenschen und Ihre Welt aus einer negativen Perspektive zu sehen.	Sie denken daran, dass Ihre inneren Dämonen ein negativer Bestandteil Ihrer Kerninhalte sind, der Ihre Persönlichkeitsstörung fördert und Sie in Ihren negativen Überzeugungen, Denk- und Verhaltensmustern bestärkt. Deshalb müssen Sie sich kritisch mit diesen inneren Dämonen auseinandersetzen. Sie fragen sich, wie real sie sind, und gehen dabei liebevoll, neugierig und respektvoll mit sich selbst um. Sie müssen diese Dämonen genau analysieren, um zu erkennen, wie unzutreffend sie sind.
☐ An Ihrem Selbsthass festhalten	**☐ Sich um Selbstliebe bemühen**
Wenn Sie das Gefühl haben, etwas Schlechtes oder Falsches getan zu haben, lassen Sie Ihrem Selbsthass freien Lauf, was wiederum Gefühle von Missbrauch und Scham und einen Teufelskreis aus Selbstmisshandlung, Verwirrung und Konflikten erzeugt.	Sie wissen, was an Ihnen gut, freundlich, liebevoll und mitfühlend ist, und denken darüber nach, was an Ihrem Verhalten schlecht oder falsch war. Sie geben sich die Erlaubnis, Fehler und Irrtümer zu begehen (denn das passiert jedem), und machen Ihre Fehler wieder gut, um sich selbst verzeihen zu können.
☐ Sich in Selbstvorwürfen ergehen	**☐ Sich selbst verzeihen**
Bei den Beweisen, die Sie dafür ins Feld führen, dass Ihre negativen Kerninhalte und Ihre Persönlichkeitsstörung »im Recht« sind, geht es immer nur um die Fehler, die Sie in Ihrem Leben gemacht haben. Sie machen sich selbst herunter, um sich ein schlechtes Gewissen einzureden und sich für gute Taten zu motivieren, obwohl diese Strategie nicht funktioniert.	Sie betrachten Ihren Fehler aus der Vogelperspektive und in einem größeren Kontext und fragen sich: »Würde ich jemand anderen auch so sehr verurteilen, wie ich mich selbst für diesen Fehler verdamme?« Sie akzeptieren, dass jeder Mensch – auch Sie – Fehler machen darf, und versuchen, Ihre Fehler wiedergutzumachen. Wenn Sie für die Person, gegenüber der Sie sich falsch verhalten haben, nichts tun können, dann versuchen Sie, anderen Menschen etwas Gutes zu erweisen. Nach diesem Akt der Wiedergutmachung lösen Sie sich innerlich von Ihrem Fehlverhalten – ohne eine Anerkennung oder Gegenleistung für Ihre gute Tat zu erwarten.

☐ Kein Mitgefühl mit sich selbst haben	☐ Sich in Selbstmitgefühl üben
Sie behandeln andere Menschen mitfühlender als sich selbst. Sie stellen unrealistische Erwartungen an sich selbst, die durch Ihre negativen Kerninhalte und Kindheitserfahrungen entstanden und bis ins Erwachsenenalter hinein bestehen geblieben sind. Diese Einstellung erzeugt Intoleranz und Selbsthass und verleitet Sie zu dem Glauben, dass Sie kein Mitgefühl, kein Verständnis und keine Akzeptanz verdienen.	Sie bemühen sich um eine Haltung des Selbstmitgefühls. Sie gehen mitfühlend und einfühlsam mit sich selbst um, wenn Sie das Bedürfnis danach haben – so wie Sie ein Kind behandeln würden, das Sie lieben und für das Sie verantwortlich sind.
☐ Nicht in der Gegenwart leben	☐ Im Jetzt und Hier leben
Sie schauen immer nur in den Rückspiegel und konzentrieren sich nicht auf die Richtung, in die Sie sich bewegen (also auf das, was jetzt und hier passiert).	Sie konzentrieren sich auf das Jetzt und Hier – auf den jetzigen Augenblick –, indem Sie die Wurzeln ausgraben, die Sie zu lange in der Vergangenheit festgehalten haben. Sie machen sich klar, dass Sie keinen Einfluss auf Ihre Vergangenheit haben, wohl aber auf die Gegenwart – auf das Jetzt und Hier, das Ihnen unendlich viele Optionen und Entscheidungsmöglichkeiten bietet und das Sie mit gesunden, adaptiven Verhaltensstrategien bewältigen können.
☐ Immer Perfektion erwarten	☐ Sich mit »gut genug« zufriedengeben
Sie haben das Gefühl, in jeder Hinsicht perfekt sein zu müssen (entweder hundertprozentig stabil oder hundertprozentig kaputt usw.), und sehen sich selbst und die Menschen und Situationen in Ihrem Leben immer nur schwarz oder weiß.	Sie halten sich immer wieder vor Augen, dass Sie und die Menschen und Situationen in Ihrem Leben gut genug sind, um Ihnen das zu geben, was Sie brauchen und wonach Sie sich sehnen – auch wenn das alles vielleicht nicht hundertprozentig Ihren Vorstellungen entspricht. Sie denken daran, dass die anderen Menschen und Situationen, mit denen Sie sich selbst bzw. Ihre Lebensumstände vergleichen, ebenfalls unvollkommen und mit Fehlern behaftet sind.

☐ Unterstützung ablehnen	☐ Unterstützung dankbar annehmen
Sie stoßen Menschen, die Ihnen dabei helfen wollen, innerlich zu wachsen und sich weiterzuentwickeln, von sich weg und bauen ein negatives System um sich herum auf. Dieses System untergräbt Ihren Glauben an sich selbst, lässt Sie an der Aufrichtigkeit der Menschen zweifeln, die Sie innerlich aufbauen wollen, und verstärkt Ihre Verwirrung und Ihre Konflikte, sodass Sie innerlich aus dem Gleichgewicht geraten. Wenn Sie Unterstützung ablehnen, gibt es niemanden, der Ihren Selbsthass infrage stellt; und deshalb sehen Sie auch nichts anderes als diesen Selbsthass.	Sie sind sich über Ihren eigenen Wert im Klaren und bauen sich ein Unterstützungssystem auf, das Sie als wertvollen Menschen zu schätzen weiß. Die Menschen in diesem Unterstützungssystem sollten freundlich, liebevoll, mitfühlend, tolerant, zuverlässig und beständig sein. Seien Sie dankbar für diese Menschen in Ihrem Leben und akzeptieren Sie ihre Güte und Freundlichkeit, statt immer wieder daran zu zweifeln! Trennen Sie sich von Menschen, die nicht gut für Sie sind, weil sie Sie in Ihren negativen Kerninhalten bestärken und Ihnen nicht die Unterstützung geben, die Sie verdienen.
☐ Ihrem Selbsthass nachgeben	☐ Mehr Selbstliebe entwickeln
Sie nehmen immer nur eine Seite Ihrer selbst wahr – nämlich die dunkle, chaotische, destruktive und verletzende Seite – und tun positive Aussagen über sich selbst als falsch ab. Sie halten Erfolg für bloßes Glück und wehren sich gegen Menschen, die Ihnen dabei helfen wollen, innerlich zu wachsen und sich weiterzuentwickeln. Diese Strategie kommt Ihnen vielleicht wie ein uralter Freund vor, der Sie schon seit Langem begleitet; aber Ihr gemeinsamer Weg war immer nur mit negativen Erfahrungen, Schuldzuweisungen und Selbstverachtung gepflastert. So sind Sie in einem Teufelskreis des Selbsthasses gefangen geblieben.	Sie erkennen das Gute an sich selbst – zum Beispiel Ihr liebevolles, mitfühlendes Wesen, Ihre Kreativität und innere Stärke – und freuen sich darüber. Sie wissen, was Sie so besonders und einzigartig macht: zum Beispiel die Tatsache, dass Sie Ihre negativen Erfahrungen überhaupt überlebt haben. Akzeptieren Sie es, wenn jemand diesen Seiten Ihrer Persönlichkeit seine Anerkennung ausspricht, und bauen Sie sich mithilfe dieser positiven Tatsachen innerlich auf. Diese Beweise der Anerkennung von anderen Menschen sind wie Andenken von einer wunderschönen Reise!

Wenn Sie über Ihre Selbsthass- und Selbstliebe-Strategien nachdenken, werden vielleicht viele Gedanken, Gefühle und Erinnerungen in Ihnen aufsteigen. Gehen Sie nicht zu streng mit sich ins Gericht, wenn Sie eher zu Strategien des Selbsthasses als der Selbstliebe neigen! Schließlich haben Sie diese Strategien in Ihrer Kindheit und Jugend erlernt, als Ihre Kerninhalte und Ihre Persönlichkeitsstörung entstanden sind.

Nehmen Sie sich nun ein bisschen Zeit, um den Gedanken, Gefühlen und Erinnerungen nachzuspüren, die mit Ihrem inneren Hassliebe-Konflikt zusammenhängen, indem Sie die unten stehenden Leerzeilen ausfüllen. Diese Übung kann Ihnen Klarheit über die Auswirkungen dieses inneren Konflikts auf sich selbst und Ihr Umfeld verschaffen; und dieses Verständnis wird Ihnen wiederum helfen, Ihren Selbsthass zu überwinden und eine Haltung der Selbstliebe zu entwickeln.

Wenn ich mir die Selbsthass-Strategien anschaue, die ich angekreuzt habe, empfinde ich

____

____

____

____

Wenn ich mir die Selbsthass-Strategien anschaue, die ich angekreuzt habe, denke bzw. erinnere ich mich

____

____

____

____

Wenn ich mir die Selbstliebe-Strategien anschaue, die ich angekreuzt habe, empfinde ich

____

____

____

____

Wenn ich mir die Selbstliebe-Strategien anschaue, die ich angekreuzt habe, denke bzw. erinnere ich mich

____

____

____

____

SELBSTHASS BESIEGEN UND MEHR SELBSTLIEBE ENTWICKELN

Bevor Sie anfangen, gegen Ihren Selbsthass anzukämpfen, müssen Sie zunächst einmal einen Zusammenhang zwischen Ihren Selbsthass- und Selbstliebe-Strategien und Ihren Kerninhalten herstellen. Dadurch werden Sie erkennen, was hinter der Verwirrung steckt, die Ihr innerer Hassliebe-Konflikt in Ihnen erzeugt. Normalerweise hängen Ihre negativen Kerninhalte mit Selbsthass-Strategien zusammen, während Ihre positiven Kerninhalte eher mit Selbstliebe-Strategien in Verbindung stehen. Diese unterschiedlichen Kerninhalte stehen in einem ständigen Konflikt miteinander und kämpfen um die Kontrolle darüber, wie Sie sich selbst, Ihre Mitmenschen und die Welt sehen.

Das Arbeitsblatt auf der nächsten Seite liefert Ihnen ein paar Denkanstöße, die Ihnen bei der Durchleuchtung dieser Zusammenhänge helfen. Sobald Sie sich darüber klar geworden sind, wird Ihr innerer Konflikt nachlassen. Kreuzen Sie auf diesem Arbeitsblatt bitte Ihre Selbsthass- oder Selbstliebe-Strategien an. Falls beide Arten von Strategien auf Sie zutreffen sollten, setzen Sie in beide ein Kreuzchen. Als Nächstes tragen Sie Ihre Kerninhalte in die Kästchen ein, bei denen Sie einen Zusammenhang vermuten. Wenn Sie keinen Zusammenhang zwischen einem Ihrer Kerninhalte und einer bestimmten Selbsthass- oder Selbstliebe-Strategie erkennen können, lassen Sie das Feld einfach leer und machen mit der nächsten Strategie weiter. Vielleicht fällt Ihnen diese Übung leichter, wenn Sie sich Ihre Überlegungen zu den Ursachen Ihrer Kerninhalte in Kapitel 15 vorher noch einmal durchlesen.

ARBEITSBLATT ZU DEN ZUSAMMENHÄNGEN ZWISCHEN IHREN KERNINHALTEN UND IHREN SELBSTHASS- UND SELBSTLIEBE-STRATEGIEN

Selbsthass- und Selbstliebe-Strategien	
☐ Keine Geduld haben ☐ Mich in Geduld üben Kerninhalt: ____________	☐ Kein Mitgefühl mit mir selbst haben ☐ Mich in Selbstmitgefühl üben Kerninhalt: ____________
☐ Hasserfüllte Gedanken zulassen ☐ Hasserfüllte Gedanken hinterfragen Kerninhalt: ____________	☐ Nicht in der Gegenwart leben ☐ Im Jetzt und Hier leben Kerninhalt: ____________
☐ Meinen inneren Dämonen Nahrung geben ☐ Meinen inneren Dämonen den Boden entziehen Kerninhalt: ____________	☐ Immer Perfektion erwarten ☐ Mich mit »gut genug« zufriedengeben Kerninhalt: ____________
☐ Meinem Selbsthass nachgeben ☐ Mich um mehr Selbstliebe bemühen Kerninhalt: ____________	☐ Unterstützung ablehnen ☐ Unterstützung dankbar annehmen Kerninhalt: ____________
☐ Mich in Selbstvorwürfen ergehen ☐ Mir selbst verzeihen Kerninhalt: ____________	☐ Meinem Selbsthass nachgeben ☐ Mich um mehr Selbstliebe bemühen Kerninhalt: ____________

Die Zusammenhänge zwischen Ihren Kerninhalten und Ihren Selbsthass- und Selbstliebe-Strategien zu erkennen, ist ein wichtiger Schritt. Aber es gibt auch noch etwas anderes Wichtiges, was Sie tun sollten: nämlich, das alles in ein Gesamtbild zu integrieren.

Doch vorher wollen wir uns zunächst einmal ein Beispiel von Tony dazu anschauen.

Selbsthass- und Selbstliebe-Strategien
☑ Mich in Geduld üben
☐ Keine Geduld haben
Kerninhalte: Mein Gefühl, wertlos zu sein und nicht wahrgenommen zu werden

Tony wurde sich darüber klar, dass seine beiden Kerninhalte (»Gefühl, wertlos zu sein« und »Gefühl, nicht richtig wahrgenommen zu werden«) mit der Selbsthass-Strategie »Keine Geduld haben« zusammenhingen. Die starken Emotionen, die diese Kerninhalte in ihm weckten – zum Beispiel der Glaube, dass ihn niemals jemand wirklich zu schätzen wissen würde –, verleiteten ihn dazu, in bestimmten Situationen spontan zu reagieren. So rief er seine Freundinnen beispielsweise immer wieder an, bis sie ihm antworteten (eine Form der Strategie »Keine Geduld haben«), wodurch er sie von sich fortdrängte. Das diente ihm dann wiederum als Beweis für seine Wertlosigkeit und bestärkte ihn in seinem Selbsthass. Nachdem Tony sich darüber klar geworden war, welchen Einfluss sein Kerninhalt auf die Selbsthass-Strategie hatte, in die er häufig verfiel, fand er Möglichkeiten, anders zu reagieren. Er machte sich Folgendes klar:

Mein Kerninhalt – dass ich das Gefühl habe, wertlos zu sein und nicht wahrgenommen zu werden – hängt mit meiner Selbsthass-Strategie Keine Geduld haben zusammen.

Wie wirkt sich mein Kerninhalt darauf aus, dass ich diese Strategie einsetze? Wenn ich den Drang verspüre, sofort zu reagieren, werde ich ungeduldig – das fühlt sich dann so an, als könnte ich einfach keine Sekunde länger warten. Wenn Pam mich nicht zurückruft, habe ich das Gefühl, wertlos zu sein und nicht wahrgenommen zu werden. Ich habe den Eindruck, die Kontrolle über mich und die Situation zu verlieren, und das Gefühl, dass mein Verhalten von anderen Menschen fremdbestimmt wird.

Das werde ich in Zukunft ändern, indem ich die Strategie Mich in Geduld üben praktiziere: Wenn ich den Drang verspüre, sofort zu reagieren, weiß ich, dass mein Kerninhalt – das Gefühl, wertlos zu sein und nicht wahrgenommen zu werden – dahintersteckt. Dann höre ich in Gedanken, wie meine Mutter mich mit negativen Bemerkungen traktiert; aber ich behalte trotzdem die Kontrolle darüber, auf wen ich höre und was ich tue. In solchen Fällen werde ich in Zukunft tief durchatmen, die Situation überdenken, das Für und Wider abwägen und mir überlegen, welches langfristige Ergebnis ich mir wünsche. Ich werde in aller Ruhe entscheiden, welches Verhalten mir hilft und mir nicht schadet.

Jetzt begriff Tony, was ihn dazu brachte, in Selbsthass-Strategien zu verfallen. Sobald er sich das bewusst gemacht hatte, konnte er Techniken entwickeln, die ihn dazu brachten, mehr Selbstliebe zu praktizieren. Das können Sie auch! Bitte beschreiben Sie in dem Arbeitsblatt auf der nächsten Seite, welche negativen Kerninhalte hinter Ihren Selbsthass-Strategien stecken. Welchen Einfluss haben Ihre Kerninhalte auf diese Strategien? Und welche Selbstliebe-Strategien wollen Sie stattdessen in Zukunft einsetzen?

Sie werden sehen, dass ich zu *jeder* Selbstliebe- und *jeder* Selbsthass-Strategie einen Satz eingefügt habe, den Sie vervollständigen sollen. Das hat durchaus seinen Sinn: Denn auch wenn Sie eine bestimmte Selbsthass-Strategie gar nicht anwenden, sollten Sie trotzdem versuchen, sich auszumalen, wie Sie in irgendeiner Lebenssituation die entgegengesetzte Selbstliebe-Strategie praktizieren. Also überspringen Sie bei dieser Übung bitte keine der aufgeführten Selbsthass- und Selbstliebe-Strategien, sondern füllen Sie alle Leerzeilen aus! In der Zusammenfassung zu Teil 4 unter http://www.newharbinger.com/42730 können Sie eine Kopie dieses Arbeitsblatts herunterladen.

SELBSTHASS ÜBERWINDEN UND MICH UM MEHR SELBSTLIEBE BEMÜHEN

Mein Kerninhalt

____

hängt mit meiner Selbsthass-Strategie *Keine Geduld haben* zusammen.

Wie wirkt mein Kerninhalt, sodass ich diese Strategie einsetze?

Das werde ich in Zukunft ändern, indem ich stattdessen die Strategie *Mich in Geduld üben* praktiziere:

Mein Kerninhalt

hängt mit meiner Selbsthass-Strategie *Hasserfüllte Gedanken zulassen* zusammen.

Wie wirkt mein Kerninhalt, sodass ich diese Strategie einsetze?

Das werde ich in Zukunft ändern, indem ich stattdessen die Strategie *Hasserfüllte Gedanken hinterfragen* praktiziere:

Mein Kerninhalt

hängt mit meiner Selbsthass-Strategie *Meinen inneren Dämonen Nahrung geben* zusammen.

Wie wirkt mein Kerninhalt, sodass ich diese Strategie einsetze?

Das werde ich in Zukunft ändern, indem ich stattdessen die Strategie *Meinen inneren Dämonen den Boden entziehen* praktiziere:

Mein Kerninhalt

hängt mit meiner Selbsthass-Strategie *Meinem Selbsthass nachgeben* zusammen.

Wie wirkt mein Kerninhalt, sodass ich diese Strategie einsetze?

____

____

____

Das werde ich in Zukunft ändern, indem ich stattdessen die Strategie *Mich um mehr Selbstliebe bemühen* praktiziere:

____

____

____

Mein Kerninhalt

____

hängt mit meiner Selbsthass-Strategie *Mich in Selbstvorwürfen ergehen* zusammen.

Wie wirkt mein Kerninhalt, sodass ich diese Strategie einsetze?

____

____

Das werde ich in Zukunft ändern, indem ich stattdessen die Strategie *Mir selbst verzeihen* praktiziere:

____

Mein Kerninhalt

hängt mit meiner Selbsthass-Strategie *Kein Mitgefühl mit mir selbst haben* zusammen.

Wie wirkt mein Kerninhalt, sodass ich diese Strategie einsetze?

Das werde ich in Zukunft ändern, indem ich stattdessen die Strategie *Mich in Selbstmitgefühl üben* praktiziere:

Mein Kerninhalt

hängt mit meiner Selbsthass-Strategie *Nicht in der Gegenwart leben* zusammen.

Wie wirkt mein Kerninhalt, sodass ich diese Strategie einsetze?

____

____

____

Das werde ich in Zukunft ändern, indem ich stattdessen die Strategie *Im Jetzt und Hier leben* praktiziere:

____

____

____

Mein Kerninhalt

____

hängt mit meiner Selbsthass-Strategie *Immer Perfektion erwarten* zusammen.

Wie wirkt mein Kerninhalt, sodass ich diese Strategie einsetze?

____

____

____

Das werde ich in Zukunft ändern, indem ich stattdessen die Strategie *Mich mit »gut genug« zufriedengeben* praktiziere:

Mein Kerninhalt

hängt mit meiner Selbsthass-Strategie *Unterstützung ablehnen* zusammen.

Wie wirkt mein Kerninhalt, sodass ich diese Strategie einsetze?

Das werde ich in Zukunft ändern, indem ich stattdessen die Strategie *Unterstützung dankbar annehmen* praktiziere:

Mein Kerninhalt

hängt mit meiner Selbsthass-Strategie *Meinem Selbsthass nachgeben* zusammen.

Wie wirkt mein Kerninhalt, sodass ich diese Strategie einsetze?

____

____

____

Das werde ich in Zukunft ändern, indem ich stattdessen die Strategie *Mich um mehr Selbstliebe bemühen* praktiziere:

____

____

____

Durch diese Übung ist Ihnen hoffentlich klar geworden, wie Sie Selbstliebe-Strategien in Ihr Leben integrieren können. Denn dann werden Sie Ihren inneren Konflikt und die für Ihre Persönlichkeitsstörung typische Verwirrung, unter der Sie jetzt schon viel zu lange leiden, nicht mehr so stark empfinden. Je öfter und intensiver Sie Ihre Selbstliebe-Strategien praktizieren, umso mehr Einfluss werden diese Strategien auf Ihr Leben gewinnen und als umso hilfreicher werden sie sich erweisen.

IHRE BAUSTEINE ZU EINEM NEUEN ICH

Fassen Sie bitte in den unten stehenden Leerzeilen zusammen, was Sie in diesem Kapitel gelernt haben, um später darauf aufbauen zu können.

Das Hilfreichste, was ich aus diesem Kapitel gelernt habe, ist:

1. ____

2. ______________________________

3. ______________________________

In folgenden Fähigkeiten möchte ich mich gern üben:

1. ______________________________

2. ______________________________

3. ______________________________

Beim Lesen dieses Kapitels habe ich gedacht:

____

Dadurch ist mir klar geworden, dass

____

____

____

Wenn Ihnen Ihr innerer Hassliebe-Konflikt bewusst ist, werden Sie ihn besser in den Griff bekommen und mehr Kontrolle darüber gewinnen, wie Sie sich selbst und die Menschen und Situationen in Ihrem Leben sehen. All die Fähigkeiten, die Sie in diesem Buch erlernt haben, sind eine gute Vorbereitung darauf, sich von Ihrem alten Ich zu befreien und ein neuer Mensch zu werden – und das ist das Thema unseres nächsten Kapitels.

KAPITEL 20

Sich von Ihrem alten Ich verabschieden und ein neuer Mensch werden

Bisher haben Sie in diesem Arbeitsbuch Strategien erlernt, die Ihnen mehr Kontrolle darüber geben, wie sich Ihr Kerninhalt auf Ihr Leben und Ihren Blick auf sich selbst und die Menschen und Situationen in Ihrem Leben auswirkt. Dadurch konnten Sie Methoden zur Überwindung Ihrer Persönlichkeitsstörung entwickeln. In diesem Kapitel wollen wir an diesem Thema weiterarbeiten: Jetzt werden Sie noch mehr Strategien kennenlernen, mit deren Hilfe Sie Ihr altes Verhalten überwinden und sich gesunde, adaptive Denk- und Verhaltensmuster zu eigen machen können – Muster, die Ihr Selbstvertrauen und Selbstwertgefühl stärken, Ihr inneres Wachstum fördern und Ihnen mehr Kontrolle über Ihr Leben geben, vor allem, wenn gerade einer Ihrer Kerninhalte aktiviert wird.

WIE WEIT SIND SIE INZWISCHEN GEKOMMEN?

Denken Sie einmal daran zurück, warum Sie zu diesem Arbeitsbuch gegriffen haben. Was passierte damals gerade in Ihrem Leben? Es ist sehr wichtig, sich über den Unterschied zwischen damals und heute im Klaren zu sein. Denn dadurch wird Ihnen bewusst, welche Fortschritte Sie gemacht haben; und dann werden Sie auch eher daran glauben, dass Sie Ihre Persönlichkeitsstörung überwinden können. Als Beispiel wollen wir uns nun einmal anschauen, welche Unterschiede Betty zwischen ihren früheren und jetzigen Denk- und Verhaltensmustern aufgefallen sind.

Mein früheres Ich *wurde wütend und misstrauisch und regte sich immer furchtbar auf, wenn nicht alles so lief, wie ich es erwartet hatte oder für richtig hielt. Dadurch wurden meine Kerninhalte immer wieder aufs Neue aktiviert, und ich fühlte mich verlassen und innerlich leer – als wäre mir meine ganze Persönlichkeit und Entschlusskraft* *abhandengekommen. Und ich hatte das Gefühl, nichts dagegen tun zu können, außer in irgendeine Verzweiflungsreaktion zu verfallen, bevor meine Emotionen mich völlig überwältigten. Meine alten Denk- und Verhaltensmuster zerstörten meine Beziehungen und trübten meinen Blick auf mich selbst und die Menschen in meinem Leben. Ich ritzte mich und schlief immer wieder mit anderen Männern, damit es mir besser ging – doch das half alles nichts. Dieser Teufelskreis hörte einfach nicht auf, und ich war in einem emotionalen Tornado gefangen, der mein Leben in Stücke riss.*

Mein jetziges Ich *kann endlich wieder ruhig durchatmen. Inzwischen kenne ich meine emotionalen Knöpfe und Auslöser und meine negativen Glaubenssätze, Denk- und Verhaltensmuster. Wenn ich mich verlassen und innerlich leer fühle, kann ich diese Gefühle analysieren, unter Kontrolle bringen und etwas daran ändern. Jetzt sehe ich klar und deutlich, wie mein Leben wirklich ist. Es muss nicht so sein, dass meine Wünsche und Ängste mich im Griff haben und Verwirrung in meinem Leben stiften. Ich kann mich um gesunde Abwehrmechanismen bemühen und eine gesunde Beziehung zu mir selbst und meinen Mitmenschen aufbauen. Diese Beziehungen sind voller Liebe und innerer Verbundenheit und geben mir die Möglichkeit, mich weiterzuentwickeln. Dank diesem inneren Wachstum konnte ich eine Vision für eine Zukunft entwickeln, die ich nie für möglich gehalten hätte; aber sie ist möglich, und dieses Wissen kann mir niemand mehr nehmen. Ich bin jetzt ein ganzer, psychisch gesunder Mensch und fest entschlossen, etwas Positives aus meinem Leben zu machen.*

Jetzt sah Betty, wo sie »damals« gestanden hatte (aber ohne sich deshalb selbst schlechtzumachen); und anhand dieser Messlatte wurde ihr auch klar, wo sie *jetzt* steht. Inzwischen sieht sie, dass ein Leben voller Hoffnung und voller Möglichkeiten vor ihr liegt, und sie weiß, dass gesunde, adaptive Überzeugungen, Denk- und Verhaltensmuster ihr mehr Kontrolle über sich selbst und ihren Blick auf die Menschen und Situationen in ihrem Leben geben.

Und nun sind Sie an der Reihe, sich über Ihr früheres und jetziges Ich Gedanken zu machen! Beschreiben Sie diese beiden »Versionen« Ihrer Persönlichkeit in den unten stehenden Leerzeilen bitte so, wie Sie sie aus Ihrer heutigen Perspektive sehen. Wie haben Sie sich selbst und die Menschen und Situationen in Ihrem Leben früher betrachtet, und wie sehen Sie sich, die Menschen und Situationen heute? Schildern Sie das so genau wie möglich und versuchen Sie dabei, nichts zu verschweigen. Verurteilen Sie sich nicht für das, was früher war. Nutzen Sie das Entwicklungsstadium, das Sie inzwischen erreicht haben, um Mut und Kraft für die Zukunft zu schöpfen!

Mein früheres Ich

____

____

____

____

____

Mein jetziges Ich

____

____

____

____

____

Dieser Vergleich zwischen Ihrem jetzigen und dem alten und früheren Ich wird Sie noch mehr in Ihrer Entschlossenheit bestärken, Ihre Persönlichkeitsstörung zu überwinden, indem Sie sich um gesunde, adaptive Überzeugungen, Denk- und Verhaltensmuster bemühen. Außerdem kann Ihnen dieser Vergleich zu einem besseren Verständnis Ihrer Kerninhalte verhelfen: Denn dadurch wird Ihnen klar, was es zu bedeuten hat, wenn diese sich in Ihrem Leben bemerkbar machen.

ACHTEN SIE AUF DIE SIGNALE, DIE IHNEN IHRE KERNINHALTE SENDEN!

Im Rahmen Ihrer Arbeit mit diesem Buch haben Sie über Ihre Kerninhalte nachgedacht und sie hinterfragt; und inzwischen sehen Sie sie wahrscheinlich mit anderen Augen. Früher haben diese Kerninhalte Ihr Verhalten und Ihre Reaktionen auf Menschen und Situationen bestimmt, die Sie triggerten. Inzwischen erhalten Sie Warnsignale in Form von Gefühlen und Gedanken, wenn Ihre Kerninhalte aktiviert werden, sodass Sie die betreffende Situation in Ruhe bewerten und über den besten Umgang mit ihr nachdenken können.

Früher reagierte Betty immer sofort, wenn bestimmte Menschen oder Situationen einen ihrer Kerninhalte aktivierten. Doch durch ihre Therapie wurde ihr klar, dass ihre Kerninhalte ihr Signale (Gefühle und Gedanken) senden, anhand derer sie bewusst entscheiden kann, mit welchen Überzeugungen, Denk- und Verhaltensmustern sie auf die betreffende Situation reagieren soll. Früher wurde Betty immer sehr wütend, isolierte sich von ihren Mitmenschen, suchte nach neuen Liebhabern und ritzte sich, wenn einer ihrer Kerninhalte aktiviert wurde. Inzwischen stehen ihr mehrere hilfreiche Strategien zur Auswahl, zu denen sie greifen kann, wenn sie getriggert wird: zum Beispiel Achtsamkeitstechniken, um ihr Denken zu verlangsamen und sich über ihre Überzeugungen, Gedanken und Gefühle klar zu werden. Danach kann sie ruhig, gelassen und mit klarem Kopf an die auslösende Person oder das auslösende Ereignis herangehen – aus einer Perspektive, die nicht durch ihre Persönlichkeitsstörung und ihre damit einhergehenden ungesunden Denk- und Verhaltensmuster verzerrt ist. Sie hat jetzt viel mehr innere Kraft und Kontrolle über sich selbst und kann daher auf alle Situationen flexibel reagieren. Dadurch, dass Betty sich über ihre Kerninhalte und die Ursachen ihres Verhaltens klar geworden ist, kann sie nun endlich für die Erfüllung ihrer Wünsche und Bedürfnisse sorgen.

Beschreiben Sie nun in den unten stehenden Leerzeilen, wie sich Ihr Blick auf Ihre Kerninhalte verändert hat und welche Beziehung Sie jetzt zu ihnen haben. Schildern Sie alles so genau wie möglich. Diese Übung ist eine gute Gelegenheit, um das Fundament des Verständnisses Ihrer Kerninhalte zu festigen! Falls der Platz dafür nicht ausreichen sollte, verwenden Sie ruhig noch ein weiteres Blatt Papier oder laden Sie sich unter http://www.newharbinger.com/42730 eine Kopie dieser Übung herunter. Schreiben Sie so viel, wie Ihnen dazu einfällt. Diese Übung sollten Sie regelmäßig machen!

Früher haben meine Kerninhalte mich dazu getrieben,

____

____

____

____

Folgende Warnsignale erhalte ich von meinen Kerninhalten:

____

____

____

____

Darauf reagiere ich mit folgenden gesunden, adaptiven Glaubenssätzen, Denk- und Verhaltensmustern:

____

____

____

____

Hoffentlich haben Sie durch die Beantwortung dieser Fragen mehr Klarheit über Ihre Kerninhalte gewonnen, sodass Sie sie akzeptieren und zu Ihrem Vorteil nutzen können. So gewinnt man Macht und Kontrolle über sich selbst! Während Sie sich immer weiter entwickeln und innerlich wachsen, sollten Sie sich aber gleichzeitig auch der Gefahr bewusst sein, dass Sie wieder Rückschritte machen, also zu Ihren alten, negativen, ungesunden Überzeugungen, Denk- und Verhaltensmustern zurückkehren könnten. Um dieser Versuchung zu widerstehen, sollten Sie sich klarmachen, wodurch solche Rückschritte verursacht werden können.

WAS BRINGT MICH VORWÄRTS, WAS WIRFT MICH ZURÜCK?

Mithilfe dieser Übung wollen wir herausfinden, was Sie in Ihrer Entwicklung vorwärtsbringt und was Sie zurückwirft. Denn wenn Sie sich diese Einflüsse bewusst machen, können Sie besser klare Entscheidungen treffen, die sich positiv auf Ihre persönliche Weiterentwicklung auswirken, und werden dann auch eher das Gefühl haben, stark zu sein und Ihr Leben im Griff zu haben. Dadurch steigt die Wahrscheinlichkeit, dass sich Ihre Wünsche und Bedürfnisse erfüllen. Zumindest hat sich diese Übung auf Betty so ausgewirkt. Hier ihre Antworten:

Wer bringt mich immer wieder von meinen gesunden, adaptiven Überzeugungen, Denk- und Verhaltensmustern ab?

Robert, meine Mutter und ein paar meiner Freunde

Wodurch werfen diese Menschen mich in meiner Entwicklung zurück?

Sie aktivieren meine Kerninhalte, und mein seelischer Schmerz und meine inneren Kämpfe scheinen ihnen ein Gefühl der Überlegenheit zu geben. Mein Ex hat mich früher immer beschimpft, und meine Mutter scheint immer noch nichts mit mir zu tun haben zu wollen. Bei den wenigen Malen, die wir in letzter Zeit miteinander gesprochen haben, war sie nicht sehr nett zu mir.

Wie kann ich ihren negativen Einfluss schwächen?

Ich kann auf Distanz zu ihnen gehen und seltener oder gar nicht mehr mit ihnen zusammen sein. Oder wenn ich mich doch einmal mit ihnen treffe und einer meiner Kerninhalte mir dann Warnsignale sendet, kann ich die Situation mithilfe gesunder, adaptiver Reaktionsmuster in den Griff bekommen oder mich aus der Situation zurückziehen.

Wer unterstützt mich in meinen Bemühungen, etwas an meinen negativen Überzeugungen, Denk- und Verhaltensmustern zu ändern?

Michael unterstützt mich sehr in meiner Weiterentwicklung. Viele meiner Kolleginnen und Kollegen suchen jetzt öfter meine Nähe und bitten mich um Rat im Umgang mit Patienten. Und auch meine Therapiegruppe macht mir Mut und bestärkt mich in meinen Bemühungen, mich selbst und mein Leben besser unter Kontrolle zu bekommen.

Wie kann ich diese Menschen dazu ermutigen, mich auch weiterhin zu unterstützen?

Ich kann mit ihnen offen und ehrlich über meine Gefühle und meinen Kampf gegen meine BPS sprechen. Ich kann mich auch weiterhin um gesunde, adaptive Reaktionsmuster bemühen, um meine Beziehung zu diesen Menschen noch mehr zu verbessern.

Wie kann ich ihren positiven Einfluss stärken?

Ich werde auch weiterhin mein »Tagebuch zum Dampfablassen« führen, um mich in belastenden Situationen zu beruhigen. Außerdem werde ich mich um gesunde, adaptive Überzeugungen, Denk- und Verhaltensmuster bemühen, wenn mich wieder einmal irgendetwas triggert oder jemand meine emotionalen Knöpfe drückt. Ich bin fest entschlossen, mich auch weiterhin in meinen Bewältigungsstrategien zu üben und mit der Zeit immer mehr innere Kraft aufzubauen. Außerdem möchte ich diese positiven Einflusspersonen dazu ermutigen, auch weiterhin meine Nähe zu suchen und eine wichtige Rolle in meinem Leben zu spielen.

Sie haben bestimmt inzwischen viele ähnliche Fortschritte gemacht wie Betty. Beschreiben Sie nun bitte in den unten stehenden Leerzeilen, wer und was Sie vorwärtsbringt oder in Ihrer Entwicklung zurückwirft. Schildern Sie das so genau und anschaulich wie möglich und nehmen Sie sich Zeit dafür! Das ist eine ganz hervorragende Übung, die Sie mehrmals im Jahr machen sollten, denn Ihre Welt wird sich verändern, und die Menschen, die darin eine Rolle spielen, vielleicht auch. Unter http://www.newharbinger.com/42730 können Sie eine Kopie dieses Arbeitsblatts herunterladen.

Wer bringt mich immer wieder von meinen gesunden, adaptiven Überzeugungen, Denk- und Verhaltensmustern ab?

___

___

Wodurch werfen diese Menschen mich in meiner Entwicklung zurück?

___

___

___

Wie kann ich ihren negativen Einfluss schwächen?

___

___

___

Wer unterstützt mich in meinen Bemühungen, etwas an meinen negativen Überzeugungen, Denk- und Verhaltensmustern zu ändern?

___

___

___

Wie kann ich diese Menschen dazu ermutigen, mich auch weiterhin zu unterstützen?

Wie kann ich ihren positiven Einfluss stärken?

MEHR SELBSTVERTRAUEN ENTWICKELN

Bei Ihrem Kampf gegen Ihre Persönlichkeitsstörung und gegen mögliche Rückfälle spielt die Stärkung Ihres Selbstvertrauens und Selbstwertgefühls eine sehr wichtige Rolle. In dieser Übung werden Sie Wörter kennenlernen, die für ein starkes Selbstvertrauen und Selbstwertgefühl stehen, und mithilfe dieser Begriffe positive Affirmationen formulieren, die Sie darin bestärken, Ihre Fortschritte im Kampf gegen Ihre Persönlichkeitsstörung aufrechtzuerhalten und weiter auf diesen Fortschritten aufzubauen.

Lesen Sie die Liste dieser Begriffe auf der nächsten Seite durch und umkringeln Sie diejenigen, die für Ihr jetziges Entwicklungsstadium stehen, in dem Sie Ihre BPS überwinden und sich selbst und Ihr Leben dank Ihrer gesunden, adaptiven Überzeugungen, Denk- und Verhaltensmuster allmählich immer besser im Griff haben. Diese Begriffe sollen Ihnen das Gefühl geben, stärker und selbstbewusster zu sein als bisher und mehr Kontrolle über Ihr Leben auszuüben. Falls Sie einige dieser Wörter nicht kennen sollten, machen Sie sich deshalb bitte keine Gedanken! Nehmen Sie sich einfach ein paar Minuten Zeit, um ihre Bedeutung nachzuschlagen. Das wird Ihren »Selbstvertrauens-Wortschatz« erweitern und

Ihr Bewusstsein dafür stärken, was für ein kompetenter, faszinierender, großmütiger, entschlossener, wohltuender und angenehmer Mensch Sie sind. Falls Sie das Gefühl haben, dass in dieser Liste ein paar Wörter fehlen, schreiben Sie sie ruhig dazu!

Nachdem Sie die Wörter, die auf Sie zutreffen, umkringelt haben, vervollständigen Sie bitte die dazugehörigen positiven Affirmationen. Versuchen Sie, diese Sätze so zu formulieren, dass sie möglichst genau auf Sie und Ihre Welt zutreffen, und bringen Sie in jedem Satz möglichst gleich mehrere dieser positiven Begriffe unter. Viel Spaß bei dieser Übung! Freuen Sie sich über Ihr erstaunliches inneres Wachstum, Ihre Entschlusskraft und Ihre psychische Gesundheit! In der Zusammenfassung zu Teil 4 dieses Buches unter http://www.newharbinger.com/42730 können Sie sich ein Blankoformular dieses Arbeitsblatts herunterladen. So können Sie Ihre Aussagen im Laufe Ihres Entwicklungsprozesses immer wieder neu überprüfen und überarbeiten.

angenehm
Anmut
aufgeregt
ausdauernd
beflügelt
begeisterungsfähig
beruhigt
brillant
dynamisch
ehrgeizig
ehrlich
eifrig
ein Siegertyp
eindeutig
einfallsreich
energiegeladen
entdeckt

genussvoll
gesund
gewaltig
Glanz
Glaube
Glück
grenzenlos
großartig
großzügig
gütig
harmonisch
herausragend
Hoffnung
inspirierend
jemand, der alles im Griff hat
kompetent

Spaß
stark
strahlend
super
transformierend
triumphierend
überschwänglich
überzeugend
unerschrocken
ungeheuerlich
unglaublich
visionär
Wachstum
wagemutig
wertvoll
widerstandsfähig
Wohlwollen

entschlossen
Erleuchtung
erneuert
erstaunlich
fabelhaft
fähig
faszinierend
fesselnd
florierend
fokussiert
freigelassen
Freude
friedlich
furchtlos
geduldig

kraftvoll
kreativ
lebendig
leidenschaftlich
Liebe
lohnend
mächtig
mutig
pflichtbewusst
Qualität
reizend
resolut
scharfsinnig
schön
schwungvoll
spannend

zielbewusst
Ziele erreichend
____
____
____
____
____
____
____
____

AFFIRMATIONEN ZUR STÄRKUNG IHRES SELBSTVERTRAUENS UND SELBSTWERTGEFÜHLS

Ich bin (hier bitte einen oder mehrere positive Begriffe einfügen)

____,

weil ich

____

____

____

Ich halte mich für (hier bitte einen oder mehrere positive Begriffe einfügen)

____

weil ich

____

____

____

Ich fühle mich (hier bitte einen oder mehrere positive Begriffe einfügen)

____ ,

weil ich

____

____

____

Ich werde (hier bitte einen oder mehrere positive Begriffe einfügen) ______________

____ sein,

weil ich

____

____

____

Mit diesen Aussagen können Sie eine Audio- oder Videoaufnahme von sich selbst gestalten, in der Sie Ihre positiven Affirmationen laut vor sich hin sprechen; Sie können sie aber auch in Ihr »Tagebuch zum Dampfablassen« aufnehmen. Falls Sie eine dieser Affirmationen besonders gelungen finden, fotografieren Sie sie mit Ihrem Handy ab und speichern Sie sie! Sie können dieses Bild davon auch mithilfe einer App »dekorieren«, um ihr einen persönlichen Touch zu verleihen. Machen Sie Ihre Affirmationen zu einem festen Bestandteil des Menschen, der Sie inzwischen sind, und lassen Sie sich auch bei Ihrem zukünftigen inneren Wachstum von diesen positiven Affirmationen begleiten. Das ist keine einmalige Übung, sondern eine, die Sie immer wieder praktizieren können, um weiter auf Ihren bisherigen Fortschritten aufzubauen! Daraus können Sie den Mut schöpfen, den Sie brauchen, um in Ihrem Leben auch weiterhin großartige Dinge zu vollbringen.

Sie haben Ihre alten negativen Überzeugungen, Denk- und Verhaltensmuster nun überwunden und zu einer neuen Perspektive gefunden, aus der Sie sich und die Welt betrachten. Ihre gesunden, adaptiven Strategien und Fähigkeiten haben Ihnen eine Welt voller neuer, spannender Möglichkeiten eröffnet. *Sie* haben die Kontrolle, und *Sie* entscheiden, wie Sie leben wollen – nicht Ihre Persönlichkeitsstörung!

IHRE BAUSTEINE ZU EINEM NEUEN ICH

Fassen Sie bitte in den unten stehenden Leerzeilen zusammen, was Sie in diesem Kapitel gelernt haben, um später darauf aufbauen zu können.

Das Hilfreichste, was ich aus diesem Kapitel gelernt habe, ist:

1. ____

2. ____

3. ____

In folgenden Fähigkeiten möchte ich mich gern üben:

1. ____

2. ____

3. ____

Beim Lesen dieses Kapitels habe ich gedacht:

____

Dadurch ist mir klar geworden, dass

____

____

____

Im nächsten und letzten Teil dieses Arbeitsbuchs geht es darum, wie Sie Ihre Fortschritte aufrechterhalten und noch ein bisschen weiter über Ihre Persönlichkeitsstörung hinauswachsen können. Doch bevor Sie mit diesem Teil 5 meines Buches weitermachen, sollten Sie sich die Zusammenfassung zu Teil 4 durchlesen, die Sie unter http://www.newharbinger.com/42730 herunterladen können. Diese Zusammenfassung, die alle Konzepte, Übungen und Arbeitsschritte aus Teil 4 dieses Arbeitsbuchs noch einmal resümiert, wird Ihnen helfen, das Gelernte zu verfestigen und Ihre alten negativen Glaubenssätze, Denk- und Verhaltensmuster für immer aus Ihrem Leben zu verbannen.

TEIL 5

Rückschritte vermeiden und die innere Kraft bewahren

KAPITEL 21

Ihre Erfolge aufrechterhalten

Sie haben inzwischen enorme Fortschritte im Kampf gegen Ihre BPS gemacht! Jetzt haben Sie die negativen Faktoren, die Sie früher ausgebremst und heruntergezogen hatten, viel besser im Griff. In diesem letzten Teil unseres Arbeitsbuchs geht es darum, keine Rückschritte mehr zu machen, also dafür zu sorgen, dass Sie nicht wieder in Ihre alten BPS-typischen Überzeugungen, Denk- und Verhaltensmuster zurückfallen.

Im vorigen Kapitel habe ich auf einen Rückfall oder eine Regression hingewiesen, die eintritt, wenn ein Borderline-Patient in seine alten Überzeugungen, Denk- und Verhaltensmuster zurückfällt. Eine der Hauptursachen für eine solche Regression ist Stress. Denn Stress kann Ihre *Selbstakzeptanz* untergraben, die aus folgenden Komponenten besteht: Wahrnehmung und Anerkennung Ihrer persönlichen Stärken und Schwächen, Fähigkeiten und Talente und Ihres persönlichen Werts, Liebe zu sich selbst trotz Ihrer Fehler und Schwächen und Ihres früheren Verhaltens. Niemand kann ein völlig stressfreies Leben führen; aber Sie können die Auswirkungen von Stress auf sich und Ihr Umfeld (und auf Ihre Selbstakzeptanz) besser in den Griff bekommen, wenn Sie diesen Stress verstehen und Strategien zum richtigen Umgang damit entwickeln. In diesem Arbeitsbuch haben Sie bereits viele Fähigkeiten erlernt, die Ihnen auch helfen, die negativen Auswirkungen von Stress zu bekämpfen und abzuschwächen. Nun wollen wir auf die verschiedenen Arten von Stress eingehen und uns überlegen, wie Sie sich trotzdem Ihre Selbstakzeptanz bewahren und sie nach Möglichkeit sogar noch mehr stärken können.

WELCHE ARTEN VON STRESS GIBT ES?

Wir wollen uns nun fünf verschiedene Formen von Stress anschauen, die sich auf unterschiedliche Weise äußern und auch unterschiedliche Auswirkungen auf Sie und Ihre Selbstakzeptanz haben. Diese Stressformen können in verschiedenen Schweregraden und (leider) auch in Kombination miteinander auftreten.

Stressform	Definition	Auswirkungen auf Ihre Selbstakzeptanz und sinnvolle Bewältigungsmöglichkeiten
Zeitlich begrenzter Stress	Das ist die häufigste Stressform. Sie hält zwar nicht lange an, kann aber sehr intensiv sein. Dieser Stress dauert nur so lange, wie der Stressfaktor, der ihn ausgelöst hat, vorhanden ist. Beispiele: ein Verkehrsstau oder ein einmaliger Streit mit Ihrem Partner oder Kind. Zeitlich begrenzter Stress kann auch motivierend wirken: zum Beispiel, wenn Sie sich wegen eines bevorstehenden Vorstellungsgesprächs oder einer Verabredung gestresst fühlen und sich deshalb ganz besonders gut darauf vorbereiten, um einen guten ersten Eindruck zu machen.	Bei dieser Art von Stress ist die Wahrscheinlichkeit eines Rückfalls oder einer Schwächung Ihrer Selbstakzeptanz am geringsten. Sie können diesen Stress sogar dazu nutzen, mehr Selbstakzeptanz zu entwickeln, indem Sie ihn bewältigen und überwinden und sich hinterher voller Stolz vor Augen halten, dass Sie diesen Sieg Ihren Stärken und Fähigkeiten zu verdanken haben.
Umgebungsstress	Diese Stressform tritt (wie der Name schon sagt) in Ihrer Umgebung auf. Beispiele dafür sind: ein störendes Geräusch von draußen, das Sie nicht abstellen können; ein regnerischer Tag, an dem Sie sich eigentlich lieber draußen aufgehalten hätten; oder ein überfülltes Kino am Eröffnungstag eines Films, den Sie sich gern in Ruhe anschauen würden.	Auch Umgebungsstress hat höchstwahrscheinlich kaum negative Auswirkungen auf Ihre Selbstakzeptanz, weil Sie wissen, dass Sie den Stressor nicht selbst verursacht haben – und *Sie selbst* bestimmen können, wie Sie mit diesem Stress umgehen wollen! Wenn Sie ihn mithilfe gesunder, adaptiver Denk- und Verhaltensmuster bewältigen, erhöht sich Ihre Selbstakzeptanz dadurch.

Gemischter Stress	Das sind belastende Ereignisse, die nacheinander auftreten: Angenommen, Sie haben zuerst einen Autounfall; als Nächstes wollen Sie Ihr Kind von der Schule abholen und kommen zu spät; und zu guter Letzt verpassen Sie auch noch ein Telefoninterview für einen Job, um den Sie sich beworben haben.	Wenn der Druck verschiedener belastender Ereignisse sich nach und nach addiert, kann sich dieser Stress negativ auf Ihre Selbstakzeptanz auswirken und Sie dazu bringen, in alte, BPS-typische Denk- und Verhaltensmuster zurückzufallen. Doch wenn Sie jeden dieser Stressfaktoren mithilfe gesunder, adaptiver Denk- und Verhaltensmuster bewältigen, können Sie solche Rückfälle vermeiden.
Dauerstress	Dieser Stress hält über längere Zeit an. Beispiele dafür sind: ein Leben in Armut, unbehandelte medizinische oder psychische Probleme (wie beispielsweise BPS), eine unglückliche Ehe oder Unzufriedenheit mit dem Beruf oder der Karriere.	Diese Art von Stress kann sich am negativsten auf Ihre psychische und physische Gesundheit und Ihre Selbstakzeptanz auswirken: Bei Dauerstress kann es sich anfühlen, als würden Ihre gesunden, adaptiven Denk- und Verhaltensmuster mit der Zeit immer mehr geschwächt und untergraben. Bei solchem Dauerstress sollten Sie die erlernten Strategien und Fähigkeiten und die Zusammenfassungen der bisherigen Teile dieses Arbeitsbuchs noch einmal rekapitulieren, um Rückfälle zu vermeiden, sich in bisherigen Erfolgen zu bestärken und die nötigen Veränderungen zur Bekämpfung Ihres Dauerstresses in Angriff zu nehmen. (Diese Zusammenfassungen können Sie unter http://www.newharbinger.com/42730 herunterladen.)

Stress aus der Vergangenheit	Dieser Stress hat sich schon vor langer Zeit ereignet, macht Ihnen aber trotzdem immer noch zu schaffen. Beispiele für diese Stressform sind Kindesmissbrauch, der Tod eines geliebten Menschen oder die traumatisierende Erfahrung, von seinen Eltern verlassen worden zu sein.	Dieser Stress hat Sie früher einmal verfolgt und es Ihnen erschwert, eine Haltung der Selbstakzeptanz zu entwickeln. Vielleicht versetzt er Ihrer Selbstakzeptanz auch heute noch manchmal Stiche; aber wahrscheinlich sind Sie nun, da Sie Ihre Kerninhalte und Reaktionsmuster in den Griff bekommen haben, so stark geworden, dass er Ihnen kaum noch etwas anhaben kann. Bemühen Sie sich weiterhin um gesunde, adaptive Denk- und Verhaltensmuster! Dadurch lassen sich die destruktiven Auswirkungen dieses Stresstyps in Grenzen halten.

Nachdem wir nun die fünf verschiedenen Stressformen definiert und beschrieben haben, wie sie sich auf Ihre Selbstakzeptanz auswirken können und wie man sie bekämpft, sollten Sie darüber nachdenken, welche Arten von Stress Sie gerade erleben oder in Zukunft wahrscheinlich erleben werden.

Doch zunächst einmal wollen wir uns anschauen, unter welchem Stress Tony litt.

STRESSFORM: ZEITLICH BEGRENZTER STRESS

1. Das Passwort meines Computers im Büro war abgelaufen, und ich musste warten, bis mir unser IT-Experte ein neues gab.
2. Mein Smartphone ist heruntergefallen, und dabei hat das Display einen Sprung bekommen, sodass ich mir ein neues Handy kaufen musste.
3. Ich sollte meine Freundin Julie von der Arbeit abholen, musste aber vorher noch tanken; deshalb bin ich zu spät gekommen.

STRESSFORM: STRESS AUS DER VERGANGENHEIT

1. Meine Mutter hat mir nicht die Aufmerksamkeit geschenkt, nach der ich mich sehnte. Sie hat mich immer vernachlässigt.

2. Ich habe meine Baseballkarriere nicht weiterverfolgt, obwohl ich wirklich gut darin war.

Nachdem Tony ein neues Passwort bekommen, sich ein neues Handy gekauft und Julie abgeholt hatte, war seine zeitlich begrenzte Stressphase beendet. Diese Erfahrungen haben sich nicht negativ auf seine Selbstakzeptanz ausgewirkt, sondern sie im Gegenteil sogar gestärkt, weil er sie dank seines Selbstvertrauens und seiner Selbstkontrolle gut bewältigen konnte. Der Stress aus seiner Vergangenheit macht ihm zwar immer noch manchmal zu schaffen; doch diese individuellen Stressfaktoren (die auch zu seinem Kerninhalt beigetragen haben) haben jetzt keine so negativen Auswirkungen mehr auf ihn wie früher. Der Stress, den diese Erinnerungen an seine unglückliche Kindheit ihm bereiten, ist viel schwächer als der zeitlich begrenzte Stress, den er wegen seines Passworts, seines Handys und seines Zuspätkommens empfunden hat; denn dieser Stress aus der Vergangenheit begleitet ihn schon seit Langem, und er hat sich inzwischen damit auseinandergesetzt und kann ganz gut damit umgehen. Deshalb wirkt sich dieser Stress nicht mehr so negativ auf ihn aus wie früher.

Und nun sind Sie an der Reihe, über die Stressformen nachzudenken, die in Ihrem Leben eine Rolle spielen! Bitte beschreiben Sie in den unten stehenden Leerzeilen die verschiedenen Arten von Stress, unter denen Sie leiden, und überlegen Sie sich auch, woher dieser Stress kommt, wie er sich auf Sie auswirkt und wer oder was ihn möglicherweise verursacht oder dazu beiträgt. Schildern Sie alles so anschaulich und genau wie möglich. Wenn Ihnen nicht zu jeder Stressform drei Beispiele einfallen, ist das überhaupt kein Problem. Und falls Sie mehr als drei Beispiele beschreiben möchten, können Sie in der Zusammenfassung zu Teil 5 dieses Buches unter http://www.newharbinger.com/42730 eine Kopie dieses Arbeitsblatts herunterladen. Das Ziel dieser Übung besteht darin, Ihr Bewusstsein dafür zu schärfen, welche Arten von Stress in Ihrem Leben eine Rolle spielen oder wahrscheinlich irgendwann einmal spielen *werden*.

WELCHE STRESSFORMEN SPIELEN IN IHREM LEBEN EINE ROLLE?

Stressform: Zeitlich begrenzter Stress

1. ______________________________

____

2. ______________________________

____

3. ______________________________

____

Stressform: Umgebungsstress

1. ______________________________

____

2. ______________________________

____

3. ______________________________

____

Stressform: Gemischter Stress

1. ______________________________

____

2. ______________________________

____

3. ________________________________

____

Stressform: Dauerstress

1. ________________________________

____

2. ________________________________

____

3. ________________________________

____

Stressform: Stress aus der Vergangenheit

1. ________________________________

____

2. ________________________________

____

3. ________________________________

____

Wenn Sie wissen, welche Stresstypen in Ihrem Leben eine Rolle spielen, können Sie leichter erkennen, woher dieser Stress kommt, welche Auswirkungen er auf Sie hat und wer oder was ihn möglicherweise verursacht oder dazu beiträgt. Anhand dieser wichtigen Informationen können Sie sich besser auf solche Stresssituationen vorbereiten, ihre negativen Auswirkungen abschwächen und dafür sorgen, dass Sie durch diesen Stress nicht wieder so leicht in Ihre alten Überzeugungen, Denk- und Verhaltensmuster zurückfallen.

SO KÖNNEN SIE SICH IHRE SELBSTAKZEPTANZ BEWAHREN

Genau wie Ihre Persönlichkeitsstörung lebt auch der Stress von Ihren Emotionen. Das verleiht ihm so eine große Macht über Sie und macht es so schwierig, ihn in den Griff zu bekommen. Mit der Zeit kann Stress Ihre Selbstakzeptanz schwächen und das Risiko für einen Rückfall erhöhen. Sie können sich Ihre Selbstakzeptanz bewahren, indem Sie einige der Strategien aus diesem Arbeitsbuch einsetzen, zum Beispiel: den richtigen Umgang mit emotionalen Knöpfen (Kapitel 10) und Risikosituationen (Kapitel 11), Visualisierungen zur Verbesserung Ihrer Beziehungsgewohnheiten (Kapitel 14), die Entwicklung einer realistischen Sichtweise (Kapitel 16) und gesunder Abwehrmechanismen (Kapitel 18) usw.

Mithilfe der folgenden Übung können Sie Vorbeugungsmaßnahmen gegen durch Stress ausgelöste Rückfälle vorausplanen. Zunächst einmal sollen Sie die Stressformen, die bei Ihnen häufig vorkommen, beschreiben und sich als Nächstes überlegen, wie Sie sich mithilfe der Strategien aus diesem Arbeitsbuch in solchen Situationen Ihre Selbstakzeptanz bewahren können. Behalten Sie bei dieser Übung bitte Folgendes im Hinterkopf:

- Ihre Kerninhalte und Reaktionsmuster
- die Strategien, mit deren Hilfe Sie diese Kerninhalte und Reaktionsmuster unter Kontrolle bringen
- und welchen Einfluss Stress auf all diese Faktoren haben kann.

In der Zusammenfassung zu Teil 5 dieses Buches können Sie eine Kopie dieses Arbeitsblatts herunterladen.

Wenn ich ____________________________ (hier bitte Ihre Stressform einsetzen) erlebe,

denke ich an

____

____

Dann fühle ich (mich)

____

____

und verhalte mich folgendermaßen:

____

____

In solchen Stresssituationen werde ich in Zukunft etwas für meine Selbstakzeptanz tun, indem ich (hier bitte die Strategien einsetzen, die Sie praktizieren könnten)

____

____

____

Wenn ich ____________________ (hier bitte Ihre Stressform einsetzen) erlebe,

denke ich an

____

____

Dann fühle ich (mich)

____

___

und verhalte mich folgendermaßen:

___

___

In solchen Stresssituationen werde ich in Zukunft etwas für meine Selbstakzeptanz tun, indem ich (hier bitte die Strategien einsetzen, die Sie praktizieren könnten)

___

___

___

IHR INNERES WACHSTUM VORANTREIBEN

Fassen Sie bitte in den unten stehenden Leerzeilen zusammen, was Sie in diesem Kapitel gelernt haben, um darauf aufbauen zu können.

Das Hilfreichste, was ich aus diesem Kapitel gelernt habe, ist:

1. ___
2. ___
3. ___

In folgenden Fähigkeiten möchte ich mich gern üben:

1. ___
2. ___

3. ______________________________

Beim Lesen dieses Kapitels habe ich gedacht:

____

Dadurch ist mir klar geworden, dass

____

____

____

Sie sind sich nun darüber klar geworden, welche Arten von Stress bei Ihnen vorkommen und wie sich dieser Stress auf Ihre Gedanken und Gefühle und Ihr Verhalten auswirkt. Das gibt Ihnen mehr Kontrolle darüber, wie Sie diese verschiedenen Stressformen erleben und darauf reagieren. Und wenn Sie Ihren Umgang mit Stress besser im Griff haben, können Sie

sich Ihre Selbstakzeptanz bewahren,
Ihre persönlichen Stärken und Schwächen klar und deutlich erkennen,
sich über Ihre Talente und Fähigkeiten und Ihren persönlichen Wert klar werden
und sich trotz Ihrer Fehler und Ihres früheren Verhaltens selbst annehmen.

Das bedeutet, dass Sie den Menschen, der Sie unabhängig von Ihrer Persönlichkeitsstörung sind, akzeptieren.

KAPITEL 22

Ein Leben ohne Borderline-Persönlichkeitsstörung

Dieses Kapitel ist zwar das letzte in Ihrem Arbeitsbuch, aber nicht das Ende Ihres Entwicklungsprozesses, der Sie letztendlich zur Überwindung Ihrer Persönlichkeitsstörung führen wird. Sie verfügen nun über das Wissen, das Sie brauchen, um Ihrer BPS die Stirn zu bieten, und die nötigen Fähigkeiten, um weitere Fortschritte zu machen, ohne dabei ständig über Probleme und Hindernisse zu stolpern. Denn inzwischen haben Sie gesunde, adaptive Überzeugungen, Denk- und Verhaltensmuster entwickelt, die Ihnen helfen, nicht wieder rückfällig zu werden.

Bevor ich mich von Ihnen verabschiede, nehmen Sie sich bitte ein bisschen Zeit, um zu beschreiben, was Sie in diesem Buch gelernt haben und welche Botschaften und Fähigkeiten Sie auf Ihren weiteren Weg mitnehmen werden. Denn bevor man vorwärtsgeht, sollte man einen Blick zurück werfen.

In Teil 1 habe ich Folgendes über die BPS gelernt:

____

____

____

____

____

In Teil 2 habe ich gelernt, wie meine ersten Schritte zu einer Weiterentwicklung aussehen sollten:

In Teil 3 habe ich erfahren, was ich tun muss, um meine Borderline-typischen Denk- und Verhaltensmuster zu ändern:

In Teil 4 habe ich gelernt, dass mein neues Ich folgende Stärken und Fähigkeiten besitzt:

In Teil 5 habe ich erfahren, was ich tun muss, um mir meine Selbstakzeptanz zu bewahren:

____

____

____

____

____

Um einem Rückfall vorzubeugen, ist es wichtig, Stress gut zu bewältigen und darauf zu achten, dass Ihnen das bisher Erreichte und Ihre Selbstakzeptanz nicht wieder verloren gehen!

Um das, was Sie aus diesem Buch gelernt haben, weiter zu festigen, können Sie sich unter http://www.newharbinger.com/42730 Zusammenfassungen aller Konzepte, Übungen und Arbeitsschritte dieses Buches (nach Registrierung) herunterladen. Sie sind in englischer Sprache verfasst. Ich empfehle Ihnen, diese Zusammenfassungen durchzuarbeiten.

BEGLÜCKWÜNSCHEN SIE SICH ZU IHREM NEUEN ICH!

Sie haben nun einen großen Meilenstein in Ihrem Leben erreicht. Nehmen Sie sich nun bitte etwas Zeit, um einen Glückwunschbrief an sich selbst zu schreiben. Sagen Sie sich, wie stolz Sie auf Ihre Erfolge sind – wie großartig das alles ist, was Sie erreicht haben. Erwähnen Sie in diesem Brief bitte auch, welche Teile Ihrer Persönlichkeit Sie bewundern und lieben, und wünschen Sie sich selbst alles Gute auf Ihrem Weg in eine Welt voller neuer Möglichkeiten – einen Weg, den Sie mit innerer Stärke und in dem Wissen gehen werden, dass Sie sich selbst und Ihr Verhalten jetzt gut unter Kontrolle haben.

Liebe/r (Ihr Name) ______________________________ ,

ich möchte Dir sagen, dass

____

____

EPILOG

Ein Brief von Dr. Fox

Wenn ich die Behandlung eines meiner Klienten beende, gebe ich ihm gern einen Gegenstand mit auf den Weg, der für den Übergang zu seiner neuen Lebensphase steht – etwas, das ihn tröstet und innerlich aufbaut. Bei einem Kind kann das zum Beispiel eine Kuscheldecke sein; bei einem Erwachsenen ist es vielleicht ein Objekt, das für ihn eine besondere Bedeutung hat und ihm ein Gefühl der Sicherheit und Geborgenheit gibt.

Als ich mit meiner Arbeit an diesem Buch fertig war, habe ich darüber nachgedacht, was ich *Ihnen* denn wohl mitgeben könnte. Was könnte ein Übergangsobjekt für Sie sein? Und dann kam mir plötzlich die rettende Idee: Dieses Arbeitsbuch mit all Ihren persönlichen Einträgen und Erkenntnissen ist Ihr Übergangsobjekt! Es ist ebenso ein Teil von Ihnen wie das Wissen und die Einsichten, Strategien und Fähigkeiten, die Sie aus Ihrer Arbeit an diesem Buch mitnehmen. Legen Sie dieses Arbeitsbuch irgendwo hin, wo Sie es immer wieder vor Augen haben. Es soll Sie in Zukunft daran erinnern, wo Sie stehen und was Sie alles erreicht haben. Denken Sie daran, dass Sie es jederzeit aufschlagen und nutzen können, um wieder auf den richtigen Weg zu kommen, falls Sie irgendwann auf Probleme oder Hindernisse stoßen sollten.

Ich habe großen Respekt vor Ihnen und bewundere Sie für alles, was Sie erreicht haben!

Hochachtungsvoll

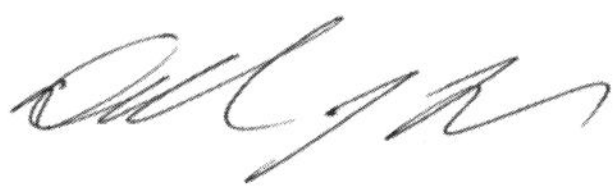

Daniel J. Fox

LITERATUR

Agrawal, H. R., J. Gunderson, B. M. Holmes und K. Lyons-Ruth (2004): »Attachment Studies with Borderline Patients: A Review«, *Harvard Review of Psychiatry* 12 (2): 94–104

Ahmad A., N. Ramoz, P. Thomas, R. Jardri und P. Gorwood (2014): »Genetics of Borderline Personality Disorder: Systematic Review and Proposal of an Integrative Model«, *Neuroscience and Biobehavioral Reviews* 40: 6–19

APA (American Psychiatric Association) (2013): *Diagnostic and Statistical Manual of Mental Disorders,* 5. Aufl., Washington, DC: APA

Ball, J. S. und P. S. Links (2009): »Borderline Personality Disorder and Childhood Trauma: Evidence for a Causal Relationship«, *Current Psychiatry Report* 11 (1): 63–6

Bartholomew, K. und L. M. Horowitz (1991): »Attachment Styles Among Young Adults: A Test of a Four-Category Model«, *Journal of Personality and Social Psychology* 61 (2): 226–244

Battle C. L., M. T. Shea, D. M. Johnson, S. Yen, C. Zlotnick, M. C. Zanarini, C. A. Sanislow, A. E. Skodol, J. G. Gunderson, C. M. Grilo, T. H. McGlashan und L. C. Morey (2004): »Childhood Maltreatment Associated with Adult Personality Disorders: Findings from the Collaborative Longitudinal Personality Disorders Study«, *Journal of Personality Disorders* 18 (2): 193–211

Benjamin, L. S. (1996): *Interpersonal Diagnosis and Treatment of Personality Disorders.* New York: Guilford Press (dt.: *Die Interpersonelle Diagnose und Behandlung von Persönlichkeitsstörungen,* übs. v. Teresa Junek, CIP-Medien 2001)

Boily, M. C., R. F. Baggaley, L. Wang, B. Masse, R. G. White, R. Hayes und M. Alary (2009): »Heterosexual Risk of HIV-1 Infection Per Sexual Act: Systematic Review and Meta-Analysis of Observational Studies«, *Lancet: Infectious Diseases* 9 (2): 118–129

Bowlby, J. (1971): *Bindung.* München: Ernst Reinhardt Verlag, 2006

Bowlby, J. (1977): »The Making and Breaking of Affectional Bonds: I. Aetiology and Psychopathology in the Light of Attachment Theory«, *British Journal of Psychiatry* 130: 201–210

Chanen, A. M. und M. Kaess (2012): »Developmental Pathways to Borderline Personality Disorder«, *Current Psychiatry Report* 14 (1): 45–53

Ciarrochi, J. (2004): »Relationships Between Dysfunctional Beliefs and Positive and Negative Indices of Well-Being: A Critical Evaluation of the Common Beliefs Survey-III«, *Journal of Rational-Emotive and Cognitive-Behavior Therapy* 22 (3): 171–188

Clark, D. A. (2014): »Cognitive Restructuring«, in: *The Wiley Handbook of Cognitive Behavioral Therapy*, hrsg. S.G. Hofmann, Chichester, UK: Wiley-Blackwell

Coid, J., M. Yang, P. Tyrer, A. Roberts und S. Ullrich (2006): »Prevalence and Correlates of Personality Disorder in Great Britain«, *British Journal of Psychiatry* 188: 423–431

Creed, T. A., J. Reisweber und A. T. Beck (2011): *Cognitive Therapy for Adolescents in School Settings*, New York: Guilford Press

Dahl, A. A. (1985): »Borderline Disorders – The Validity of the Diagnostic Concept«, *Psychiatry Developments* 3 (2): 109–152

Delavechia, T. R., M. L. Velasquez, E.P. Duran, L.S. Matsumoto und I. Reis de Oliveira (2016): »Changing Negative Core Beliefs with Trial-Based Thought Record«, *Archives of Clinical Psychiatry* 43 (2): 31–33

Dingfelder, S. F. (2004): »Treatment for the 'Untreatable': Despite the Difficult-to-Treat Reputation of Personality Disorders, Clinical Trials of Treatments Show Promise«, *Monitor on Psychology* 35 (3): 46

Distel, M. A., T. J. Trull, C. A. Derom, E.W. Thiery, M. A. Grimmer, N. G. Martin, G. Willemsen und D.I. Boomsma (2008): »Heritability of Borderline Personality Disorder Features Is Similar Across Three Countries«, *Psychological Medicine* 38 (9): 1219–1229

Elzy, M. B. (2011): »Examining the Relationship Between Childhood Sexual Abuse and Borderline Personality Disorder: Does Social Support Matter?«, *Journal of Childhood Sexual Abuse* 20 (3): 284–304

Fonagy, P., M. Target und G. Gergely (2000): »Attachment and Borderline Personality Disorder: A Theory and Some Evidence«, *Psychiatric Clinics of North America* 23 (1): 103–122

Goodman, M., D. Carpenter, C. Y. Tang, K. E. Goldstein, J. Avedon, N. Fernandez, K. A. Mascitelli, N. J. Blair, A. S. New, J. Triebwasser, L. J. Siever und E. A. Hazlett (2014): »Dialectical Behavior Therapy Alters Emotion Regulation and Amygdala Activity in Patients with Borderline Personality Disorder«, *Journal of Psychiatric Research* 57: 108–116

Grant, B. F., S. P. Chou, R. B. Goldstein, B. Huang, F. S. Stinson, T. D. Saha, S. M. Smith, D. A. Dawson, A. J. Pulay, R. P. Pickering und W. J. Ruan (2008): »Prevalence, Correlates, Disability, and Comorbidity of DSM-IV Borderline Personality Disorder: Results from the Wave 2 National Epidemiologic Survey on Alcohol and Related Conditions«, *Journal of Clinical Psychiatry* 69 (4): 533–545

Gunderson, J. G. (1994): »Building Structure for the Borderline Construct«, *Acta Psychiatrica Scandinavica* 89 (s379): 12–18

Gunderson J. G., M. C. Zanarini, L. W. Choi-Kain, K. S. Mitchell, K. L. Jang und J. I. Hudson (2011): »Family Study of Borderline Personality Disorder and Its Sectors of Psychopathology«, *Archives of General Psychiatry* 68 (7): 753–762

Judd, P. H. und T. H. McGlashan (2003): *A Developmental Model of Borderline Personality Disorder: Understanding Variations in Course and Outcome,* Washington, DC: American Psychiatric Publishing

Kraft, T. L. und S. D. Pressman (2012): »Grin and Bear It: The Influence of Manipulated Facial Expression on the Stress Response«, *Psychological Science* 23 (11): 1372–1378

Lenzenweger, M. F., M. C. Lane, A. W. Loranger und R. C. Kessler (2007): »DSM-IV Personality Disorders in the National Comorbidity Survey Replication«, *Biological Psychiatry* 62 (6): 553–564

Levy, K. N., K. B. Meehan, K. M. Kelly, J. S. Reynoso, M. Weber und O. F. Kernberg (2006): »Change in Attachment Patterns and Reflective Function in a Randomized Control Trial of Transference-Focused Psychotherapy for Borderline Personality Disorder«, *Journal of Consulting and Clinical Psychology* 74 (6): 1027–1040

Linehan, M. (1993): *Cognitive-Behavioral Treatment of Borderline Personality Disorder,* New York: Guilford Press

MacIntosh, H. B., N. Godbout und N. Dubash (2015): »Borderline Personality Disorder: Disorder of Trauma or Personality, a Review of the Empirical Literature«, *Canadian Psychology* 56 (2): 227–241

McGowan, A., H. King, F. F. Frankenburg, G. Fitzmaurice und M. C. Zanarini (2012): »The Course of Adult Experiences of Abuse in Patients with Borderline Personality Disorder and Axis II Comparison Subjects: A 10-Year Follow-Up Study«, *Journal of Personality Disorders* 26 (2): 192–202

Millon, T. (1996): *Disorders of Personality: DSM-IV and Beyond,* 2. Aufl. New York: John Wiley and Sons

Perry, J. C., M. D. Presniak und T. R. Olson (2013): »Defense Mechanisms in Schizotypal, Borderline, Antisocial, and Narcissistic Personality Disorders«, *Psychiatry* 76 (1): 32–52

Prochaska, J. O., C. C. DiClemente und J. C. Norcross (1992): »In Search of How People Change: Applications to Addictive Behaviors«, *American Psychologist* 47 (9): 1102–1114

Prochaska, J. O., J. C. Norcross und C. C. DiClemente (2013): »Applying the Stages of Change«, *Psychotherapy in Australia* 19 (2): 10–15

Reichborn-Kjennerud, T., E. Ystrom, M. C. Neale, S.H. Aggen, S. E. Mazzeo, G. P. Knudsen, K. Tambs, N. O. Czajkowski und K. S. Kendler (2013): »Structure of Genetic and Environmental Risk Factors for Symptoms of DSM-IV Borderline Personality Disorder«, *Journal of the American Medical Association Psychiatry* 70 (11): 1206–1214

Ryan, R. M. und E. L. Deci (2002): »Overview of Self-Determination Theory: An Organismic-Dialectical Perspective«, in: *Handbook of Self-Determination Research*, hrsg. E.L. Deci und R.M. Ryan, Rochester, NY: University of Rochester Press

Sala, M., E. Caverzasi, M. Lazzaretti, N. Morandotti, G. De Vidovich, E. Marraffini, F. Gambini, M. Isola, M. De Bona, G. Rambaldelli, G. d'Allio, F. Barale, F. Zappoli und P. Brambilla (2011): »Dorsolateral Prefrontal Cortex and Hippocampus Sustain Impulsivity and Aggressiveness in Borderline Personality Disorder«, *Journal of Affective Disorders* 131 (1–3): 417–421

Samuels, J., W. W. Eaton, O.J. Bienvenu III, C. H. Brown, P. T. Costa Jr. und G. Nestadt (2002): »Prevalence and Correlates of Personality Disorders in a Community Sample«, *British Journal of Psychiatry* 180: 536–542

Soloff, P., J. Nutche, D. Goradia und V. Diwadkar (2008): »Structural Brain Abnormalities in Borderline Personality Disorder: A Voxel-Based Morphometry Study«, *Psychiatry Research* 164 (3): 223–236

Trull, T. J., S. Jahng, R. L. Tomko, P. K. Wood und K. J. Sher (2010): »Revised NESARC Personality Disorder Diagnoses: Gender, Prevalence, and Comorbidity with Substance Dependence Disorders«, *Journal of Personality Disorders* 24 (4): 412–426

Welch, S. S. und M. M. Linehan (2002): »High-Risk Situations Associated with Parasuicide and Drug Use in Borderline Personality Disorder«, *Journal of Personality Disorders* 16 (6): 561–569

Yen, S., M. T. Shea, C. L. Battle, D.M. Johnson, C. Zlotnick, R. Dolan-Sewell, A. E. Skodol, C. M. Grilo, J. G. Gunderson, C. A. Sanislow, M. C. Zanarini, D. S. Bender, J. B. Rettew und T. H. McGlashan (2002): »Traumatic Exposure and Posttraumatic Stress Disorder in Borderline, Schizotypal, Avoidant, and Obsessive-Compulsive Personality Disorders: Findings from the Collaborative Longitudinal Personality Disorders Study«, *Journal of Nervous and Mental Disease* 190 (8): 510–518

Zanarini, M. C., F. R. Frankenburg, J. Hennen, D. B. Reich und K. R. Silk (2005): »The McLean Study of Adult Development (MSAD): Overview and Implications of the First Six Years of Prospective Follow-Up«, *Journal of Personality Disorders* 19 (5): 505–523

Zanarini, M. C., F. R. Frankenburg, D. B. Reich und G. M. Fitzmaurice (2010): »Time to Attainment of Recovery from Borderline Personality Disorder and Stability of Recovery: A 10-Year Prospective Follow-Up Study«, *American Journal of Psychiatry* 167 (6): 663–667

Zanarini, M. C., F. R. Frankenburg, D. B. Reich und G. M. Fitzmaurice (2016): »Fluidity of the Subsyndromal Phenomenology of Borderline Personality Disorder over 16 Years of Prospective Follow-Up«, *American Journal of Psychiatry* 173 (7): 688–694

Zanarini, M. C., F. R. Frankenburg, L. Yong, G. Raviola, D. B. Reich, J. Hennen, J. I. Hudson und J. G. Gunderson (2004): »Borderline Psychopathology in the First-Degree Relatives of Borderline and Axis II Comparison Probands«, *Journal of Personality Disorders* 18 (5): 439–447

Zanarini, M. C., L. Yong, F. R. Frankenburg, J. Hennen, D. B. Reich, M. F. Marino und A. A. Vujanovic (2002): »Severity or Reported Childhood Sexual Abuse and Its Relationship to Severity of Borderline Psychopathology and Psychosocial Impairment Among Borderline Inpatients«, *Journal of Nervous and Mental Disease* 190 (6): 381–387

DANKSAGUNG

Bei folgenden Menschen möchte ich mich herzlich für ihre Hilfe und für die Erkenntnisse bedanken, mit denen sie mich bei meiner Arbeit an diesem Buch unterstützt haben:

Elizabeth Hollis Hansen: Danke für Ihre Hilfe und Unterstützung!

Clancy Drake: Ein großes Dankeschön für Ihre wohlüberlegten Vorschläge und die redaktionelle Bearbeitung mehrerer Manuskriptversionen.

Dr. Russ Wood: Vielen Dank für Ihre hilfreichen Vorschläge und Erkenntnisse!

Katherine Fox (nicht mit dem Autor verwandt): Danke für Ihre wertvolle Erstredaktion und Ihr Feedback.

James Lainsbury: Herzlichen Dank für Ihr ausgezeichnetes Lektorat und hilfreiches Feedback.

ÜBER DEN AUTOR

Dr. Daniel J. Fox ist als niedergelassener Psychologe in Texas tätig. Außerdem ist er ein international gefragter Referent und preisgekrönter Autor. Er ist seit über 15 Jahren auf die Behandlung und Begutachtung von Patienten mit Persönlichkeitsstörungen spezialisiert und arbeitet in Staats- und Bundesgefängnissen, an Universitäten und in seiner privaten Praxis. Zu seinen Spezialgebieten gehören Persönlichkeitsstörungen, Burn-out-Prävention und Emotionale Intelligenz. Er hat mehrere Fachartikel veröffentlicht und ist Autor der Bücher *The Clinician's Guide to Diagnosis and Treatment of Personality Disorders, The Narcissistic Personality Disorder Toolbox* und des preisgekrönten Arbeitsbuchs *Antisocial, Borderline, Narcissistic and Histrionic Workbook*.

Seit über 15 Jahren unterrichtet und betreut Dr. Fox Studenten an verschiedenen Universitäten in den USA, unter anderem an der West Virginia University, Texas A&M University, University of Houston, Sam Houston State University und Florida State University. Derzeit lehrt er als außerordentlicher Assistenzprofessor an der University of Houston und führt eine Privatpraxis, die sich auf die Beurteilung und Behandlung von Patienten mit komplexen Psychopathologien und Persönlichkeitsstörungen spezialisiert hat. Dr. Fox hat viele Workshops und Seminare zu folgenden Themen geleitet: Ethik und Persönlichkeitsstörungen; Persönlichkeitsstörungen und Kriminalität; Lösungen für die Behandlung von Klienten im antisozialen, Borderline-, narzisstischen und histrionischen Persönlichkeitsspektrum; Emotionale Intelligenz; Narzisstische Persönlichkeitsstörung und deren Auswirkungen auf Kinder und Partner; Umgang mit psychischer Gesundheit im Strafvollzugssystem u. a. Er unterhält eine Website und ist auch in den sozialen Medien präsent, wo er verschiedene Methoden zum Umgang mit Symptomen von Patienten aus dem antisozialen, Borderline-, narzisstischen und histrionischen Persönlichkeitsspektrum vorstellt. Mehr darüber erfahren Sie unter www.drdfox.com.